消渴病

古代名医临证辑要

主审　石　岩

主编　杨宇峰　滕　飞　徐　娜

U0285458

中国健康传媒集团

中国医药科技出版社

内 容 提 要

本书整理和发掘了历代医家对消渴病病因病机的认识、临床治疗与预防调护的宝贵经验，广收博蓄，突出中医整体观念、辨证论治。与西医学治疗糖尿病的疗效相对比，中医药治疗消渴病注重整体观念，对其并发症的治疗也具有独特优势。本书旨在探寻历代医家对消渴病认识的演变规律，整理归纳消渴病治疗的方药配伍，以此揭示中医学治疗消渴病的优势和特点，为后世医家临床研究消渴病提供有价值的素材和依据。

图书在版编目（CIP）数据

消渴病古代名医临证辑要 / 杨宇峰，滕飞，徐娜主编 . — 北京：中国医药科技出版社，2024. 8. — ISBN 978-7-5214-4805-4

Ⅰ . R249.1

中国国家版本馆 CIP 数据核字第 2024UR6438 号

美术编辑 陈君杞
版式设计 也 在

出版 **中国健康传媒集团** | **中国医药科技出版社**
地址 北京市海淀区文慧园北路甲 22 号
邮编 100082
电话 发行：010-62227427　邮购：010-62236938
网址 www.cmstp.com
规格 710×1000mm $^1/_{16}$
印张 18 $^1/_4$
字数 345 千字
版次 2024 年 8 月第 1 版
印次 2024 年 8 月第 1 次印刷
印刷 大厂回族自治县彩虹印刷有限公司
经销 全国各地新华书店
书号 ISBN 978-7-5214-4805-4
定价 **59.00 元**

获取新书信息、投稿、为图书纠错，请扫码联系我们。

编 委 会

前　言

糖尿病是终身性疾病，其并发症多，致残率、病死率以及对总体健康的危害程度，已居全球非传染性疾病的第三位，并呈现流行势态。最近几十年中，全球糖尿病患病人数以惊人的速度快速增长，已经成为影响人类身心健康的重大疾病和主要公共卫生问题。

因糖尿病具有多饮、多尿、乏力、消瘦、尿有甜味等主要症状，与中医范畴"消渴"相吻合，所以隶属于中医"消渴"范畴。《素问·奇病论篇》首先提出了消渴之名，根据病机及症状的不同，《黄帝内经》中还有消瘅、肺消、鬲消、消中等病名的记载。中医普遍认为消渴的病机在于阴津亏损，燥热偏胜，阴虚为本，燥热为标。中医学对消渴病的治疗一直有着较好的疗效，得到了广大患者的认可。与西医治疗糖尿病的疗效相对比，中医药治疗消渴注重整体观念，损有余补不足，以平为期，更重要的是对其并发症的治疗具有独特的优势。

本书整理和发掘了历代医家对消渴病病因病机的认识和临床治疗以及预防调护的宝贵经验，广收博蓄，突出中医整体观念、辨证论治，以期促进中西医对糖尿病治疗的有机结合。本书旨在探寻历代医家对消渴病认识的演变规律，整理归纳消渴病治疗的方药配伍，以此揭示中医学治疗消渴病的优势和特点，为后世医家临床研究消渴病提供有价值的素材和依据。

本书力求将史学与现实相贯穿，文献与实践相结合，澄本求源，古为今用。在漫长的历史长河中，部分重要的医论、方药、验案多次出现，为还原古籍作者学术思想，未做大量删减，特此说明。本书第一章由杨宇峰、刘晓倩编写，第二章由杨宇峰、李慧、陈世钦编写，第三章至第七章由滕飞、徐娜编写。刘军彤、王楠、王安娜、王金曦、付子珊、陈胡蓉、周方圆、李进、王菲菲、程玥凤、金淼、罗鑫鑫、边炜、郭艳妮等在本书文献查阅和校对过程中投入了大量的精力，特诚挚感谢。

由于编者水平有限，书中的缺点和不足之处在所难免，敬请专家、学者批评指正。

编　者

2024 年 4 月

目　录

第一章　消渴病病名的沿革及考释

第二章　消渴病病脉象

第三章　历代医家对消渴病病因病机的认识

第四章　历代医家对消渴病的临床治疗

第一章
消渴病病名的沿革及考释

中国是世界上较早认识糖尿病的几个国家之一。早在先秦时期，中医对糖尿病的认识就有了很大进展，病名内涵不断丰富，出现了多种表达，如《内经》提及消渴、脾瘅、消中、鬲消、消瘅等。《素问·皮部论篇》曰："热多则筋弛骨消。"《素问·阴阳别论篇》又赋予其医学意义，曰"二阳结谓之消"，将"消"和"热"相联系。"消瘅"一词出于《灵枢·五变》篇"五脏皆柔弱者，善病消瘅"。故"消瘅""消渴"可视为古代糖尿病通称。

《内经》时代还出现了消渴不同类型的病名。如《素问·脉要精微论篇》中的"瘅成消中"，王冰注云："消中之证善食而瘦。"故"消中"一名由此而来。"脾瘅"出自《素问·奇病论篇》的"有病口甘者……此五气之溢也，名曰脾瘅"。《内经》所云"消中"和"脾瘅"为一类，即后人所称"中消""脾消"，盖因脾经燥热，饮食入腹，入汤沃雪，随小便而出者。《素问·气厥论篇》云："心移寒于肺，肺消，肺消者，饮一溲二，死不治。"又云："心移热于肺，传为鬲消。""鬲消"变作"膈消""肺消"，一般指因肺经脏有热而口渴多饮者，为后世所言之"上消"。

"消渴"一词至东汉后被广泛使用，并逐渐取代"消瘅"。魏晋时期王叔和所著《脉经》为脉学专著，以张仲景的医学思想为主体，也收录了《内经》中关于脉诊的条文；《针灸甲乙经》为皇甫谧所著，其主要学术思想来源于《内经》，这两部著作论及消渴相关病证时沿用"消渴""消瘅""消中""肺消""膈消"等多种称谓。隋唐时期《古今录验方》首论"消渴""消中""肾消"三分类，可谓宋代及以后上、中、下"三消"分类的雏形。

随着对消渴病认识加深，至宋代出现了"三消"名称。王怀隐等在《太

1

平圣惠方》中云："夫三消者，一名消渴，二名消中，三名消肾。"宋以后明确提出了"三消"及"上消、中消、下消"之名词，金元及明清时期刘完素所著《素问病机气宜保命集》始论"上消""中消"，首以病位分"三消"。刘完素在该书中云："消渴之疾，三焦受病也，有上消、中消、肾消。上消者……多饮水而少食，大便如常，或小便清利……中消者，胃也，渴而饮食多，小便黄……肾消者，病在下焦，初发为膏淋，下如膏油之状，至病成而面色黧黑，形瘦而耳焦……"为"上消""中消"之称的首次提出，是对《古今录验方》中"消渴""消中""肾消"分类法的发展，也是后世以肺、胃、肾三部病位分类消渴的起源，奠定了明清以后以脏腑论消渴病位的基础。

第一节 《黄帝内经》消渴相关病名考辨

一、消渴、脾瘅

【原文】帝曰：有病口甘者，病名为何？何以得之？岐伯曰：此五气之溢也，名曰脾瘅。夫五味入口，藏于胃，脾为之行其精气，津液在脾，故令人口甘也；此肥美之所发也，此人必数食甘美而多肥也，肥者令人内热，甘者令人中满，故其气上溢，转为消渴。治之以兰，除陈气也。（《素问·奇病论篇第四十七》[1]）

评议 本篇提到了两个与糖尿病相关的名词，即"脾瘅"与"消渴"。"脾瘅"是一类以"病口甘""内热""中满"为临床症状的疾病，病因为"五气之溢""肥美之所发"，病机为"肥者令人内热，甘者令人中满"，考其病因、病机，"脾瘅"一病与现代所称糖尿病前期及糖尿病早期相当。若此患"数食甘美而多肥"之品，致湿热积滞体内，气机不畅，热气渐盛，消灼津液，则"脾瘅"会进一步发展成"消渴"。另外，本篇中也提出了"脾瘅""消渴"的相应治法是"治之以兰，除陈气也"，借药物的芳香之气，醒脾而化湿，湿浊去则内热自散。

【原文】心脉搏坚而长，当病舌卷不能言；其软而散者，当消环（《太素》《甲乙经》均作"渴"）自己。（《素问·脉要精微论篇第十七》[1]）

评议 心脉搏坚而长乃邪实所致，心脉微小为消瘅。盖心液不足，则火郁而为消渴之病，心藏神，得神机环转，而病自己也。张介宾注曰："中消者，中焦病也，多食善饥，不为肌肉，而日加削瘦，其病在脾胃，又谓之消中也。"（《景岳全书·杂证谟》）可见积热郁久导致消中，临床表现为多食易饥。脾阴不足、胃火炽盛则多食善饥，脾失健运不能散精达肺则津亏口渴。心主血脉，心藏神，心气推动、调控血液在脉道中运行，流注全身，心血充足则能化神养神而使心神内守，而心神清明则能濡养全身脏腑形体官窍，从而维持人体正常的生命活动。反之，若心脏柔弱，生理功能失调，则易引发消渴。《灵枢·五变》篇中提出心的生理功能失调、血脉运行不畅是消渴发生的病机，血脉不行，转而为热，热则消肌肤，故为消瘅。

二、消瘅

【原文】帝曰：消瘅虚实何如？岐伯曰：脉实大，病久可治；脉悬小坚，病久不可治。

……

凡治消瘅、仆击、偏枯痿厥、气满发逆，肥贵人，则膏粱之疾也。隔塞闭绝，上下不通，则暴忧之病也。暴厥而聋，偏塞闭不通，内气暴薄也。不从内，外中风之病，故瘦留着也。跖跛，寒风湿之病也。(《素问·通评虚实论篇第二十八》[1])

评议 "消"即指症状上的多食但消瘦，"消瘅"一名多是从病机的火热耗伤气血角度而言。本篇论述了消瘅虚实辨证及预后，内热是消渴核心病机，嗜食酒食厚味，外邪留恋不去，伏而为热，消烁肌肉，而为消瘅。因其为阳盛之病，所以脉实大者为顺，由邪热积蓄，病久脉实大，元气未败气血尚充足，可以治之；若脉悬小而坚，属于阳实而阴虚，脉微小又坚者，气血衰败则无和缓之象，邪气聚结，故言不能治之。

【原文】黄帝曰：邪之中人脏奈何？岐伯曰：愁忧恐惧则伤心，形寒寒饮则伤肺，以其两寒相感，中外皆伤，故气逆而上行。有所堕坠，恶血留内，若有所大怒，气上而不下，积于胁下，则伤肝。有所击仆，若醉入房，汗出当风，则伤脾。有所用力举重，若入房过度，汗出浴水，则伤肾。

黄帝曰：五脏之中风奈何？岐伯曰：阴阳俱感，邪乃得往。黄帝曰：善哉。

……

肺脉急甚为癫疾；微急为肺寒热，怠惰，咳唾血，引腰背胸，若鼻息肉不通。缓甚为多汗；微缓为痿痿，偏风，头以下汗出不可止。大甚为胫肿；微大为肺痹引胸背，起恶日光。小甚为泄，微小为消瘅。滑甚为息贲上气；微滑为上下出血。涩甚为呕血；微涩为鼠瘘，在颈支腋之间，下不胜其上，其应善酸矣。

肝脉急甚者为恶言；微急为肥气，在胁下若覆杯。缓甚为善呕；微缓为水瘕痹也。大甚为内痈，善呕衄；微大为肝痹阴缩，咳引小腹。小甚为多饮；微小为消瘅。滑甚为㿗疝；微滑为遗溺。涩甚为溢饮；微涩为瘈挛筋痹。

脾脉急甚为瘛疭；微急为膈中，食饮入而还出，后沃沫。缓甚为痿厥；微缓为风痿，四肢不用，心慧然若无病。大甚为击仆；微大为疝气，腹裹大脓血，在肠胃之外。小甚为寒热；微小为消瘅。滑甚为㿗癃；微滑为虫毒蛕蝎腹热。涩甚为肠㿗；微涩为内㿗，多下脓血。

肾脉急甚为骨癫疾；微急为沉厥奔豚，足不收，不得前后。缓甚为折脊；微缓为洞，洞者，食不化，下嗌还出。大甚为阴痿；微大为石水，起脐已下至小腹腄腄然，上至胃脘，死不治。小甚为洞泄；微小为消瘅。滑甚为癃㿗；微滑为骨痿，坐不能起，起则目无所见。涩甚为大痈；微涩为不月沉痔。(《灵枢·邪气脏腑病形第四》[2])

评议 本篇论述了邪气与五脏致病的关系，而邪中五脏又能引起消瘅，故将消瘅与五脏受邪建立联系。邪之中于五脏也，然必其内有所伤，心藏神，忧愁恐惧则神怯，故心伤，心脉微小为消瘅。肺合皮毛，其脏畏寒，形寒饮冷，故伤肺也，肺脉微小为消瘅。脾主肌肉，饮食击仆，醉后入房，汗出当风者，因于酒食，所伤皆在脾，脾脉微小为消瘅。肝藏血，其志为怒，其经行胁下也，肝脉微小为消瘅。肾主精主骨，用力过度则伤骨，入房过度则伤精，汗出浴水，水邪犯其本脏，故所在肾，肾脉微小为消瘅。

【原文】 心小则安，邪弗能伤，易伤以忧；心大则忧不能伤，易伤于邪。心高则满于肺中，悗而善忘，难开以言；心下则脏外，易伤于寒，易恐以言。心坚则脏安守固；心脆则善病消瘅热中。心端正则和利难伤；心偏倾则操持不一，无守司也。

肺小则少饮，不病喘喝；肺大则多饮，善病胸痹喉痹逆气。肺高则上气肩息咳；肺下则居贲迫肺，善胁下痛。肺坚则不病咳上气；肺脆则苦病消瘅易伤。肺端正则和利难伤；肺偏倾则胸偏痛也。

肝小则脏安，无胁下之病；肝大则逼胃迫咽，迫咽则苦膈中，且胁下痛。肝高则上支贲，切胁悗，为息贲；肝下则逼胃，胁下空，胁下空则易受邪。肝坚则脏安难伤；肝脆则善病消瘅易伤。肝端正则和利难伤；肝偏倾则胁下痛也。

脾小则脏安，难伤于邪也；脾大则苦凑䏚而痛，不能疾行。脾高则䏚引季胁而痛；脾下则下加于大肠，下加于大肠则脏苦受邪。脾坚则脏安难伤；脾脆则善病消瘅易伤。脾端正则和利难伤；脾偏倾则善满善胀也。

肾小则脏安难伤；肾大则善病腰痛，不可以俯仰，易伤以邪。肾高则苦背脊痛，不可以俯仰；肾下则腰尻痛，不可以俯仰，为狐疝。肾坚则不病腰背痛；肾脆则善病消瘅易伤。肾端正则和利难伤；肾偏倾则苦腰尻痛也。凡此二十五变者，人之所苦常病。(《灵枢·本脏第四十七》[2])

评议　此篇也论述了消瘅与五脏虚损存在关联，五脏与自然界相应，与阴阳相合，与四时相通，与季节和五行变化相适应。心脏坚实，功能正常，神气内守于心；心脏脆弱，易患消瘅等内热病。肺脏坚实，不易患咳喘气逆等病；肺脏脆弱，气机不宣而化热，易患消瘅病。肝脏功能活动正常，邪气难以侵袭；肝脏脆弱，易患消瘅病。脾脏脆弱，易患消瘅病。肾脏脆弱，亦易患消瘅病。

【原文】黄帝曰：便病人奈何？岐伯曰：夫中热消瘅则便寒，寒中之属则便热。胃中热则消谷，令人悬心善饥。脐以上皮热，肠中热，则出黄如糜，脐以下皮寒。胃中寒，则腹胀；肠中寒，则肠鸣飧泄。胃中寒，肠中热，则胀而且泄；胃中热，肠中寒，则疾饥，小腹痛胀。(《灵枢·师传第二十九》[2])

评议　"胃中热则消谷，令人悬心善饥。"马莳注："胃中热盛，水谷即消。"杨上善注："内热消瘦。"吃食多，不甚渴，小便少，似有油而数者，谓之消瘅。体现"消瘅"是从临床表现角度命名。

【原文】黄帝问于少俞曰：余闻百疾之始期也，必生于风雨寒暑，循毫毛而入腠理，或复还，或留止，或为风肿汗出，或为消瘅，或为寒热，或为留痹，或为积聚，奇邪淫溢，不可胜数，愿闻其故。夫同时得病，或病此，或病彼，意者天之为人生风乎，何其异也？少俞曰：夫天之生风者，非以私百姓也，其行公平正直，犯者得之，避者得无殆，非求人而人自犯之。

……

黄帝曰：人之善病消瘅者，何以候之？少俞答曰：五脏皆柔弱者，善病消瘅。黄帝曰：何以知五脏之柔弱也？少俞答曰：夫柔弱者，必有刚强，刚强多怒，柔者易伤也。黄帝曰：何以候柔弱之与刚强？少俞答曰：此人薄皮肤而目坚固以深者，长冲直扬，其心刚，刚则多怒，怒则气上逆，胸中蓄积，血气逆留，䐃皮充肌，血脉不行，转而为热，热则消肌肤，故为消瘅。此言其人暴刚而肌肉弱者也。(《灵枢·五变第四十六》[2])

评议　此篇论述两方面内容，一是风雨寒暑变化会引起外邪入侵肌肤腠理，病邪传遍，有的就会引发消瘅，与《灵枢·邪气脏腑病形第四》篇提及的邪气与五脏之关联，五脏受邪发为消瘅，互为佐证。二是五脏柔弱善病消瘅，张志聪的《灵枢集注》注曰："盖五脏主藏精者，五脏皆柔弱，则津液竭而善病消瘅矣"，对此也有论证。此外还提到了情志因素对消瘅的影响，《素问·举痛论篇》曰："百病生于气也。"《灵枢·五变》篇曰："其心刚，刚则多怒，怒则气上逆，胸中蓄积，血气逆留，臗皮充肌，血脉不行，转而为热，热则消肌肤，故为消瘅。"

三、消中、热中

【原文】 心脉搏坚而长，当病舌卷不能言；其软而散者，当消环自已。肺脉搏坚而长，当病唾血；其软而散者，当病灌汗，至令不复散发也。肝脉搏坚而长，色不青，当病坠若搏，因血在胁下，令人喘逆；其软而散，色泽者，当病溢饮，溢饮者，渴暴多饮，而易入肌皮肠胃之外也。胃脉搏坚而长，其色赤，当病折髀；其软而散者，当病食痹。脾脉搏坚而长，其色黄，当病少气；其软而散，色不泽者，当病足胻肿，若水状也。肾脉搏坚而长，其色黄而赤者，当病折腰；其软而散者，当病少血，至令不复也。

帝曰：诊得心脉而急，此为何病？病形何如？岐伯曰：病名心疝，少腹当有形也。帝曰：何以言之？岐伯曰：心为牡脏，小肠为之使，故曰少腹当有形也。

帝曰：诊得胃脉，病形何如？岐伯曰：胃脉实则胀，虚则泄。

帝曰：病成而变何谓？岐伯曰：风成为寒热，瘅成为消中，厥成为巅疾，久风为飧泄，脉风成为疠。病之变化，不可胜数。(《素问·脉要精微论第十七》[1])

评议 消中，又名"热中"，主要临床特征多食易饥，心烦不宁，肌肉消瘦，如文中所提"瘅成为消中"。吴崑注曰："瘅，热邪也，积热之久，善食而饥，名曰消中。"张介宾注曰："中消者，中焦病也，多食善饥，不为肌肉，而日加削瘦，其病在脾胃，又谓之消中也。"(《景岳全书·杂证谟》)可见消中为积热郁久所导致，临床表现为饥而多食。由此可见，"瘅"积日久而为"消中"。

【原文】 邪在肺，则病皮肤痛，寒热，上气喘，汗出，咳动肩背。取之膺中外腧，背三节五脏之傍，以手疾按之，快然，乃刺之，取之缺盆中以越之。

邪在肝，则两胁中痛，寒中，恶血在内，行善掣节，时脚肿，取之行间，以引胁下，补三里以温胃中，取血脉以散恶血，取耳间青脉以去其掣。

邪在脾胃，则病肌肉痛；阳气有余，阴气不足，则热中善饥；阳气不足，阴气有余，则寒中肠鸣腹痛。阴阳俱有余，若俱不足，则有寒有热，皆调于三里。

邪在肾，则病骨痛阴痹。阴痹者，按之而不得，腹胀腰痛，大便难，肩背颈项痛，时眩。取之涌泉、昆仑，视有血者尽取之。

邪在心，则病心痛喜悲，时眩仆，视有余不足而调之其输也。(《灵枢·五邪第二十》[2])

评议 关于"热中"，在《素问·脉要精微论篇》中有"阴不足阳有余，为热中也"的论述。本段指出，邪在脾胃，"阳气有余，阴气不足，则热中善饥"。《素问·风论篇》指出"其热也则消肌肉"，胃中热则有消谷善饥表现，由此可见，"消中""热中"病位在脾胃积热，胃为"水谷之海"，有受纳和腐熟水谷的作用，但是单靠胃的功能并不足以将水谷转化为精微，甚至是气血津液，还要依靠脾的运化功能，两者相互配合，才能让进入机体内的食物可以物尽其用，供养全身。因此，当脾胃积热时，胃火亢进，腐熟功能失常，故而消谷善饥；脾热而失其健运，气血津液难以合理运行布散于全身，故而形体消瘦。

【原文】黄帝曰：人之善饥而不嗜食者，何气使然？岐伯曰：精气并于脾，热气留于胃，胃热则消谷，谷消则善饥。胃气逆上，则胃脘寒，故不嗜食也。(《灵枢·大惑论第八十》[2])

评议 脾胃积热，热气留于胃，胃火亢盛，腐熟功能失常则消谷善饥。脾热而失其健运之性，气血津液难以布散全身，失于充养则消瘦。脾热不仅会使津液输布障碍，还会热灼津液，使津液亏少而致口渴。

【原文】帝曰：夫子数言热中、消中，不可服膏粱、芳草、石药，石药发瘨，芳草发狂。夫热中、消中者，皆富贵人也，今禁膏粱，是不合其心，禁芳草、石药，是病不愈，愿闻其说。

岐伯曰：夫芳草之气美，石药之气悍，二者其气急疾坚劲，故非缓心和人，不可以服此二者。

帝曰：不可以服此二者，何以然？

岐伯曰：夫热气慓悍，药气亦然，二者相遇，恐内伤脾，脾者土也而恶木，服此药者，至甲乙日更论。(《素问·腹中论篇第四十》[1])

评议 篇中阐释的是消中的治疗禁忌，认为身患消中、热中之人，皆是"富贵人也"，大多都喜食、过食甘肥之品，而致脾气上溢，发为"热中、消中"，故应禁食"膏粱、芳草、石药"之类的药物。

四、肺消、鬲消、食㑊

【原文】黄帝问曰：五脏六腑寒热相移者何？岐伯曰：肾移寒于肝，痈肿，少气。脾移寒于肝，痈肿，筋挛。肝移寒于心，狂，隔中。心移寒于肺，肺消。肺消者，饮一溲二，死不治。肺移寒于肾，为涌水。涌水者，按腹不坚，水气客于大肠，疾行则鸣濯濯如囊裹浆，水之病也。脾移热于肝，则为惊衄。肝移热于心，则死。心移热于肺，传为鬲消。肺移热于肾，传为柔痓。肾移热于脾，传为虚，肠澼，死不可治。胞移热于膀胱，则癃，溺血。膀胱移热于小肠，鬲肠不便，上为口糜。小肠移热于大肠，为虙瘕，为沉。大肠移热于胃，善食而瘦人，谓之食㑊。胃移热于胆，亦曰食㑊。胆移热于脑，则辛频鼻渊。鼻渊者，浊涕不下止也，传为衄蔑瞑目。故得之气厥也。（《素问·气厥论篇第三十七》）[1]

评议

1. 肺消　"肺消"在《内经》中指阳虚肺寒所导致的多饮多溲病证。本篇中"心移寒于肺，肺消。肺消者，饮一溲二。"王冰注曰："心为阳脏，反受诸寒，寒气不消，乃移于肺，寒随心火内烁金精，金受火邪，故申消也。然肺脏消烁，气无所持，故令饮一溲二也。"（《重广补注黄帝内经素问·气厥论》）从上论述中，我们可以认识到肺消的病因病机是心移寒于肺，寒邪束肺，因心阳不足，心无法抵御寒邪，逆传于肺，肺受寒邪，寒主收引，肺气郁闭，宣发失职，无法向上向外布散津液，则出现口渴、多饮等症状，肺之肃降失职，致使津液直下，而为多尿。

2. 鬲消　本篇提及"鬲消"，王冰注曰："心肺两间，中有斜膈膜，膈膜下际，内连于横膈膜，故心热入肺，久久传化，内为膈热，消渴而多饮也。"（《重广补注黄帝内经素问·气厥论》）可见鬲消主要是心肺郁热传化而致，主要临床表现为消渴、多饮。

3. 食㑊　关于"食㑊"，文中描述了两种情形：一为"大肠移热于胃"，二为"胃移热于胆"。胃为水谷之海，其气外养肌肉，热消水谷，又烁肌肉，故善食而瘦。《圣济总录》对《内经》关于食㑊的论述做了详细解释："夫胃为水谷之海，所以化气味而为荣卫者也。胃气冲和，则食饮有节，气血盛而肤革充盈。若乃胃受邪热，消烁谷气，不能变精血，故善食而瘦人也。病名食㑊，言虽能食，亦若饥也。胃移热于胆，亦曰食㑊，以胆为阳木，热气乘之，则烁土而消谷也。"食㑊关键在热，大肠郁热移于胃导致虚火灼烧水谷，而脾虚不能运化，气血生化受阻，脾方自救则多食，脾伤不能主四肢肌肉故消瘦[6]。

五、风消

【原文】黄帝问曰：人有四经十二从，何谓？岐伯对曰：四经应四时，十二从应十二月，十二月应十二脉。

脉有阴阳，知阳者知阴，知阴者知阳。凡阳有五，五五二十五阳。所谓阴者，真脏也，见则为败，败必死也。所谓阳者，胃脘之阳也。别于阳者，知病处也；别于阴者，知生死之期。三阳在头，三阴在手，所谓一也。别于阳者，知病忌时；别于阴者，知死生之期。谨熟阴阳，无与众谋。

所谓阴阳者，去者为阴，至者为阳；静者为阴，动者为阳；迟者为阴，数者为阳。凡持真脉之脏脉者，肝至悬绝急，十八日死；心至悬绝，九日死；肺至悬绝，十二日死；肾至悬绝，七日死；脾至悬绝，四日死。

曰：二阳之病发心脾，有不得隐曲，女子不月。其传为风消，其传为息贲者，死不治。

曰：三阳为病，发寒热，下为痈肿，及为痿厥腨痛；其传为索泽，其传为癫疝。

曰：一阳发病，少气，善咳，善泄。其传为心掣，其传为隔。二阳一阴发病，主惊骇，背痛，善噫，善欠，名曰风厥。二阴一阳发病，善胀，心满善气。三阳三阴发病，为偏枯痿易，四支不举。（《素问·阴阳别论篇第七》[1]）

评议 本篇对"风消"进行了陈述，文中"二阳之病发心脾，有不得隐曲，女子不月。其传为风消"之"二阳"指足阳明胃经和手阳明大肠经。心脾受病，则火不生土，脾不运胃，二阳为水谷之海，精血所以资生。因此，二阳受病则出现女子月经不以时下，血虚风盛，则引发风消，出现肌肉消瘦的症状。《张氏医通》对风消的症状有明确描述："风消者，发热消瘦。"

六、肾热病

【**原文**】肾热病者，先腰痛胻酸，苦渴数饮，身热。热争则项痛而强，胻寒且酸，足下热，不欲言，其逆则项痛员员澹澹然，戊己甚，壬癸大汗，气逆则戊己死。刺足少阴、太阳。诸汗者，至其所胜日汗出也。

肝热病者，左颊先赤；心热病者，颜先赤；脾热病者，鼻先赤；肺热病者，右颊先赤；肾热病者，颐先赤，病虽未发，见赤色者刺之，名曰治未病。热病从部所起者，至期而已；其刺之反者，三周而已；重逆则死。诸当汗者，至其所胜日，汗大出也。

诸治热病，以饮之寒水，乃刺之；必寒衣之，居止寒处，身寒而止也。（《素问·刺热篇第三十二》[1]）

评议 王冰评议："膀胱之脉……腰为肾之府，故先腰痛也。又，肾之脉自循内踝之后……从肾上贯肝膈，入肺中，循喉咙，夹舌本，故骱酸、苦渴、数饮、身热。"(《重广补注黄帝内经素问·刺热篇》)而苦渴、数饮、身热等临床表现与后世医家提及的"下消"类似。因肾为水脏，肾主骨生髓，肾受热邪，肾精受损，精伤髓枯，伤津耗液，故口渴多饮，而肾主一身之骨，腰为肾之府，肾受热邪，故骱酸。可见肾热病之腰酸、苦渴、数饮、身热等症状是肾受邪热，煎灼津液，肾阴亏损所致。

第二节　其他医家消渴病相关病名考辨

一、渴利

【原文】夫消渴者，渴不止，小便多是也。

……

渴利之病，随饮小便也。

……

内消病者，不渴而小便多是也。(《诸病源候论·消渴病诸候》[7])

论曰：消渴，小便利多，随饮而出，故名渴利。此盖少服乳石，房室过度，致肾虚精耗，热气独留，肾为之燥，故渴而引饮。肾虚不能制水，则饮随小便利也。病久津液耗竭，经络否涩，荣卫不通，热气留滞，必变痈脓也。(《圣济总录·卷第五十九·渴利》[8])

说曰：少时服五石诸丸散者，积经年岁，人转虚耗，石热结于肾中，使人下焦虚热，小便数利，则作消利。消利之病，不渴而小便自利也。亦作消渴，消渴之疾，但渴不利也。又作渴利，渴利之病，随饮小便也。又作强中病，强中病者，茎长兴，终不痿，溺液自出。亦作痈疽之病。凡如此等，宜服猪肾荠苨汤，制其肾中石势，将饵鸭通丸便瘥也。(《小品方·治渴利诸方》[9])

评议　南北朝时期首开为消渴相关疾病进行明确细部分类的先河，将消渴分为消利、消渴、渴利。陈延之《小品方·治渴利诸方》就明确提出了"消利之病，不渴而小便自利也""消渴之疾，但渴不利也""渴利之病，随饮小便也"，可见其以消渴为纲，以渴利一名为其细目。

二、消利

【原文】内消病者，不渴而小便多是也。由少服五石，石热结于肾，内热之所作也。所以服石之人，小便利者，石性归肾，肾得石则实，实则消水浆，故利。利多不得润养五脏，脏衰则生诸病。由肾盛之时，不惜其气，恣意快情，致使虚耗，石热孤盛，则作消利，故不渴而小便多也。(《诸病源候论·消渴病诸候》[7])

评议　消利之名在南北朝时期的《小品方》中已有记载，本篇提出内消病是不渴而小便多。肾气隆盛之时，不惜其气，肆意耗损肾精，使肾精亏耗，虚热内生，热灼津液则作消利，故消利为不渴而小便多也。

三、渴病

【原文】五脏六腑，皆有津液。若脏腑因虚实而生热者，热气在内，则津液竭少，故渴也。夫渴数饮，其人必眩，背寒而呕者，因利虚故也。

诊其脉，心脉滑甚，为善渴，其久病变，或发痈疽，或成水疾。

夫人渴病者，皆由脏腑不和，经络虚竭所为。故病虽瘥，血气未复，仍虚乏也。(《诸病源候论·消渴病诸候》[7])

评议　隋代巢元方《诸病源候论》论消渴，五脏六腑，皆有津液，如脏腑虚实而发热，热气在内，津液竭少，故渴也。且渴病是由脏腑不和、经络虚竭所致，既反映了消渴的症状是口渴，又说明了渴病一名是由其口渴症状而得。

四、渴疾

【原文】治渴疾饮水不止。神效散。(《普济本事方·诸嗽虚汗消渴·神效散》[10])

评议　文中"渴"有与水相关的多种意思。《说文》曰："渴，尽也，从水胃声。渴、竭，古今字，古水竭字多用渴。"《广韵》曰："渴，水尽也。"《字汇》："渴俗又作口干欲饮之义。"《玉篇》曰："渴，频饮也。"《广雅疏证》曰："渴，今同竭，尽也。"《假借义正》曰："欲饮也渴，尽也，解同竭。"是指水液干涸性质的疾病。古代的词汇最初以单音词为主，含义相近的词时有组合，但没有固定形式，可以单用，亦可以组合，随着时间推移才逐渐形成固定的词汇。

由此可见，消与渴在医学史上可能最初是表示两种消耗性疾病的词，但因皆与水的因素有关，最迟到汉代，"消渴"二字就作为一种较为常见的病名词汇出现了，如《史记·司马相如传》："相如口吃，而善著书，常有消渴病。"[11]

五、上消、中消、下消（肾消）

【原文】经云：渴而多饮为上消，消谷善饥为中消，口渴、小水如膏者，为下消。三消之证，皆燥热结聚也。大法，治上消者，宜润其肺，兼清其胃，二冬汤主之；治中消者，宜清其胃，兼滋其肾，生地八物汤主之；治下消者，宜滋其肾，兼补其肺，地黄汤、生脉散并主之。夫上消清胃者，使胃火不得伤肺也；中消滋肾者，使相火不得攻胃也；下消清肺者，滋上源以生水也。三消之治，不必专执本经，而滋其化源则病易痊矣。（《医学心悟·三消》[12]）

若夫上消者，谓心移热于肺；中消者，谓内虚胃热。皆认火热为患，故或以白虎，或以承气，卒致不救。总之是下焦命门火不归原。（《医贯·消渴论》[13]）

上消者，渴证也，大渴引饮，随饮随渴，以上焦之津液枯涸。古云其病在肺，而不知心、脾、阳明之火皆能熏炙而然，故又谓之膈消也。中消者，中焦病也，多食善饥，不为肌肉，而日加削瘦，其病在脾胃，又谓之消中也。下消者，下焦病也，小便黄赤，为淋为浊，如膏如脂，面黑耳焦，日渐消瘦，其病在肾，故又名肾消也。此三消者，古人悉认为火证，然有实火者，以邪热有余也；有虚火者，以真阴不足也。使治消证而不辨虚实，则未有不误者矣。（《景岳全书·杂证谟》[3]）

夫三消者，一名消渴，二名消中，三名消肾。（《太平圣惠方·三消论》[14]）

评议　随着对消渴病认识的不断加深，宋代《太平圣惠方·三消论》中首次出现"三消"之名，谓："夫三消者，一名消渴，二名消中，三名消肾"，并从总病证名上将三消分为消渴、消中及消肾，至此，医籍中所称"三消"或称"消渴"者，其名异而义同。金代刘完素对三消的论述更为详尽，其在《素问病机气宜保命集·消渴论》中曰："上消者，上焦受病，又谓之膈消病也，多饮水而少食，大便如常，或小便清利，知其燥在上焦也，治宜流湿润燥。中消者，胃也，渴而饮食多，小便黄。经曰：热能消谷，知热在中；法云：宜下之，至不欲饮食则愈。肾消者，病在下焦，初发为膏淋，下如膏油之状，至病成而面色黧黑，形瘦而耳焦，小便浊而有脂，治法宜养血以肃清，分其清浊而自愈也。"

六、消肾、强中、内消、急消

【原文】夫消肾者，是肾脏虚惫，膀胱冷损，脾胃气衰……故曰消肾也。（《太平圣惠方·三消论》[14]）

热伏于下，肾虚受之，腿膝枯细，骨节酸痛，精走髓空，引水自救，此渴水饮不多，随即溺下，小便多而浊，病属下焦，谓之消肾。（《丹溪心法·消渴四十六》[15]）

论曰：消肾者，由少服石药，房室过度，精血虚竭，石势孤立，肾水燥涸。渴引水浆，下输膀胱，小便利多，腿胫消瘦，骨节酸疼，故名消肾。（《圣济总录·消渴门》[8]）

夫消渴者，渴不止，小便多是也……其病变多发痈疽。此坐热气留于经络不引，血气壅涩，故成痈脓。

……

内消病者，不渴而小便多是也……利多不得润养五脏，脏衰则生诸病。由肾盛之时，不惜其气，恣意快情，致使虚耗，石热孤盛，则作消利，故不渴而小便多也。（《诸病源候论·消渴病诸候》[7]）

若热伏于下焦，肾虚受之，致精髓枯竭，引水自救而不能消，饮水一斗，小便反倍，味甘而气不臊，阴强而精自走，腿膝枯细，渐渐无力，名曰消肾，又曰急消，属于下焦，病在本也。无形之火热日炽，有形之水饮日加，五脏乃伤，气血俱败。水气内胜，溢于皮肤，则传为跗肿，火热内胜，留于分肉之间，必为痈肿疮疡。此皆病之深而多致不疗，良可悯哉。（《简易方·消渴》[16]）

评议　消肾者，肾虚受之，肾水枯竭，水也下输膀胱，小便多而浊，骨节酸痛，故名消肾。《医宗金鉴·消渴总括》云："下消属肾，饮水多而小便浑浊。"司指其病位在下焦。《扁鹊心书·消渴》载："下消者……后人又谓之肾消。"而《秘传证治要诀》则有"下消消肾"之记载。《证治准绳·杂门消瘅》中载："消肾为病，比诸消为重，古方谓之强中。又谓之内消。"关于急消，《简易方·消渴》中有论："若热伏于下焦，肾虚受之……名曰消肾，又曰急消，属于下焦，病在本也。"本篇提及的消肾、强中、内消、急消皆与下消同义。

七、渴浊

【原文】若因色欲过度，水火不受，肾水下泄，心火自炎，以致渴浊，不

宜备用凉心冷剂，宜坚肾水以济心火。（《秘传证治要诀·大小腑门·三消》[18]）

评议 本篇论述凡人生放恣者众，盛壮之时，不自慎惜，快情纵欲，极意房中，唯有虚耗，唇口干焦，精液自泄，或小便赤黄，大便干实，或渴而且利，日夜一石，或渴而不利，或不渴而利，所食之物皆作小便，此为房室不节之所致消渴也。

参考文献

［1］何文彬，谭一松. 素问［M］. 北京：中国医药科技出版社，1998.

［2］刘更生. 灵枢经［M］. 北京：中国中医药出版社. 2006.

［3］张景岳. 景岳全书·杂证谟选读［M］. 刘孝培，等编著. 邱宗志，等点校. 重庆：重庆大学出版社，1988.

［4］张志聪. 灵枢集注［M］. 北京：中医古籍出版社，2012.

［5］王冰. 重广补注黄帝内经素问［M］. 北京：中医古籍出版社，2015.

［6］陈瑞仁，胡天赤. 内经消渴病名机理撷英［J］. 中国民族民间医药，2022，31（2）：11-13.

［7］巢元方. 诸病源候论［M］. 黄作阵，点校. 沈阳：辽宁科学技术出版社，1997.

［8］赵佶，敕编. 圣济总录［M］. 郑金生，汪惟刚，点校. 北京：人民卫生出版社，2013.

［9］陈延之. 小品方［M］. 高文铸，辑校. 北京：中国中医药出版社，1995.

［10］许叔微. 普济本事方［M］. 北京：中国中医药出版社，2007.

［11］吴童. 消渴病古代文献与证治方药规律研究［M］. 哈尔滨：黑龙江人民出版社，2008.

［12］程国彭. 医学心悟［M］. 北京：中国中医药出版社，2019.

［13］赵献可. 医贯［M］. 北京：中国中医药出版社，2009.

［14］王怀隐. 太平圣惠方［M］. 北京：人民卫生出版社，2020.

［15］朱丹溪. 丹溪心法［M］. 太原：山西科学技术出版社，2013.

［16］王硕. 简易方［M］. 北京：中医古籍出版社，1898.

［17］窦材. 扁鹊心书［M］. 李晓露，于振宣，点校. 北京：中医古籍出版社，1992.

［18］戴原礼. 秘传证治要诀［M］. 北京：人民卫生出版社，2006.

第二章 消渴病病脉象

消瘅形成之后，首先影响气血的运行，表现在脉象上。本病的病机以阴虚为本，燥热为标，两者又往往互为因果，病初以燥热为主，继则阴虚燥热互见，病久则以阴虚为主。由于阴虚与燥热互见，人体津液耗竭，无血养脉，故而表现在脉象上主要以小脉、涩脉为主。《黄帝内经》对于消瘅脉象表现的论述为："脉实大，病久可治；脉悬小坚，病久不可治……凡治消瘅、仆击、偏枯痿厥、气满发逆，肥贵人，则膏粱之疾也。"《针灸甲乙经》对于消瘅脉象表现的论述如卷四《病形脉诊第二》："黄帝问曰：脉之缓急小大滑涩之病形何如？岐伯对曰：心脉急甚为瘛疭……微小为消瘅。滑甚为善渴。"《脉经》由西晋王叔和撰于公元三世纪，集汉以前脉学之大成，阐析脉理、脉法，结合临床实际详辨脉象及其主病，其中就描述了消瘅脉象。《脉经》初步肯定了有关三部脉的定位诊断，为后世脉学发展奠定了基础，有指导临床实践的意义。

第一节 消渴病脉象表述

一、《黄帝内经》论消渴病脉象

【原文】帝曰：消瘅虚实何如？岐伯曰：脉实大，病久可治；脉悬小坚，病久不可治。

……

凡治消瘅、仆击、偏枯痿厥、气满发逆，肥贵人，则膏粱之疾也。(《素问·通评虚实论篇第二十八》[1])

评议 "消"即指症状上的多食但消瘦，"消瘅"一名多是从病机的火热耗伤气血角度而言。本篇论述了消瘅虚实辨证及预后，内热是消渴的核心病机，嗜食酒食厚味，外邪留恋不去，伏而为热，消烁肌肉，而为消瘅。因其为阳盛之病，所以脉实大者为顺，由邪热积蓄，病久脉实大，元气未败气血尚充足，可以治之；若脉悬小而坚，属于阳实而阴虚，脉微小又坚者，气血衰败则无和缓之象，邪气聚结，故言不能治之。

二、《针灸甲乙经》论消渴病脉象

【原文】黄帝问曰：脉之缓急小大滑涩之病形何如？岐伯对曰：心脉急甚为瘈疭；微急为心痛引背，食不下，缓甚为狂笑；微缓为伏梁，在心下，上下行，有时唾血。大甚为喉吤；微大为心痹，引背善泪。小甚为善哕；微小为消瘅。滑甚为善渴；微滑为心疝，引脐少腹鸣。涩甚为喑；微涩为血溢维（经络有阳维、阴维）厥，耳鸣癫疾。

肺脉急甚为癫疾；微急为肺寒热怠惰，咳唾血，引腰背胸，若鼻息肉不通。缓甚为多汗，微缓为痿痿偏风，头以下汗出不止。大甚为胫肿；微大为肺痹，引胸背，起恶日光。小甚为泄；微小为消瘅。滑甚为息贲上气；微滑为上下出血。涩甚为呕血，微涩为鼠瘘（一作漏），在颈支腋之间，下不胜其上，甚能善酸。

肝脉急甚为恶言（一作忘言）；微急为肥气，在胁下若覆杯。缓甚为善呕；微缓为水瘕痹。大甚为内痈，善呕衄；微大为肝痹，阴缩，咳引少腹。小甚为多饮；微小为消瘅。滑甚为癀疝，微滑为遗溺。涩甚为溢饮；微涩为瘈疭挛筋。

脾脉急甚为瘈疭；微急为膈中，食饮入而还出，后沃沫。缓甚为痿厥；微缓为风痿，四肢不用，心慧然若无病。大甚为击仆；微大为疝气，腹里大脓血，在肠胃之外。小甚为寒热；微小为消瘅。滑甚为癀癃；微滑为虫毒蛔蝎腹热。涩甚为肠癀（一作溃）；微涩为内癀，多下脓血。

肾脉急甚为骨痿癫疾；微急为奔豚沉厥，足不收，不得前后。缓甚为折脊；微缓为洞泄。洞泄者，食不化，下嗌还出。大甚为阴痿，微大为石水，起脐下至小腹垂垂然，上至胃脘，死不治。小甚为洞泄，微小为消瘅。滑甚为痈癃（一作癃癀）；微滑为骨痿，坐不能起，起则目无所见，视黑丸。涩甚为大痈，微涩为不月，沉痔。

曰：病之有甚变（一作病之六变）者，刺之奈何？曰：诸急者多寒，缓者多热，大者多气少血，小者血气皆少，滑者阳气盛而微有热，涩者多血少气而微有寒。是故刺急者，深内而久留之；刺缓者，浅内而疾发针，以去其热；刺大者，微泻其气，无出其血；刺滑者，疾发针而浅内之，以泻其阳气去其热；刺涩者必中其脉，随其逆顺而久留之，必先按而循之，已发针，疾按其痏，无令出血，以和其脉；诸小者阴阳形气俱不足，勿取以针，而调之以甘药。

曰：五脏六腑之气，荥俞所入为合，令何道从入，入安从道？曰：此阳经之别入于内，属于腑者也。曰荥俞与合，各有名乎？曰：荥俞治外脏，合治内腑。（《针灸甲乙经·卷四·病形脉诊第二》）[2]

评议 《针灸甲乙经》，又称《黄帝甲乙经》《黄帝三部针经》《黄帝针灸甲乙经》，西晋皇甫谧撰，12卷，128篇，成书于公元282年。皇甫谧重视脉诊，在消瘅的诊断上亦有所体现。消瘅形成之后，首先影响气血的运行，表现在脉象上。本病的病机以阴虚为本，燥热为标，两者又往往互为因果，病初以燥热为主，继则阴虚燥热互见，病久则以阴虚为主。由于阴虚与燥热互见，人体津液耗竭，无血养脉，故而表现在脉象上主要以小脉、涩脉为主。《针灸甲乙经》对于消瘅脉象表现的论述如卷十一《五气溢发消渴黄瘅第六》："安卧小便黄赤，脉小而涩者，不嗜食。"篇中对于消瘅脉象表现的论述与"黄帝问曰：脉之缓急小大滑涩之病形何如？岐伯对曰：心脉急甚为瘛疭……微小为消瘅。滑甚为善渴。"可互为印证[4]。

三、《脉经》论消渴病脉象

1. 脾脉出现大、小、微、缓、滑、涩对应的病症

【原文】脾象土，与胃合为腑。其经足太阴，与足阳明为表里。其脉缓。其相，夏三月；王，季夏六月；废，秋三月；囚，冬三月；死，春三月。其王日，戊己；王时，食时、日昳。困日，壬癸；困时，人定、夜半。其死日，甲乙；死时，平旦、日出。其神意，其主味，其养肉，其候口，其声歌，其色黄，其臭香，其液涎，其味甘，其宜辛，其恶酸。脾俞在背第十一椎，募在章门；胃俞在背第十二椎，募在太仓。

上：新撰。

脾者，土也，敦而福，敦者，厚也，万物众色不同，故名曰得福者广。万物悬根住茎，其叶在颠。蛸螷蠕动，蚑蟜喘息，皆蒙土恩，德则为缓，恩则为迟，故令太阴脉缓而迟，尺寸不同。酸咸苦辛，大妙而生，互行其时，而以各行，皆不群行，尽可常服。土寒则温，土热则凉。

土有一子，名之曰金，怀挟抱之，不离其身。金乃畏火，恐热来熏，遂弃其母，逃归水中，水自金子，而藏火神，闭门塞户，内外不通，此谓冬时也。土亡其子，其气衰微，水为洋溢，浸渍为池。走击皮肤，面目浮肿，归于四肢。

愚医见水，直往下之，虚脾空胃。水遂居之，肺为喘浮。肝反畏肺，故下沉没。下有荆棘，恐伤其身，避在一边，以为水流。

心衰则伏，肝微则沉，故令脉伏而沉。工医来占，固转孔穴，利其溲便，遂通水道，甘液下流，亭其阴阳，喘息则微，汗出正流。肝着其根，心气因起，阳行四肢。肺气亭亭，喘息则安。肾为安声，其味为咸。倚坐母败，泻臭如腥。土得其子，则成为山。金得其母，名曰丘矣。

上：《四时经》。

黄帝曰：四时之序，逆顺之变异也。然脾脉独何主？岐伯曰：脾者土也，孤脏以灌四旁者也。曰：然则脾善恶可得见乎？曰：善者不可得见，恶者可见。曰：恶者何如？曰：其来如水之流者，此谓太过，病在外。如鸟之喙，此谓不及，病在中。太过，则令人四肢沉重不举。其不及，则令人九窍壅塞不通，名曰重强。

脾脉来而和柔相离，如鸡足践地，曰平。长夏以胃气为本。脾脉来实而盈数，如鸡举足，曰脾病。脾脉来坚兑，如鸟之喙，如鸟之距，如屋之漏，如水之溜，曰脾死。真脾脉至，弱而乍疏乍散，色青黄不泽，毛折乃死。长夏胃微濡弱，曰平。弱多胃少，曰脾病。但代无胃，曰死。濡弱有石，曰冬病。石甚，曰今病。

脾藏荣，荣舍意。愁忧不解则伤意，意伤则闷乱，四肢不举，毛悴色夭，死于春。

六月季夏建未，坤未之间，土之位，脾王之时。其脉大，阿阿而缓，名曰平脉。反得弦细而长者，是肝之乘脾，木之克土，为贼邪大逆，十死不治。反得浮涩而短者，是肺之乘脾，子之扶母，为实邪。虽病自愈。反得洪大而散者，是心之乘脾，母之归子，为虚邪，虽病易治。反得沉濡而滑者，肾之乘脾，水之陵土，为微邪，虽病即瘥。

脾脉茇茇而弱，来疏去数，再至曰平，三至曰离经病，四至脱精，五至死，六至命尽，足太阴脉也。

脾脉急甚为瘈疭；微急为脾中满，食饮入而还出，后沃沫。缓甚为痿厥，微缓为风痿，四肢不用，心慧然若无病。大甚为击仆；微大为痞气，裹大脓血在肠胃之外；小甚为寒热，微小为消瘅。滑甚为癃㿉；微滑为虫毒蛔肠鸣热。涩甚为肠㿉；微涩为内溃，多下脓血也。

足太阴气绝，则脉不营其口唇，口唇者，肌肉之本也，脉不营则肌肉濡，肌肉濡则人中满，人中满则唇反，唇反者肉先死。甲笃乙死，木胜土也。

脾死脏，浮之脉，大缓，按之中如覆杯，絜絜状如摇者，死。

上：《素问》《针经》、张仲景。（《脉经·卷第三·脾胃部第三》）[3]

评议 《脉经》为脉学著作，由西晋王叔和撰于公元三世纪，集汉以前脉学之大成，阐析脉理、脉法，结合临床实际详辨脉象及其主病。本篇描述了消瘅脉象，言脾脉、肺脉、肾脉、肝脉、心脉"微小为消瘅"，通过消瘅脉诊指导预后和治疗。《脉经》初步肯定了有关三部脉的定位诊断，为后世脉学发展奠定了基础，并有指导临床实践之意义。

本篇论述脾脉出现大、小、微、缓、滑、涩对应的病症。其中脾脉急甚，主手足搐搦；微急的，是膈中病，会见到因脾气不能上通而致饮食入胃后复吐出，大便下涎沫等症状。脾脉缓甚的，会见到四肢痿软无力而厥冷；微缓的，是风痿，会见到四肢偏废。脾脉大甚的，主猝然昏仆的病证；微大的，是疝气。脾脉小甚的，主寒热往来的病证；脾脉微小的，是多食善饥的消瘅病。

2. 肺脉出现大、小、微、缓、滑、涩对应的病症

【原文】肺象金，与大肠合为腑。其经手太阴，与手阳明为表里。其脉浮。其相，季夏六月；其王，秋三月；废，冬三月；囚，春三月；死，夏三月。其王日，庚辛；王时，晡时、日入。其困日，甲乙；困时，平旦、日出。其死日，丙丁；死时，禺中、日中。其神魄，其主声，其养皮毛，其候鼻，其声哭，其色白，其臭腥，其液涕，其味辛，其宜咸，其恶苦。肺俞在背第三椎，募在中府。大肠俞在背第十六椎，募在天枢。

上：新撰。

肺者西方金，万物之所终。宿叶落柯，萋萋枝条，其机然独在。其脉为微浮毛，卫气迟。荣气数，则在上，迟则在下，故名曰毛。阳当陷而不陷，阴当升而不升，为邪所中。阳中邪则卷，阴中邪则紧，卷则恶寒，紧则为栗，寒栗相薄，故名曰疟。弱则发热，浮乃来出。旦中旦发，暮中暮发。脏有远近，脉有迟疾，周有度数，行有漏刻。迟在上，伤毛采。数在下，伤下焦。中焦有恶则见，有善则匿。阳气下陷，阴气则温，阳反在下，阴反在巅，故名曰长而且留。

上：《四时经》。

黄帝问曰：秋脉如浮，何如而浮？岐伯对曰：秋脉肺也，西方金也，万物之所以收成也。故其气来，轻虚而浮，其气来急去散，故曰浮。反此者病。黄帝曰：何如而反？岐伯曰：其气来毛而中央坚，两傍虚，此谓太过，病在外。其气来毛而微，此谓不及，病在中。黄帝曰：秋脉太过与不及，其病何如？岐伯曰：太过则令人气逆，而背痛温温然。不及则令人喘，呼吸少气而咳，上气见血，下闻病音。

肺脉来厌厌聂聂，如落榆荚，曰肺平。秋以胃气为本。肺脉来不上不下如循鸡羽，曰肺病。肺脉来如物之浮，如风吹毛，曰肺死。真肺脉至，大而虚，如以毛羽中人，肤色赤白不泽，毛折乃死。秋胃微毛，曰平。毛多胃少，曰肺病。但毛无胃，曰死。毛而有弦，曰春病。弦甚，曰今病。

肺藏气，气舍魄。喜乐无极则伤魄，魄伤则狂，狂者意不存，人皮革焦，毛悴色夭，死于夏。

秋金肺王，其脉浮涩而短，曰平。脉反得洪大而散者，是心之乘肺，火之克金，为贼邪大逆，十死不治。反得沉濡而滑者，是肾之乘肺，子之扶母，为实邪，虽病自愈。反得大而缓者，是脾之乘肺，母之归子，为虚邪，虽病易治。反得弦细而长者，是肝之乘肺，木之陵金，为微邪，虽病即瘥。

肺脉来泛泛，轻如微风吹鸟背上毛，再至曰平，三至曰离经病，四至脱精，五至死，六至命尽，手太阴脉也。

肺脉急甚为癫疾；微急为肺寒热，怠堕，咳唾血，引腰背胸，苦鼻息肉不通。缓甚为多汗；微缓为痿偏风，头以下汗出不可止。大甚为胫肿；微大为肺痹，引胸背，起腰内。小甚为飧泄；微小为消瘅。滑甚为息贲上气；微滑为上下出血；涩甚为呕血；微涩为鼠瘘，在颈支掖之间，下不胜其上，其能善酸。

手太阴气绝，则皮毛焦。太阴者，行气温皮毛者也。气弗营则皮毛焦，皮毛焦则津液去，津液去则皮节伤，皮节伤者则爪枯毛折，毛折者则气先死。丙笃丁死，火胜金也。

肺死脏，浮之虚，按之弱如葱叶，下无根者，死。

上：《素问》《针经》、张仲景。(《脉经·卷第三·肺大肠部第四》)[3]

评议 本篇论述肺脉出现缓、急、小、大、滑、涩这些脉象时所对应的病症。肺象金，与大肠合为腑；其经手太阴，与手阳明为表里；其脉浮。肺脉急甚的，是癫疾的脉象表现；微急的，是肺中有寒热并存的病症，可见到倦怠乏力，咳而唾血，并牵引腰背胸部作痛，或是鼻中有息肉而导致鼻腔阻塞不通、呼吸不畅等症状。肺脉缓甚的，是表虚而多汗；微缓的，是手足软弱无力的痿证、痿疮病、半身不遂以及头部以下汗出不止的证候。肺脉大甚的，会见到足胫部肿胀；微大的，是烦满喘息而呕吐的肺痹病，其发作时会牵引胸背作痛，且怕见日光。肺脉小甚的，是阳气虚而腑气不固的泄泻病；微小的，是多食善饥的消瘅病。

3. 肾脉出现缓、急、小、大、滑、涩这些脉象时所对应的病症

【原文】 肾象水，与膀胱合为腑。其经足少阴，与足太阳为表里。其脉沉。

其相，秋三月；其王，冬三月；废，春三月，囚，夏三月；其死，季夏六月。其王日，壬癸，王时，人定、夜半。其困日，丙丁；困时，禺中、日中。其死日，戊己，死时，食时、日昳。其神志，其主液，其养骨，其候耳，其声呻，其色黑，其臭腐，其液唾，其味咸，其宜酸，其恶甘。肾俞在背第十四椎，募在京门。膀胱俞在背第十九椎，募在中极。

上：新撰。

肾者，北方水，万物之所藏。百虫伏蛰，阳气下陷，阴气上升，阳气中出。阴气烈为霜，遂不上升，化为雪霜。猛兽伏蛰，蜾虫匿藏。其脉为沉，沉为阴，在里，不可发汗，发则蜾虫出，见其霜雪。阴气在表，阳气在脏，慎不可下，下之者伤脾，脾土弱即水气妄行。下之者，如鱼出水，蛾入汤。重客在里，慎不可熏，熏之逆客，其息则喘。无持客热，令口烂疮。阴脉且解，血散不通，正阳遂厥，阴不往从。客热狂入，内为结胸。脾气遂弱，清溲利通。

上：《四时经》。

黄帝问曰：冬脉如营，何如而营？岐伯对曰：冬脉肾也，北方水也，万物之所以合藏，故其气来沉以搏，故曰营。反此者病。黄帝曰：何如而反？岐伯曰：其气来如弹石者，此为太过，病在外。其去如数者，此谓不及，病在中。黄帝曰：冬脉太过与不及，其病皆如何？岐伯曰：太过则令人解㑊，脊脉痛，而少气不欲言。不及则令人心悬如病饥，眇中清，脊中痛，少腹满，小便黄赤。

肾脉来喘喘累累如钩，按之而坚，曰肾平。冬以胃气为本。肾脉来如引葛，按之益坚，曰肾病。肾脉来发如夺索，辟辟如弹石，曰肾死。真肾脉至搏而绝，如以石投水。其色黑黄不泽，毛折乃死。冬胃微石，曰平。石多胃少，曰肾病。但石无胃，曰死。石而有钩，曰夏病；钩甚，曰今病。

肾藏精，精舍志，盛怒而不止则伤志，志伤则善忘其前言，腰脊痛不可以俯仰屈伸，毛悴色夭，死于季夏。

冬肾水王，其脉沉濡而滑，曰平。脉反得大而缓者，是脾之乘肾，土之克水，为贼邪大逆，十死不治。反得弦细而长者，是肝之乘肾，子之扶母，为实邪，虽病自愈。反得浮涩而短者，是肺之乘肾，母之归子，为虚邪，虽病易治。反得洪大而散者，是心之乘肾，火之凌水，为微邪，虽病即瘥。

肾脉沉细而紧，再至曰平，三至曰离经病，四至脱精，五至死，六至命尽。足少阴脉也。

肾脉急甚为骨痿、癫疾；微急为奔豚，沉厥，足不收，不得前后。缓甚为折脊；微缓为洞下，洞下者，食不化，入咽还出。大甚为阴痿；微大为石水，起脐下以至小腹，肿垂垂然，上至胃脘，死不治。小甚为洞泄；微小为消瘅。滑甚为癃癫；微滑为骨痿，坐不能起，目无所见，视见黑花。涩甚为大痈；微涩为不月水，沉痔。

足少阴气绝，则骨枯。少阴者，冬脉也，伏行而濡骨髓者也，故骨不濡，则肉不能着骨也。骨肉不相亲，则肉濡而却，肉濡而却故齿长而垢，发无泽，发无泽者骨先死。戊笃己死，土胜水也。

肾死脏，浮之坚，按之乱如转丸，益下入尺中者，死。

上：《素问》《针经》、张仲景。（《脉经·卷第三·肾膀胱部第五》[3]）

评议 本段讲肾脉出现缓、急、小、大、滑、涩这些脉象时所对应的病症。肾脉急甚的，主病邪深入于骨的骨癫疾；微急的，主肾气沉滞以致失神昏厥的病症以及肾脏积气的奔豚证，还会见到两足难以屈伸、大小便不通等症状。肾脉缓甚的，主脊背痛不可仰的病症；微缓的，主洞病，这种洞病的症状是食物下咽之后，还未消化即便吐出。肾脉大甚的，是火盛水衰的阴痿病；微大的，是气停水积的石水病，该病会见到肿胀起于脐下，其肿势下至少腹，而使少腹胀满下坠，上至胃脘，属于不易治疗的死证。肾脉小甚的，主直泻无度的洞泄病；微小的，是多食善饥的消瘅病。

4. 肝脉出现缓、急、小、大、滑、涩这些脉象时所对应的病症

【原文】肝象木，与胆合为腑。其经足厥阴，与足少阳为表里。其脉弦。其相，冬三月；王，春三月；废，夏三月；囚，季夏六月；死，秋三月。其王日，甲乙；王时，平旦、日出。其困日，戊己；困时，食时、日昳。其死日，庚辛；死时，晡时、日入。其神魂，其主色，其养筋，其候目，其声呼，其色青，其臭臊，其液泣，其味酸，其宜苦，其恶辛。肝俞在背第九椎，募在期门；胆俞在背第十椎，募在日月。

上：新撰。

冬至之后得甲子，少阳起于夜半，肝家王。肝者东方木，万物始生，其气来软而弱，宽而虚，故脉为弦。软即不可发汗，弱即不可下。宽者开，开者通，通者利，故名曰宽而虚。春以胃气为本，不可犯也。

上：《四时经》。

黄帝问曰：春脉如弦，何如而弦？岐伯曰：春脉肝也，东方木也，万物之所以始生也，故其气来濡弱轻虚而滑，端直以长，故曰弦。反此者病。黄帝曰：何如而反？岐伯曰：其气来实而强，此谓太过，病在外；其气来不实而微，此谓不及，病在中。黄帝曰：春脉太过与不及，其病皆何如？岐伯曰：太过则令人善忘，忽忽眩冒而癫疾。不及则令人胸胁痛引背，下则两胁胠满。黄帝曰：善。

肝脉来濡弱，招招如揭竿末梢，曰平。春以胃气为本。肝脉来盈实而滑，如循长竿，曰肝病。肝脉来急而益劲，如新张弓弦，曰肝死。真肝脉至，中外急如循刀刃，责责然如按琴瑟弦。色青白不泽，毛折乃死。春胃微弦曰平，弦多胃少曰肝病，但弦无胃曰死，有胃而毛曰秋病，毛甚曰今病。

肝藏血，血舍魂，悲哀动中则伤魂，魂伤则狂妄，其精不守，令人阴缩而筋挛，两胁骨不举，毛悴色夭，死于秋。

春肝木王，其脉弦细而长，名曰平脉也。反得浮涩而短者，是肺之乘肝，金之克木，为贼邪大逆，十死不治。反得洪大而散者，是心之乘肝，子之扶母，为实邪，虽病自愈。反得沉濡而滑者，是肾之乘肝，母之归子，为虚邪，虽病易治。反得大而缓者，是脾之乘肝，土之陵木，为微邪，虽病即瘥。

肝脉来濯濯如倚竿，如琴瑟之弦，再至曰平，三至曰离经病，四至脱精，五至死，六至命尽。足厥阴脉也。

肝脉急甚为恶言；微急为肥气，在胁下若覆杯，缓甚为善呕；微缓为水瘕痹。大甚为内痈，善呕衄；微大为肝痹阴缩，咳引少腹。小甚为多饮；微小为消瘅。滑甚为癫疝；微滑为遗溺。涩甚为溢饮；微涩，为瘛疭挛筋。

足厥阴气绝，则筋缩引卵与舌。厥阴者肝脉也，肝者筋之合也，筋者聚于阴器，而脉络于舌本，故脉弗营则筋缩急，筋缩急则引舌与卵，故唇青，舌卷，卵缩，则筋先死。庚笃辛死，金胜木也。

肝死脏，浮之脉弱，按之中如索不来，或曲如蛇行者，死。

上：《素问》《针经》、张仲景。（《脉经·卷第三·肝胆部第一》）[3]

评议　本篇讲肝脉出现缓、急、小、大、滑、涩这些脉象时所对应的病症。肝脉急甚的，是癫疾；微急的，是肺中有寒热并存的病证，可见到倦怠乏力、咳而唾血，并牵引腰背胸部作痛，或是鼻中有息肉而导致鼻腔阻塞不通、呼吸不畅等症状。肺脉缓甚的，是表虚而多汗；微缓的，是手足软弱无力的痿证、瘘疮病、半身不遂以及头部以下汗出不止的证候。肺脉大甚的，会见到足胫部肿胀；微大的，是烦满喘息而呕吐的肺痹病，其发作时会牵引胸背作痛，且怕见日光。肺脉小甚的，是阳气虚而腑气不固的泄泻病；微小的，是多食善饥的消瘅病。

5. 心脉出现缓、急、小、大、滑、涩这些脉象时所对应的病症

【原文】心象火，与小肠合为腑。其经手少阴，与手太阳为表里。其脉洪。其相，春三月；王，夏三月；废，季夏六月；囚，秋三月；死，冬三月。其王日，丙丁；王时、禺中、日中。其困日，庚辛；困时，晡时、日入。其死日，

壬癸；死时，人定、夜半。其藏神，其主臭，其养血，其候舌，其声言，其色赤，其臭焦，其液汗，其味苦，其宜甘，其恶咸。心俞在背第五椎，募在巨阙；小肠俞在背第十八椎，募在关元。

上：新撰。

心者南方火。万物洪盛，垂枝布叶，皆下垂如曲，故名曰钩。心脉洪大而长，洪则行气实，实则气无从出。大则荣气萌。萌洪相薄，可以发汗，故名曰长。长洪相得，即引水浆。溉灌经络，津液皮肤。太阳洪大，皆是母躯。幸得戊己，用牢根株。阳气上出，汗见于头。五月枯薪，胞中空虚，医反下之，此为重虚也。脉浮有表无里，阳无所使。不但危身，并中其母。

上：《四时经》。

黄帝问曰：夏脉如钩，何如而钩？岐伯曰：夏脉心也，南方火也，万物之所以盛长也。故其气来盛去衰，故曰钩。反此者病。黄帝曰：何如而反？岐伯曰：其气来盛去亦盛，此谓太过，病在外；其来不盛去反盛，此谓不及，病在中。黄帝曰：夏脉太过与不及，其病皆何如？岐伯曰：太过则令人身热而肤痛，为浸淫；不及则令人烦心，上见咳唾，下为气泄。帝曰：善。

心脉来，累累如连珠，如循琅玕，曰平。夏以胃气为本。心脉来，喘喘连属，其中微曲，曰心病。心脉来前曲后居，如操带钩，曰心死。真心脉至，坚而搏，如循薏苡子累累然，其色赤黑不泽，毛折乃死。夏胃微钩曰平，钩多胃少曰心病，但钩无胃曰死，胃而有石曰冬病，石甚曰今病。

心藏脉，脉舍神。怵惕思虑则伤神，神伤则恐惧自失，破䐃脱肉，毛悴色夭，死于冬。

夏心火王，其脉洪大而散，名曰平脉。反得沉濡而滑者，是肾之乘心，水之克火，为贼邪大逆，十死不治。反得大而缓者，是脾之乘心，子之扶母，为实邪，虽病自愈。反得弦细而长者，是肝之乘心，母之归子，为虚邪，虽病易治。反得浮涩而短者，是肺之乘心，金之陵火，为微邪，虽病即瘥。

心脉来累累如贯珠滑利，再至曰平，三至曰离经病，四至脱精，五至死，六至命尽。手少阴脉。

心脉急甚为瘛疭；微急为心痛，引背，食不下。缓甚为狂笑；微缓为伏梁，在心下，上下行，时唾血。大甚为喉介；微大为心痹，引背，善泪出。小甚为善哕；微小为消瘅。滑甚为善渴；微滑为心疝，引脐少腹鸣。涩甚为喑；微涩为血溢，维厥耳鸣，巅疾。

手少阴气绝，则脉不通。少阴者，心脉也。心者，脉之合也。脉不通，则血不流，血不流，则发色不泽，故其面黑如漆柴者，血先死。壬笃癸死，水胜火也。

心死脏，浮之脉，实如豆麻击手，按之益躁疾者，死。

上：《素问》《针经》、张仲景。（《脉经·卷第三·心小肠部第二》[3]）

评议 本篇论述心脉出现缓、急、小、大、滑、涩这些脉象时所对应的病症。心脉急甚的，会见到手足搐搦；微急的，会见到心痛牵引后背，饮食不下。心脉缓甚的，会见到神散而狂笑不休；微缓的，是气血凝滞成形，伏于心胸之下的伏梁病，其滞塞感或上或下，能升能降，有时出现唾血。心脉大甚的，会见到喉中如有物阻而梗塞不利；微大的，是血脉不通的心痹病，心痛牵引肩背，并时时流出眼泪。心脉小甚的，会见到呃逆时作；微小的，是多食善饥的消瘅病。

第二节　基于消渴病脉象论消渴病

一、《华佗神方》以脏腑虚实脉象论消渴病

1. 肝脏虚实与消渴的关系

【原文】肝与胆为表里，足厥阴少阳是其经也。王于春，春乃万物之始生，其气嫩软虚而宽，故其脉弦软，不可发汗，弱则不可下，弦长曰平，反此曰病。脉虚而弦则为太过，病在外，太过则令人善忘，忽忽眩冒；实而微则为不及，病在内，不及则令人胸胁胀满。大凡肝实引两胁下痛，其气逆，则头痛耳聋颊赤，其脉沉而急。浮而急亦然，主胁支满，小便难，头痛眼眩，其脉急甚，恶言，微急气在胁下，缓甚呕逆，微缓主脾，太急内痛吐血，太甚筋痹，小甚多饮，微小消瘅，滑甚则癫疝，微滑遗溺，涩甚流饮，微涩疭挛。又肝之积气在胁久不去，则发咳逆，或为疟疾，虚则梦花草茸茸，实则梦山林茂盛。又肝病如头痛目眩，肢满囊缩，小便不通，十日死。又身热恶寒，四肢不举，其脉当弦长而急，乃反短涩，是为金克木，十日死，不治。又肝中寒，则两臂不举，舌本燥，多太息，胸中痛不能转侧，其脉左关上迟而涩者是也。肝中热则喘满多怒，目疼腹胀，不嗜食，所作不定，睡中惊怖，眼赤视不明，其脉左关阴实者是也。肝虚冷则胁下坚痛，目盲臂痛，发寒如疟状，不欲食，妇人月水不来，气急，其脉左关上沉而弱者是也。（《华佗神方·一○二一·论肝脏虚实寒热生死逆顺脉证之法》[5]）

评议 《华佗神方》传为汉代华佗撰，实为后世托名而作。书中记载："消渴者因冒风冲热，饥饱失常，饮酒过量，嗜欲伤频，或服药石久而积成，使之

然也。"指出消渴的病因与冒风冲热、饥饱失常、饮酒过量、嗜欲伤频，或久服药食有关。以及各脏腑致病引发的消渴"肝与胆为表里，足厥阴少阳是其经也……小甚多饮，微小消瘅……""脾者土也，为谏议之官，主意与智。消磨五谷……大甚则寒热作，微大则消瘅……""肾者精神之舍，性命之根，外通于耳，男以闭精，女以包血，与膀胱为表里……小甚则洞泄，微小则消瘅……"还记载了有关治疗的消渴神方、内消神方。书中《论血痹》："血痹者，饮食过多，怀热大盛，或寒折于经络，或湿犯于荣卫，因而血搏，遂成其咎。"《论肉痹》："肉痹者，饮食不节，膏粱肥美之所为也。脾者肉之本，气以食，则肉不荣，肌肤不泽，则纹理疏。"这两部分内容与糖尿病周围神经病变相关。

本篇论肝脏虚实寒热，肝者与胆为表里，足厥阴少阳是其经也，其脉弦软，脉虚而弦则为太过，病在外，太过则令人善忘眩冒，脉实而微则为不及，病在内，不及则令人胸胁胀满。大凡肝实引两胁下痛，其气逆，则头痛耳聋颊赤，其脉沉而急。浮而急亦然，主胁支满，小便难，头痛眼晕，其脉急甚，恶言，微急气在胁下，缓甚呕逆，微缓主脾，太急内痛吐血，太甚筋痹，小甚多饮，微小消瘅。

2. 脾脉虚实与消渴的关系

【原文】脾者土也，为谏议之官，主意与智。消磨五谷，寄在其中，养于四旁，王于四季，正王长夏。与胃为表里，足太阴是其经也。扁鹊云："脾病则面色萎黄，实则舌强直不嗜食，呕逆四肢缓，虚则多病，喜吞酸，痢不已。其脉来似水曰太过，病在外；如鸟之距曰不及，病在内。太过则令人四肢沉重，言语謇涩；不及则令人中满不食，乏力，手足缓弱不遂，涎引口中，四肢肿胀，溏泄不时，梦中饮食。脾脉来时缓柔，去似鸟距践地者曰平脉。来实而满稍数，似鸡举足曰病。又如鸟之队，如鸟之距，如屋之漏曰死。中风则翕翕发热，状若醉人，腹中烦满，皮肉瞤而短气者也。王时其脉阿阿然，缓曰平。若弦急者肝克脾，真鬼相逢，大凶之兆。"又微涩而短者，肺来乘脾，不治自愈。反软而滑者，肾来从脾，亦为不妨。反浮而洪者，心来生脾，不及而脾病也。色黄体重，失便，目直视，唇反张，爪甲青，四逆吐食，百节疼痛，不能举，其脉当浮大缓，今反弦急，其色反青，此十死不可治也，又脾病其色黄，饮食不消，腹胀满，身体重，骨节痛，大便硬，小便不利，其脉微缓而长者可治。脾气虚则大便活，小便利，汗出不止，五液注下，为五色注下利也。又积在中，久愈，则四肢不收，黄疸，食不为肌肤，气满喘而不足也。又脾实则时梦筑墙盖屋，盛则梦歌乐，虚则梦饮食不足，厥邪客于脾，则梦大泽丘陵，风雨坏室。

脾胀则喜哕，四肢急，体重不食，善噫。脾病则日昳慧，平旦甚，日中持，下晡静。脉急甚则瘛疭，微急则膈中不利，食不入而还出，脉缓甚则痿厥，微缓则风痿，四肢不持，大甚则寒热作，微大则消瘅，滑甚则癞疝，微滑则虫毒，肠鸣中热，涩甚则肠癞，微涩则内溃下脓血。脾脉至大而虚有积，脾气绝则十日死。又脐出者亦死，唇焦枯无纹理而青黑者死，脾先死也。脾病面黄目赤者可治，青黑色入节，半岁而死。色如枳实者一月死。凶吉休咎，皆见其色出部分也。又口噤唇黑，四肢重如山，不能自持，大小便利无休歇，饮食不入，七日死。又口虽萎黄，语声啭啭者可治。脾病疟气久不去，腹中鸣痛，徐徐热汗出。其人本意宽缓反急怒者，语时以鼻笑，不能答人者，此过一月，祸必至矣。又脾中寒或热，则皆使人腹中痛不下食。又病时舌强语涩，转卵缩牵阴股中引痛，身重不思食，膨胀变则水泄不能卧者，死不治。脾正热则面黄目赤，胁痛满。寒则吐涎沫而不食，四肢痛，滑泄不已，手足厥，甚则颤栗如疟。临病之时，要在明证详脉，然后投汤药期瘳耳。(《华佗神方·一〇二三·论脾虚实寒热生死逆顺脉证之法》)[5]

评议 本篇论述脾脉虚实与消渴的关系。脾者土也，谏议之官，主意与智；消化水谷，寄在其中，养于四肢，与长夏之气相通应；与胃为表里，足太阴是其经也。扁鹊云："脾病则面色萎黄，实则舌强直不嗜食，呕逆四肢缓，虚则多病，喜吞酸，痢不已。"病在外其脉太过，病在内其脉不及。太过则令人四肢沉重，言语謇涩；不及则令人中满不食，乏力，手足缓弱不遂，涎引口中，四肢肿胀，便溏。脾病则曰昳慧，平旦甚，日中持，下晡静。脾脉急甚则瘛疭，微急则膈中不利，食不入而还出，脾脉缓甚则痿厥，大甚则寒热作，微大则消瘅。

3. 肾脉虚实与消渴的关系

【原文】 肾者精神之舍，性命之根，外通于耳，男以闭精，女以包血，与膀胱为表里，足少阴太阳是其经也。凡肾气绝，则不尽其天命而死。王于冬，其脉沉濡曰平，反此者病。其脉弹石，名曰太过，病在外。其去如数者为不及，病在内。太过则令人体瘠而少气，不欲言。不及则令人心如悬，小肠腹满，小便滑，变黄色。又肾脉来喘喘累累如钩，按之坚曰平。又来如引葛，按之益坚曰病。来如转索，辟辟如弹石曰死。又肾脉但石，无胃气亦死。肾有水则腹大脐肿，腰重痛不得溺，阴下湿。如牛鼻头汗出，是为逆寒，大便难。肾病手足冷，面赤目黄，小便不禁，骨节烦痛，小腹结痛，气上冲心，脉当沉而滑，今反浮大缓；其色当黑，今反黄；其翕翕少气，两耳若聋，精自出，饮食少，便下清，脉迟可治。冬则脉沉而滑曰平，反大而缓，是土克水，不可治。反浮涩

27

而短，肺乘肾，易治。反弦而长者，肝乘肾，不治自愈。反浮大而洪，心乘肾，不为害。肾病腹大体重满，咳嗽汗出憎风，虚则胸中痛，阴邪入肾，则骨痛腰痛，上引脊背疼，遇房汗出，当风浴水，久立则肾病。又其脉急甚，则肾痿瘕疾，微急则沉、厥、奔豚、足不收；缓甚则折脊，微缓则洞泄食不化，入咽还出。大甚则阴痿，微大则石水起脐下，其肿垂垂而上至胃者死；小甚则洞泄，微小则消瘅，滑甚则癃㿉，微滑则骨痿，坐弗能起，目视见花。涩甚则大壅塞，微涩则痔疾。又其脉之至上坚而大，有脓气在阴中及腹内，名肾瘅，得之因浴冷水，脉来沉而大，坚浮而紧，手足肿厥，阴痿腰背痛，小肠心下有水气，时胀满洞泄，此皆浴水中身未干而合房得。虚则梦船溺人得，其时梦伏水中，盛实则梦临深投水中。肾胀则腰痛满引背，怏怏然腰髀痛。肾病夜半愈，日中甚，晡则静。肾生病则口热舌干，咽肿上气，嗌干及烦而痛。黄疸肠病久不愈，则腿筋痛，小便闭，两胁胀满目盲者死。肾之精彻脊与腰相引而痛，饥见饱减。又肾中寒结在脐下也，肾脉来而细软，附于骨者是也。又目黑目白，肾已内伤，八日死。又阴缩小便不出，或不快者亦死。又其色青黄，连耳左右，其人年三十许，百日死。若偏在一边，一日死。实则烦闷，脐下重。热则舌干口焦，而小便涩黄。寒则阴中与腰背俱疼，面黑而干，哕而不食，或呕血是也。又喉鸣坐而喘咳血出，亦为肾虚，寒气欲绝也。寒热虚实既明，稍详调救，即十可治十，全生之道也。（《华佗神方·一〇二五·论肾脏虚实寒热生死逆顺脉证之法》[5]）

评议 本篇论述肾脉虚实与消渴的关系。肾者精神之舍，性命之根，肾开窍于耳，男子闭精，女子包血，与膀胱相表里，足少阴太阳是其经也。凡肾气绝，则不尽其天命而死。王于冬，其脉沉濡曰平，反此者病。其脉弹石，则太过，其病在外。病在内其去如数者为不及。太过则令人体瘠而少气，不欲言。大甚则阴痿，微大则石水起脐下，其肿而上至胃者死；小甚则洞泄，微小则消瘅。

二、《脉经》辨消瘅、消渴之病脉

【原文】消瘅，脉实大，病久可治。脉悬小坚急，病久不可治。

消渴，脉数大者，生；细小浮短者，死。（《脉经·卷四·诊百病死生决第七》[3]）

评议 本篇论述消瘅、消渴脉诊预后情况。消瘅脉见实大，病虽长久，可以治愈；假如脉象悬小而坚，病拖长了，那就不可治疗。消渴，脉数大者生，细小浮短者死。

【原文】 心肺俱至，则痹，消渴，懈怠。心多即死。

肾心俱至，则难以言，九窍不通，四肢不举。肾多即死。

脾肾俱至，则五脏败坏。脾多即死。

肝心俱至，则热甚，瘛疭汗不出，妄见邪。

肝肾俱至，则疝瘕，少腹痛，妇人月使不来。（《脉经·卷五·扁鹊诊诸反逆死脉要诀第五》[3]）

评议 本篇论述消渴之病脉。若心和肺同时出现病脉，心肺更见有力而克制太过，即死。若心肾同时出现病脉，肾克制太过，即死。脾肾同时出现病脉，则五脏败坏，脾多即死。

三、《金匮要略》论消渴厥阴病之脉症

【原文】 厥阴之为病，消渴，气上冲心，心中疼热，饥而不欲食，食即吐，下之不肯止。

寸口脉浮而迟，浮即为虚，迟即为劳，虚则卫气不足，劳则荣气竭。趺阳脉浮而数，浮即为气，数即消谷而大坚（一作紧）。气盛则溲数，溲数即坚，坚数相搏，即为消渴。

男子消渴，小便反多，以饮一斗，小便一斗，肾气丸主之。（方见脚气中。）脉浮，小便不利，微热，消渴者，宜利小便，发汗，五苓散主之。

渴欲饮水，水入则吐者，名曰水逆，五苓散主之。（方见上。）

渴欲饮水不止者，文蛤散主之。

文蛤散方 文蛤五两。

上一味，杵为散，以沸汤五合，和服方寸匕。

淋之为病，小便如粟状，小腹弦急，痛引脐中。

趺阳脉数，胃中有热，即消谷引食，大便必坚，小便即数。

淋家不可发汗，发汗则必便血。（《金匮要略·消渴小便不利淋病脉证并治第十三》[6]）

评议 《金匮要略》是我国东汉著名医学家张仲景所著《伤寒杂病论》的杂病部分，也是我国现存最早的一部论述杂病诊治的专书，为中医经典著作之一，被后世誉为"方书之祖"。全书共 25 篇，书中提出了消渴"本虚标实"的病机特点，张仲景认为消渴本虚在肺胃，因寸口脉候肺，肺主气属卫，心主血属营，浮为阳虚、卫气不足之象，迟为营血亏虚之候，浮迟并见，表明了消渴病本虚的实质。

消渴有病、证之别，消渴证见于外感热性病中，指口渴多饮水的症状而言，多由热盛伤津所致；消渴病属于内伤杂病，是以口渴多饮、多食易饮、小便频数量多、形体逐渐消瘦为主要特征的疾病。文中"厥阴之为病，消渴，气上冲心，心中疼热，饥而不欲食，食即吐，下之不肯止。"厥阴病表现为寒热错杂之证。篇中消渴，是中气不足不能化承津液，兼阴虚火扰津液耗伤所致。中气不足，水气上逆则气上冲心。虚热扰心，则心中疼热。虚热扰胃，不能消谷，故饥而不欲食。食即吐，以胃中虚冷也。若误以里实而下之，以寒治寒，更彻其热，必寒伤胃阳而下利不止。本条论述厥阴病的消渴不可用下法。厥阴病多表现为两种类型：一为厥与热相互胜复证，二是上热下寒的寒热错杂证。从本条证候看，属于后者，其消渴是内热耗灼津液所致。足厥阴肝经抵小腹挟胃，肝气上逆，则气上冲心；热邪在上，则心中疼热；胃寒不能消化饮食，则饥而不欲食，食后即吐。厥阴病的消渴是寒热错杂之证，若误用下法重伤脾胃，甚至及肾，则上热未去，而下寒更甚，导致阳虚不敛，下利不止。

杂病之消渴病"寸口脉浮而迟，浮即为虚，迟即为劳，虚则卫气不足，劳则营气竭。趺阳脉浮而数，浮即为气，数即消谷而大坚，气盛则溲数，溲数即坚，坚数相搏，即为消渴"。

本条论述消渴病的病机和脉症。寸口（寸部）脉候心肺，心主血属营，肺主气属卫。今浮迟并见，浮为阳虚气浮、卫气不足之象，迟为血脉不充、营气虚少之征。营卫（气血）两虚是其发病主因。营血阴虚而热内生，又伤津成燥，形成消渴。本条提到了后世医家所谓"上消证"，还当有烦渴、发热等症。趺阳脉候胃，见脉浮而数，浮为胃气有余，数为胃热亢盛。胃热气盛，则消谷善饥，渴欲饮水；中焦津液输布不利，偏渗于膀胱，则小便频数；热盛耗津，加之津液偏渗，肠道失满，故大便坚硬。胃热盛大便坚，瘦数而津液亏，二者又互相影响，是形成消渴的主要机制。本条还提到了为后世所论之"中消证"，以消谷善饥、小便数、大便坚为主症。临床上消渴病当先辨病位是在上焦还是中焦，其次要分清虚实，并要结合初期以火盛为主，后期亦可见阴阳两虚，方可辨证论治[7]。

四、《医学原理》以脉法为框架阐释消渴病

【原文】《脉经》云：厥阴之为消渴，气上冲心，心热，甚饥而不欲食，食即吐，下之不止。寸口脉浮而迟，浮则为风，迟则为寒；浮则卫气不足，迟则荣血虚弱。

又云：趺阳脉浮而数，浮则为气，数则消谷而紧。气盛则溲数。

又云：心脉滑为阳气偏胜，心脉微小为消痹。脉实大、病久，可治；脉小坚、病久，不治。

又云：数大者，生；浮沉小者，生；实而坚大者，死；细而浮短者，死。

医经云：六脉数大者，生；细小留连者，死。（《医学原理·三消脉法》）[8]

评议 《医学原理》为明代医家汪机晚年撰就的综合性医学著作，全书共13卷，具有"观病机即知病源之始终，读方旨即知立方之主意"的特点，其各病论理严谨而渊源有自，治法规范而方药灵活。本书尤其推崇朱丹溪，在论述诸证治疗时，均将丹溪经验列于前，但又不拘泥株守，有所发展。

本篇中，汪机以脉法为框架对消渴病进行了阐释。"趺阳脉浮而数，浮则为气，数则消谷而紧。气盛则溲数。""数大者，生；浮沉小者，生；实而坚大者，死；细而浮短者，死。"

参考文献

［1］何文彬，谭一松. 素问［M］. 北京：中国医药科技出版社，1998.

［2］皇甫谧. 针灸甲乙经［M］. 西安：西安交通大学出版社，2018.

［3］王叔和，脉经［M］. 吕桂敏，徐长卿，点校. 郑州：河南科学技术文献出版社，2017.

［4］田丙坤. 中医历代名家学术研究丛书［M］. 北京：中国中医药出版社，2017.

［5］华佗. 华佗神方［M］. 孙思邈，编集. 杨金生，等点校. 北京：中医古籍出版社，1992.

［6］张仲景. 金匮要略［M］. 北京：人民卫生出版社，2017.

［7］许惠越，闵晓俊. 浅谈《金匮要略》论述消渴基础病机［J］. 光明中医，2022，37（24）：4446-4449.

［8］汪机. 医学原理［M］. 褚全根，万四妹，校注. 北京：中国中医药出版社，2009.

第一节　从脏腑论消渴病

一、《黄帝内经·素问》论脏腑与消渴病的关系

　　《黄帝内经·素问》大约成书于战国时期。《素问》最早提出消渴病名，并依据不同的病因病机，提出了"消瘅""肺消""膈消""消中"等病名，一般多称为"消瘅"[1]。后世医家王冰注释："消谓内消，瘅谓伏热。"也有人认为，消是肌肉消失之谓，瘅是久病或伏热之义，指出《内经》消瘅病是一种好发于真阴不足之体和嗜食肥甘之人、以因内热偏盛引起消瘦为特征的病症。本书论述消渴的病因病机，认为过食肥甘、醇酒厚味，损伤脾胃，内热丛生，伤津耗液，从而发为消渴[2]。《素问·阴阳别论篇》中也提出"二阳结谓之消"之论点，即饮食所伤，气结化热，导致胃肠热结，进而烁耗阴液，遂发消渴。故《素问·通评虚实论篇》中称消渴病为"膏粱之疾"，《素问·奇病论篇》中谈及"消渴"时，曾言"肥者令人内热，甘者令人中满"，相较于西医学认为饮食因素导致肥胖和胰岛素抵抗引起糖尿病的结论，中医学是早在《内经》时代

就如此明确地认识到过食肥甘之品，损伤脾胃，化热伤阴而引发消渴，可谓更先进了一步，也是后世医家强调消渴应首先控制饮食的重要理论依据。本书还阐释了五脏虚弱是发生消渴的基本前提，多因先天禀赋不足，加之后天失养所致，脾虚则诸脏皆虚，水津运化失常，而易发消渴。肺为水之上源，肺虚不能通调水道，致水液直趋于下，表现为多尿；肺津不足，则口干渴、多饮而发生消渴。肾为先天之本，主藏精，肾亏易出现肾阴亏虚，津液不足肾为水脏，肾虚则水不制火，虚火内生，发为消渴。肝为将军之官，性喜条达，肝虚则情志失调，肝病及脾，脾虚致水津代谢失常；肝肾同源，肝血不足则肾精亏虚，两者皆易引发消渴。情志失调、郁而化火是导致消渴的内在因素，因长期精神刺激，或暴怒，或抑郁，终致气机郁结，内火郁炽，消烁阴津，发为消渴。由上可知，早在春秋战国时代，已认识到了先天禀赋不足是引起消渴病的重要内在因素，以及情志因素对消渴的影响。

1. 心、脾与消渴的关系

【原文】黄帝问曰：人有四经十二从，何谓？岐伯对曰：四经应四时，十二从应十二月，十二月应十二脉。

脉有阴阳，知阳者知阴，知阴者知阳。凡阳有五，五五二十五阳。所谓阴者，真脏也，见则为败，败必死也。所谓阳者，胃脘之阳也。别于阳者，知病处也；别于阴者，知死生之期。三阳在头，三阴在手，所谓一也。别于阳者，知病忌时；别于阴者，知死生之期。谨熟阴阳，无与众谋。

所谓阴阳者，去者为阴，至者为阳；静者为阴，动者为阳；迟者为阴，数者为阳。凡持真脉之脏脉者，肝至悬绝急，十八日死；心至悬绝，九日死；肺至悬绝，十二日死；肾至悬绝，七日死；脾至悬绝，四日死。

曰：二阳之病发心脾，有不得隐曲，女子不月。其传为风消，其传为息贲者，死不治。

曰：三阳为病，发寒热，下为痈肿，及为痿厥腨痟。其传为索泽，其传为癫疝。

曰：一阳发病，少气，善咳，善泄。其传为心掣，其传为隔。二阳一阴发病，主惊骇、背痛、善噫、善欠，名曰风厥。二阴一阳发病，善胀，心满善气。三阳三阴发病，为偏枯痿易，四支不举。(《素问·阴阳别论篇第七》[3])

评议 篇中对"风消"进行了陈述，提出"二阳结谓之消"，手阳明大肠及足阳明胃之"二阳"得病，必定发于"心脾"，若患病日久，形体逐渐消瘦，便会传变为"风消"。可见风消的病位在心、脾两脏，脾失健运，心气不足，则无力推动血液运行布散全身，肌肉无法得到气血津液的充分滋养，则逐渐消瘦。

2. 胃热与消渴的关系

【原文】仓廪不藏者，是门户不要也；水泉不止者，是膀胱不藏也；得守者生，失守者死。

……

心脉搏坚而长，当病舌卷不能言；其软而散者，当消环自已。

……

帝曰：病成而变何谓？岐伯曰：风成为寒热，瘅成为消中，厥成为巅疾，久风为飧泄，脉风成为疠。病之变化，不可胜数。（《素问·脉要精微论篇第十七》[3]）

评议 本篇指出脉来应指搏击而坚挺，端直以长，超过本位，且按之有力，为邪气实。脉气虚的脉象应是虚大而少力，搏而不坚，心脉微小为消瘅。盖心液不足，则火郁而为消渴之病，心藏神，得神机环转，而病自已也。张介宾注曰："中消者，中焦病也，多食善饥，不为肌肉，而日加削瘦，其病在脾胃，又谓之消中也。"（《景岳全书·杂证谟》）可见消中为积热郁久所导致，临床表现为饥而多食。消谷者，谷食易消也，悬心者，胃火上炎，心血被烁而悬悬心不宁也，胃热消谷，故令人善饥（《类经·论治类》），可见多食易饥为胃热炽盛所致。

3. 胃、大肠与消渴的关系

【原文】心移寒于肺，肺消。肺消者，饮一溲二，死不治……心移热于肺，传为鬲消……大肠移热于胃，善食而瘦人，谓之食㑊。胃移热于胆，亦曰食㑊。（《素问·气厥论篇第三十七》[3]）

评议 "食㑊"的症状特点是"善食而瘦"，虽然食欲旺盛，容易饥饿，但是营养吸收不良，不足以滋养形体，反而出现了消瘦的表现。而"大肠移热于胃"，将自身的燥热之气上移至胃，胃本喜润恶燥，如今受到燥热之气的侵害，致使胃火过于亢盛，腐熟水谷的功能太过，机体吸收的速度远远低于消化的速度，从而导致没有足够的水谷精微之气可以化生为精气血津液去充盈荣养形体，而出现消瘦的状况。胆为"中精之府"，其内贮藏有胆汁，也是参与食物消化、吸收的一个重要环节，胃为阳土，胆为阳木，胃火过于炽盛，"移热于胆"，胆火亢进，则胆汁分泌过多，食物消化的速度变快，加之胃火亢进，二者协同，使机体的肌肉依旧得不到充足的养分濡养，而出现"善食而瘦"的表现。

4. 脾、胃与消渴的关系

【原文】帝曰：有病口甘者，病名为何？何以得之？岐伯曰：此五气之溢也，名曰脾瘅。夫五味入口，藏于胃，脾为之行其精气，津液在脾，故令人口甘也；此肥美之所发也，此人必数食甘美而多肥也，肥者令人内热，甘者令人中满，故其气上溢，转为消渴。治之以兰，除陈气也。（《素问·奇病论篇第四十七》[3]）

评议 "脾瘅"是一类以"病口甘""内热""中满"为临床症状的疾病，病因为"五气之溢""肥美之所发"，病机为"肥者令人内热，甘者令人中满"，考其病因、病机，"脾瘅"一病与现代所称糖尿病前期及糖尿病的早期相当。若此患"数食甘美而多肥"之品，致湿热积滞体内，气机不畅，热气渐盛，消灼津液，则"脾瘅"进一步发展成"消渴"。另外，本篇中也提出了"脾瘅""消渴"的相应治法是"治之以兰，除陈气也"，借药物的芳香之气，醒脾而化湿，湿浊去则内热自散。脾胃积热，热气留于胃，胃火亢盛，腐熟功能失常则消谷善饥。脾为气血生化之源，脾热导致脾主运化功能失常，气血生化乏源，水谷精微不能濡养肌肉，故形体日渐消瘦。脾气不能散精上输于肺，肺津无以输布，则口渴多饮，且脾热热灼津液，津亏而致口渴。

二、《黄帝内经·灵枢》论脏腑与消渴病的关系

《灵枢经》又称《灵枢》《针经》《九针》，是我国现存最早且最系统的中医理论著作，约成书于战国时期，共九卷八十一篇。此书以整体观念为指导，分别从阴阳五行、天人相应、五运六气、脏腑经络、病机、诊法、治则、针灸等方面，结合当时哲学和自然科学的成就，对人体生理、病理、诊断、治疗和养生的有关问题，做出了比较系统的理论概括，全面阐述了五脏六腑、精神气血津液、人体气质类型等内容，如今在诊疗学上仍具有指导意义[4]。《灵枢·五变》篇中描述"五脏皆柔弱者，善病消瘅。""肺脉……微小为消瘅。肝脉……微小为消瘅。脾脉……微小为消瘅。肾脉……微小为消瘅。"指出了五脏虚弱是消渴的主要病因。《灵枢·本脏》篇："……心脆则善病消瘅热中……肺脆则苦病消瘅易伤……肝脆则善病消瘅易伤……脾脆则善病消瘅易伤……肾脆则善病消瘅易伤。"简要描述了五脏虚弱引发消渴之病机。五脏藏精，肾受五脏六腑之精而藏之，若五脏虚弱，精气不足，则肾无精可藏，调摄失宜，最终精亏液竭而发为消渴。《灵枢·五变》篇："其心刚，刚则多怒，怒则气上逆，胸中蓄积，

血气逆留，髋皮充肌，血脉不行，转而为热，热则消肌肤，故为消瘅。"长期情志太过造成气机失调，如怒则伤肝，肝气郁结，郁而化热，火热内燔，上灼胃津，下耗肾液，最终发为消渴，阐释了情志因素对消渴的影响[5]。

1. 五脏虚损与消渴的关系

【原文】 心小则安，邪弗能伤，易伤以忧；心大则忧不能伤，易伤于邪。心高则满于肺中，悗而善忘，难开以言；心下则脏外，易伤于寒，易恐以言。心坚则脏安守固；心脆则善病消瘅热中。心端正则和利难伤；心偏倾则操持不一，无守司也。

肺小则安，少饮，不病喘喝；肺大则多饮，善病胸痹、喉痹、逆气。肺高则上气，肩息咳；肺下则居贲迫肺，善胁下痛。肺坚则不病咳上气；肺脆则苦病消瘅易伤。肺端正则和利难伤；肺偏倾则胸偏痛也。

肝小则脏安，无胁下之病；肝大则逼胃迫咽，迫咽则苦膈中，且胁下痛。肝高则上支贲，且胁悗，为息贲；肝下则逼胃，胁下空，胁下空则易受邪。肝坚则脏安难伤；肝脆则善病消瘅易伤。肝端正则和利难伤；肝偏倾则胁下痛也。

脾小则脏安，难伤于邪也；脾大则苦凑眇而痛，不能疾行。脾高则眇引季胁而痛；脾下则下加于大肠，下加于大肠则脏苦受邪。脾坚则脏安难伤；脾脆则善病消瘅易伤。脾端正则和利难伤；脾偏倾则善满善胀也。

肾小则脏安难伤；肾大则善病腰痛，不可以俯仰，易伤以邪。肾高则苦背膂痛，不可以俯仰；肾下则腰尻痛，不可以俯仰，为狐疝。肾坚则不病腰背痛；肾脆则善病消瘅易伤。肾端正则和利难伤；肾偏倾则苦腰尻痛也。凡此二十五变者，人之所苦常病。(《灵枢·本脏第四十七》[6])

评议 此篇论述了消瘅与五脏虚损存在关联。五脏与自然界相应，与阴阳相合，与四时相通，与季节和五行变化相适应。肝主疏泄，能协调平衡人体气机升降出入运动。肝失疏泄，使人体气机紊乱，犯肺、克脾、伐胃、耗肾、伤津、损血和夹痰，使人情志抑郁，从而导致人体气血津液输布失调，发生消渴。《灵枢·五变》篇曰："怒则气上逆，胸中蓄积，血气逆留，髋皮充肌，血脉不行，转而为热，热则消肌肤，故为消瘅。"心主神明，心有主司精神、意识、思维和情志等心理活动的功能。长期劳神思虑，暗耗心阴，阴津耗伤，内生燥热，则为消渴。《证治要诀》曰："消心之病，用心过度致心火上炎，渴而消。"脾对饮食物进行消化，吸收其中的精微和津液，并转输至心肺，布达于全身。饮食不节、情志失调或素体虚弱均可导致脾气虚弱、运化失职，不能吸收输布津液精微，津液不能上承以润肺，故口干多饮；气虚津液失于固摄，津液下流走泄，故小便频多；脾虚不能为胃行其津液，则燥热内盛，因而消谷善饥。禀赋不足则机体气虚，劳欲多度则耗气，而肺主一身之气，肺气虚则宣发肃降失职，津液不得宣发则口渴多饮；津液不布则直趋下行，故小便频数量多。《医学纲目·消瘅门》云："盖肺藏气，肺无病则气能管摄津液之精微，而津液之精微者收养筋骨血脉，余者为溲。"肾为先天之本，消渴的病机变化与肾藏精、主水、主纳气的功能有关，五脏津液皆本于肾，肾阴虚则渴饮不止，阴虚火旺中灼脾胃则消谷善饥。肾为胃之关，关门不利，故渴饮而小便多也。

2.脾虚与消渴的关系

【原文】肺手太阴之脉……是主肺所生病者，咳，上气喘渴，烦心胸满，臑臂内前廉痛厥，掌中热。气盛有余，则肩背痛，风寒，汗出中风，小便数而欠。气虚则肩背痛寒，少气不足以息，溺色变。

大肠手阳明之脉……是主津所生病者，目黄口干……气有余则当脉所过者热肿，虚则寒栗不复。

胃足阳明之脉……是主血所生病者，气盛则身以前皆热，其有余于胃，则消谷善饥，溺色黄。气不足则身以前皆寒栗，胃中寒则胀满。

脾足太阴之脉……连舌本，散舌下；其支者，复从胃别上膈，注心中。是动则病舌本强，食则呕，胃脘痛，腹胀善噫，得后与气则快然如衰，身体皆重。是主脾所生病者，舌本痛，体不能动摇，食不下，烦心，心下急痛，溏、瘕、泄、水闭、黄疸，不能卧，强立，股膝内肿厥，足大指不用。为此诸循病，盛则泻之，虚则补之，热则疾之，寒则留之，陷下则灸之，不盛不虚以经取之。盛者寸口大三倍于人迎，虚者寸口反小于人迎也。

心手少阴之脉……是主心所生病者，目黄胁痛，臑臂内后廉痛厥，掌中热痛。为此诸病，盛则泻之，虚则补之，热则疾之，寒则留之，陷下则灸之，不盛不虚以经取之。

肾足少阴之脉……是主肾所生病者，口热舌干，咽肿上气，嗌干及痛，烦心，心痛，黄疸，肠澼，脊股内后廉痛，痿厥嗜卧，足下热而痛。

心主手厥阴心包络之脉……是动则病手心热，臂肘挛急，腋肿，甚则胸胁支满，心中憺憺大动，面赤目黄，喜笑不休。是主脉所生病者，烦心心痛，掌中热。(《灵枢·经脉第十》[6])

黄帝曰：便病人奈何？岐伯曰：夫中热消瘅，则便寒；寒中之属，则便热。胃中热则消谷，令人悬心善饥，脐以上皮热；肠中热，则出黄如糜，脐以下皮寒。胃中寒，则腹胀；肠中寒，则肠鸣飧泄。胃中寒，肠中热，则胀而且泄；胃中热，肠中寒，则疾饥，小腹痛胀。(《灵枢·师传第二十九》[6])

邪在肺，则病皮肤痛，寒热，上气喘，汗出，咳动肩背。取之膺中外腧，背三节五脏之傍，以手疾按之，快然，乃刺之，取之缺盆中以越之。

邪在肝，则两胁中痛，寒中，恶血在内，行善掣节，时脚肿，取之行间，以引胁下，补三里以温胃中，取血脉以散恶血，取耳间青脉以去其掣。

邪在脾胃，则病肌肉痛；阳气有余，阴气不足，则热中善饥；阳气不足，阴气有余，则寒中肠鸣腹痛。阴阳俱有余，若俱不足，则有寒有热，皆调于三里。

邪在肾，则病骨痛阴痹。阴痹者，按之而不得，腹胀腰痛，大便难，肩背颈项痛，时眩。取之涌泉、昆仑，视有血者尽取之。

邪在心，则病心痛喜悲，时眩仆。视有余不足而调之其输也。（《灵枢·五邪第二十》[6]）

黄帝曰：人之善饥而不嗜食者，何气使然？岐伯曰：精气并于脾，热气留于胃，胃热则消谷，谷消故善饥。胃气逆上，则胃脘塞，故不嗜食也。（《灵枢·大惑论第八十》[6]）

评议 《灵枢·邪气脏腑病形》篇言脾脉微小为消瘅，上文提及《灵枢·本脏论》篇记载脾脆则善病消瘅易伤，脾弱则容易导致消渴病的发生，强调了脾虚为消渴病的病因。《素问·奇病论篇》记载："脾瘅……肥者令人内热，甘者令人中满，故其气上溢，转为消渴"，点明了消渴病病位在脾以及嗜食肥甘厚味，阴虚内热的病因病机。"精气并于脾，热气留于胃，胃热则消谷，谷消则善饥"，说明脾虚是消渴发生的主要因素，脾胃属土，居于中焦，胃纳脾运，化生精微，滋养五脏，灌溉四旁。反之，脾虚失健，诸症丛生。脾主水谷运化，脾气亏虚，健运失职，精微滞于血脉，见血糖升高。脾胃五行属土，脾土亏虚，水无所畏，肆意横流，故小便多。脾胃五味主甘，脾气失健，升降失常，水谷精微，直驱膀胱，见小便味甘。脾为胃行津液，脾气亏虚，胃津无源，虚火内生，见消谷善饥；脾为气机升降之枢，脾胃既伤，枢机滞塞，津不上乘，见口渴多饮；脾主肌肉四肢，脾虚不运，精微散失，肌不得充，脏不得养，见乏力萎靡，身体羸瘦。脾虚导致水谷之气不能化为精微充荣之气，使五脏之气皆弱；脾虚不能运化水谷，积热于中焦，故在脾虚的影响下可出现阴虚、燥热等病理状态[9]。

三、《中藏经》论脏腑与消渴病的关系

《中藏经》又名《华氏中藏经》，本书中包括对各脏腑致病引发消渴，以及

对消渴痹及消渴劳病的论述。如"肝者，与胆为表里……小甚，多饮；微大，消瘅""心脉沉小而紧……小甚则哕，微小则笑，消瘅""胃不足，则多饥不消食。病人鼻下平，则胃中病，渴者不可治""肾脉……小甚则洞泄，微小则消瘅"。本书还从脾论治消渴病，谓："脾者土也……消磨五谷，寄在其中，养于四旁……虚则精不胜，元气乏失，溺不能自持，其脉来似水流。"

1. 肝与消渴的关系

【原文】肝者，与胆为表里，足厥阴、少阳是其经也。王于春，春乃万物之始生。其气嫩而软，虚而宽，故其脉弦。软不可发汗，弱则不可下。弦长曰平，反此曰病。

脉虚而弦，是谓太过，病在外，太过则令人善忘，忽忽眩冒；实而微，是谓不及，病在内，不及则令人胸痛，引两胁胀满。

大凡肝实则引两胁下痛，引小腹，令人喜怒；虚则如人将捕之。其气逆，则头痛、耳聋、颊赤。

其脉沉之而急，浮之亦然，主胁肋满，小便难，头痛目眩。其脉急甚，恶言；微急，气在胸胁下；缓甚，呕逆；微缓，水痹；大急，内痛吐血；微大，筋痹；小甚，多饮；微大，消瘅；滑甚，㿉疝；微滑，遗溺；涩甚，流饮；微涩，疭挛变也。(《中藏经·论肝脏虚实寒热生死逆顺脉证之法第二十二》[10])

评议 本篇论述足厥阴肝为风木之脏，喜条达而恶抑郁，此皆以气言也。本论阐明肝之生理及平人肝脉之象后，首以太过与不及、实与虚分论之，是谓契其纲矣。气郁不舒，肝失条达，则为太过，太过则实。其肝之积气在胁久不去，肝中寒、肝中热皆然，非可泥于"脉虚而弦，是谓太过"[11]。肝血亏虚则肝木失养，是谓不及，不及则虚，其肝虚冷皆属。明乎此，则可知肝可补，补益其血也；肝可泄，疏泄其气也。患者脉象沉而又急，或兼见浮脉也一样，这些脉象主胁肋饱闷、小便不畅、头痛、目眩。脉来微急，是气积在胸胁下；脉来过缓，见呕吐呃逆，脉来微缓，是患水痹；脉来大而且急，是患内痛、吐血；脉来微大，是患筋痹；脉来很小，可见大量饮水；脉来微大，是患消瘅。

2. 心与消渴的关系

【原文】心脉沉小而紧，浮主气喘，若心下气坚，实不下，喜咽干，手热，烦满，多忘，太息，此得之思虑太过也。其脉缓甚则发狂笑；微缓则吐血。大甚则喉闭，微大则心痛引背，善泪出；小甚则哕，微小则笑，消瘅。滑甚则为渴，微滑则心疝引脐，腹鸣；涩甚则喑不能言，微涩则血溢、手足厥、耳鸣、

癫疾。(《中藏经·论心脏虚实寒热生死逆顺脉证之法第二十四》[10])

评议 本篇论述心脉沉小且紧，或浮，主气喘。如感觉心下气坚实不降，多见咽干、手心发热、烦闷、健忘、常常叹息，这些病症是由于思虑太过而致。心病脉来很急，可见狂笑；脉来微缓，可见吐血；脉来很大，可见喉闭；脉来微大，可见心痛牵引到背部，常有眼泪流出；脉来很小，可见呃逆；脉来微小，可见不自主嘻笑、消瘅。

3. 脾与消渴的关系

【原文】脾者土也，谏议之官，主意与智，消磨五谷，寄在其中，养于四旁，王于四季，正王长夏，与胃为表里，足太阴是其经也。

扁鹊曰：脾病则面色萎黄，实则舌强直，不嗜食，呕逆，四肢缓。虚则精不胜，元气乏失，溺不能自持，其脉来似水流，曰太过，病在外；其脉来如鸟之距，曰不及，病在内。太过则令人四肢沉重，语言謇涩；不及令人中满不食，乏力，手足缓弱不遂，涎引口中，四肢肿胀，溏泄不时，梦中饮食。

脾脉来而和柔，去似鸡距践地，曰平。脉来实而满，稍数，如鸡举足，曰病。……

脉急甚则瘛疭，微急则胸膈中不利，食入而还出；脉缓甚则痿厥，微缓则风痿，四肢不收。大甚则击仆，微大则脾疝气，裹大脓血在胃肠之外；小甚则寒热作，微小则消瘅。滑甚则癞疝，微滑则虫毒，肠鸣，中热；涩甚则肠癞，微涩则内溃，下脓血。(《中藏经·论脾脏虚实寒热生死逆顺脉证之法第二十六》[10])

评议 本篇虽论脾脏虚实寒热生死顺逆之脉候，但实则立论于精、气二字而旁及其他四脏，盖人体赖精气以延年祛病，而脾寄在其中，养于四旁也。患脾病，脉来很急，可见抽搐；脉来微急，可见胸中不通畅，食后呕吐；脉来很缓，是患痿厥；脉来微缓是患风痿，四肢松弛；脉来很大，就会像被人击中一样仆倒；脉来微大，就患疝气，裹大量脓血在胃肠外面；脉来很小，可见寒热发作；脉来微小是患消瘅。

4. 肾与消渴的关系

【原文】又，其脉急甚，则肾痿瘕疾，微急则沉厥奔豚，足不收；缓甚则折脊，微缓则洞泄，食不化，入咽还出。大甚则阴痿，微大则石水起脐下至小腹，其肿垂垂然而上至胃脘者，死不治；小甚则洞泄，微小则消瘅。滑甚则癃㿉，微滑则骨痿，坐弗能起，目视见花；涩甚则大痈塞，微涩则不月、疾痔。

（《中藏经·论肾脏虚实寒热生死逆顺脉证之法第三十》[10]）

评议 本篇论述肾脉急，多患肾痿或瘕疾；脉来微急的，易患沉厥、奔豚，下肢弛缓无力；脉来很缓的，多腰脊折断般疼痛；脉来微缓的，易患食后即泄，完谷不化，进食就呕吐；脉来很大的，易患阳痿；脉来微大的，可患石水，从脐下至小腹，肿硬得像土块一样坚实，如果肿至胃的，主死亡而不可治；脉来很小的，则患洞泄；脉来微小的，可患消瘅。

四、《千金翼方》论脏腑与消渴病的关系

《千金翼方》是孙思邈后期作品，成书于 682 年。所谓"翼方"，即为辅翼之意，是为补充《备急千金要方》（简称《千金要方》）而作，故其体例基本与《千金要方》一致。孙思邈在自序中说："犹恐岱山临目，必昧秋毫之端；雷霆在耳，或遗玉石之响。所以更撰《翼方》三十卷，共成一家之学。"该书取材广博，内容丰富，书中涉及消渴治疗药物、灸法治疗消渴、消渴的病因病机，对后世医学发展和现代中医临床都有重要的指导意义。

1. 虚损所致消渴

【**原文**】论曰：凡人不终眉寿，或致夭殁者，皆由不自爱惜，竭情尽意，邀名射利，聚毒攻神，内伤骨髓，外败筋肉，血气将亡，经络便壅，皮里空疏，惟招蛊疾，正气日衰，邪气日盛。不异举沧波以注熠火，颓华岳而断涓流，语其易也，又甚于此。然疾之所起，生自五劳，五劳既用，二脏先损，心肾受邪，腑脏俱病，故彭祖论别床异被之戒，李耳陈黄精钩吻之谈，斯言至矣，洪济实多。今具录来由，并贯病状，庶智者之察微，防未萌之疾也。五劳者，一曰志劳，二曰思劳，三曰心劳，四曰忧劳，五曰疲劳。即生六极：一曰气极，气极令人内虚，五脏不足，外受邪气，多寒湿痹，烦满吐逆，惊恐头痛；二曰血极，血极令人无色泽，恍惚喜忘，善惊少气，舌强喉干，寒热，不嗜食，苦睡，眩冒喜瞋；三曰筋极，筋极令人不能久立，喜蜷拘挛，腹胀，四肢筋骨疼痛；四曰骨极，骨极令人酸削，齿不坚劳，不能动作，厥逆，黄疸消渴，痈肿疽发，膝重疼痛，浮肿如水状；五曰精极，精极令人无发，发肤枯落，悲伤喜忘，意气不行；六曰肉极，肉极令人发痉，如得击不复得言，甚者致死。复生七伤者，一曰阴寒，二曰阴痿，三曰里急，四曰精连连而不绝，五曰精少，囊下湿，六曰精清，七曰小便苦数，临事不卒，名曰七伤。七伤为病，令人邪气多，正气少，忽忽喜忘而悲伤不乐，夺色鬓黑，饮食不生肌肤，色无润泽，发白枯槁，

牙齿不坚，目黄泪出，远视䀮䀮，见风泪下，咽焦消渴，鼻衄唾血，喉中介介不利，胸中噎塞，食饮不下，身寒汗出，肌肉酸痛，四肢沉重，不欲动作，膝胫苦寒，不能远行，上重下轻，久立腰背苦痛，难以俯仰，绕脐急痛，饥则心下虚悬，唇干口燥，腹里雷鸣，胸背相引痛，或时呕逆不食，或时变吐，小便赤热，乍数时难，或时伤多，或如针刺，大便坚涩，时泄下血，身体瘙痒，阴下常湿，黄汗自出，阴痿消小，临事不起，精清而少，连连独泄，阴端寒冷，茎中疼痛，小便余沥，卵肿而大，缩入腹中，四肢浮肿，虚热烦疼，乍热乍寒，卧不安席，心如杵舂，惊悸失脉，呼吸乏短，时时恶梦，梦与死人共食入冢，此由年少早娶，用心过差，接会汗出，脏皆浮满，当风卧湿，久醉不醒及坠车落马僵仆所致也，故变生七气，积聚坚牢，如杯留在腹内，心痛烦冤，不能饮食，时来时去，发作无常。寒气为病，则吐逆心满；热气为病，则恍惚闷乱，长如眩冒，又复失精；喜气为病，则不能疾行，不能久立；怒气为病，则上气不可当，热痛上冲心，短气欲死，不能喘息；忧气为病，则不能苦作，卧不安席；恚气为病，则聚在心下，不能饮食；愁气为病，则平居而忘，置物还取，不记处所，四肢浮肿，不能举止。五劳六极，力乏气蓄，变成寒热气痊，发作有时。受邪为病，凡有十二种风。风入头，则耳聋；风入目，则远视䀮䀮；风入肌肤，则身体隐疹筋急；风入脉，则动上下无常；风入心，则心痛烦满悸动，喜腹膜胀；风入肺，则咳逆短气；风入肝，则眼视不明，目赤泪出，发作有时；风入脾，则脾不磨，肠鸣胁满；风入肾，则耳鸣而聋，脚疼痛，腰尻不随，甚者不能饮食；入胆，则眉间疼痛，大小便不利，令人疼痹。五劳六极七伤七气积聚变为病者，甚则令人得大风缓急，湿痹不仁，偏枯筋缩，四肢拘挛，关节隔塞，经脉不通，便生百病，羸瘦短气，令人无子，病欲及人，便即夭逝，劳伤血气，心气不足所致也。若或触劳风气，则令人角弓反张，举身皆动，或眉须顿落。恶气肿起，魂去不足，梦与鬼交通，或悲哀不止，恍惚恐惧，不能饮食，或进或退，痛无常处。至此为疗，不亦难乎？（《千金翼方·卷第十五·补益·叙虚损论第一论一首》[12]）

评议 本篇五脏虚弱、精气血的亏虚为消渴发生的根本。脾为后天之本，脾脏虚弱后天不足，无法充养先天使肾精减少，肾脏虚弱。脾脏虚弱，失于运化，气血生化乏源；肾脏衰惫，肾中精气虚少；肝脏虚衰，阴血不足，最终精气血亏虚使目窍失于濡养，导致消渴发生。脾脏虚弱，气血乏源，脾为人体后天之根本，人体气血皆由此化生。五脏虚损不足以濡养机体的形体官窍，就会出现功能异常的表现。"七伤为病，令人邪气多，正气少……咽焦消渴……"因虚致消是为消渴病机之一[13]。

第二节　外邪与消渴病的关系

一、《黄帝内经·素问》论风邪与消渴病的关系

【原文】风之伤人也，或为寒热，或为热中，或为寒中，或为疠风，或为偏枯，或为风也，其病各异，其名不同。(《素问·风论篇第四十二》[1])

评议　风邪侵犯人体，或引起寒热病，或成为热中病，或成为寒中病，或引起疠风病，或引起偏枯病，或成为其他风病。风邪侵犯人体，病邪留滞皮肤，使腠理开合失常，经脉不能通调于内，卫气不能发泄于外。《灵枢·五变》篇曰："余闻百疾之始期也，必生于风雨寒暑……或为消瘅……奇邪淫溢，不可胜数。"指出外感六淫、四时之气均会影响消渴病的发生，即外邪也可导致消渴。

二、《黄帝内经·灵枢》论邪气与消渴病的关系

【原文】黄帝曰：邪之中人脏奈何？岐伯曰：愁忧恐惧则伤心，形寒寒饮则伤肺，以其两寒相感，中外皆伤，故气逆而上行。有所堕坠，恶血留内，若有所大怒，气上而不下，积于胁下，则伤肝。有所击仆，若醉入房，汗出当风，则伤脾。有所用力举重，若入房过度，汗出浴水，则伤肾。

黄帝曰：五脏之中风奈何？岐伯曰：阴阳俱感，邪乃得往。黄帝曰：善哉。

肺脉急甚为癫疾；微急为肺寒热，怠惰，咳唾血，引腰背胸，若鼻息肉不通。缓甚为多汗；微缓为痿瘘、偏风，头以下汗出不可止。大甚为胫肿；微大为肺痹引胸背，起恶日光。小甚为泄，微小为消瘅。滑甚为息贲上气；微滑为上下出血。涩甚为呕血；微涩为鼠瘘，在颈支腋之间，下不胜其上，其应善酸矣。

肝脉急甚者为恶言；微急为肥气，在胁下若覆杯。缓甚为善呕，微缓为水瘕痹也。大甚为内痈，善呕衄；微大为肝痹阴缩，咳引小腹。小甚为多饮；微小为消瘅。滑甚为癀疝；微滑为遗溺。涩甚为溢饮；微涩为瘛疭筋痹。

脾脉急甚为瘛疭；微急为膈中，食饮入而还出，后沃沫。缓甚为痿厥；微缓为风痿，四肢不用，心慧然若无病。大甚为击仆；微大为疝气，腹裹大脓血，在肠胃之外。小甚为寒热；微小为消瘅。滑甚为癀癃；微滑为虫毒蛔蝎腹热。涩甚为肠癀；微涩为内溃，多下脓血。

肾脉急甚为骨癫疾；微急为沉厥奔豚，足不收，不得前后。缓甚为折脊；微缓为洞，洞者，食不化，下嗌还出。大甚为阴痿；微大为石水，起脐已下至小腹睡睡然，上至胃脘，死不治。小甚为洞泄；微小为消瘅。滑甚为癃㿗；微滑为骨痿，坐不能起，起则目无所见。涩甚为大痈；微涩为不月沉痔。（《灵枢·邪气脏腑病形第四》[4]）

黄帝问于少俞曰：余闻百疾之始期也，必生于风雨寒暑，循毫毛而入腠理，或复还，或留止，或为风肿汗出，或为消瘅，或为寒热，或为留痹，或为积聚。奇邪淫溢，不可胜数，愿闻其故。夫同时得病，或病此，或病彼，意者天之为人生风乎，何其异也？少俞曰：夫天之生风者，非以私百姓也，其行公平正直，犯者得之，避者得无殆，非求人而人自犯之。

……

黄帝曰：人之善病消瘅者，何以候之？少俞答曰：五脏皆柔弱者，善病消瘅。黄帝曰：何以知五脏之柔弱也？少俞答曰：夫柔弱者，必有刚强，刚强多怒，柔者易伤也。黄帝曰：何以候柔弱之与刚强？少俞答曰：此人薄皮肤，而目坚固以深者，长冲直扬，其心刚，刚则多怒，怒则气上逆，胸中蓄积，血气逆留，臗皮充肌，血脉不行，转而为热，热则消肌肤，故为消瘅。此言其人暴刚而肌肉弱者也。（《灵枢·五变第四十六》[4]）

评议 本篇论述了邪气与五脏致病的关系，而邪中五脏又能引起消瘅，将消瘅与五脏受邪建立联系。邪之中于五脏也，然必其内有所伤，心藏神，忧愁恐惧则神怯，故心伤，心脉微小为消瘅。肺合皮毛，其脏畏寒，形寒饮冷，故伤肺也，肺脉微小为消瘅。脾主肌肉，饮食击仆，醉后入房，汗出当风者，因于酒食，所伤皆在脾，脾脉微小为消瘅。肝藏血，其志为怒，其经行胁下也，肝脉微小为消瘅。肾主精主骨，用力过度则伤骨，入房过度则伤精，汗出浴水，水邪犯其本脏，故所在肾，肾脉微小为消瘅。风雨寒暑变化会引起外邪入侵肌肤腠理，病邪传遍，有的就会引发消瘅，在《灵枢·邪气脏腑病形》篇中，提及邪气与五脏之关联，与五脏受邪发为消瘅，互为佐证。

第三节　情志因素与消渴病的关系

【原文】 故生之来谓之精，两精相搏谓之神，随神往来者谓之魂，并精而出入者谓之魄，所以任物者谓之心，心有所忆谓之意，意之所存谓之志，因志而存变谓之思，因思而远慕谓之虑，因虑而处物谓之智。故智者之养生也，必顺四时而适寒暑，和喜怒而安居处，节阴阳而调刚柔，如是则僻邪不至，长生久视。

是故怵惕思虑者则伤神，神伤则恐惧，流淫而不止。因悲哀动中者，竭绝而失生。喜乐者，神惮散而不藏；愁忧者，气闭塞而不行；盛怒者，迷惑而不治；恐惧者，神荡惮而不收。

心怵惕思虑则伤神，神伤则恐惧自失，破䐃脱肉，毛悴色夭，死于冬。脾愁忧而不解则伤意，意伤则悗乱，四肢不举，毛悴色夭，死于春。肝悲哀动中则伤魂，魂伤则狂妄不精，不精则不正当人，阴缩而挛筋，两胁骨不举，毛悴色夭，死于秋。肺喜乐无极则伤魄，魄伤则狂，狂者意不存人，皮革焦，毛悴色夭，死于夏。肾盛怒而不止则伤志，志伤则喜忘其前言，腰脊不可以俯仰屈伸，毛悴色夭，死于季夏。

恐惧而不解则伤精，精伤则骨酸痿厥，精时自下。是故五脏主藏精者也，不可伤，伤则失守而阴虚，阴虚则无气，无气则死矣。是故用针者，察观病人之态，以知精神魂魄之存亡得失之意，五者以伤，针不可以治之也。

肝藏血，血舍魂，肝气虚则恐，实则怒。脾藏营，营舍意，脾气虚则四肢不用，五脏不安；实则腹胀，经溲不利。心藏脉，脉舍神，心气虚则悲，实则笑不休。肺藏气，气舍魄，肺气虚则鼻塞不利，少气；实则喘喝，胸盈仰息。肾藏精，精舍志，肾气虚则厥，实则胀，五脏不安。必审五脏之病形，以知其气之虚实，谨而调之也。（《灵枢·本神第八》）[4]

评议 情志失调也是消渴的病因之一。中医中有"七情"观点，情志致病在病因学中十分关键。在中医学观点中，五志（喜、怒、思、悲、恐）对应人的五脏，情志太过会影响到人体五脏的活动与功能，情志的变动也密切影响着人体气机的升降变化。《临证指南医案·三消》中有言："心境愁郁，内火自燃，乃消症大病。"情志不调会导致人体火热邪气灼伤阴津，发为消渴。本篇论述了五脏与五志的对应关系，是消渴病因病机论述的重要基础。

第四节　石药所伤与消渴病的关系

【原文】帝曰：夫子数言热中、消中，不可服膏粱、芳草、石药；石药发癫，芳草发狂。夫热中、消中者，皆富贵人也，今禁膏粱，是不合其心；禁芳草、石药，是病不愈。愿闻其说。岐伯曰：夫芳草之气美，石药之气悍，二者其气急疾坚劲，故非缓心和人，不可以服此二者。帝曰：不可以服此二者，何以然？岐伯曰：夫热气慓悍，药气亦然，二者相遇，恐内伤脾。脾者土也，而恶木，服此药者，至甲乙日更论。（《素问·腹中论篇第四十》）[1]

评议 本篇阐释消中的治疗禁忌，认为身患消中、热中之人，皆是"富贵人也"，其大多都喜食、过食"甘肥"之品，而致"脾气上溢"，发为"热中消中"，故应禁食"膏粱、芳草、石药"之类的药物。芳草主要是指芳香类植物药，它们性味大都辛香燥烈，本来用于治疗寒湿之类的疾病，若是患者素体阳盛或温热内蕴，再服用芳草，必然使热邪更甚，火邪生风动血，上扰心神而出现情志病，而情志因素又是消渴的重要病因。

第五节　其他原因所致消渴病

一、房事所伤，肾经受病

【原文】 论曰：消渴之疾，皆起于肾，盛壮之时，不自保养，快情纵欲，饮酒无度，喜食脯炙醢醢，或服丹石，遂使肾水枯竭，心火燔炽，三焦猛烈，五脏干燥，由是渴利生焉。（《严氏济生方·消渴门·消渴论治》）[15]

评议 《严氏济生方》又名《济生方》，是南宋医家严用和（子礼）所撰的一本方书，共 10 卷。分类辑录内、外、妇科方论，凡医论 80 则，医方 433 首（据玉枝轩本统计）。本书明代以后散佚，清乾隆年间纂修《四库全书》时，据《永乐大典》辑佚，得医论 56 则，方 240 余首，厘为 8 卷。本书持论较谨慎，不轻攻，亦不轻补。所论"补脾不若补肾""气道贵乎顺，顺则津液流通"，均具卓识。选方多为作者尝试有验者，如实脾散、归脾汤、加味肾气丸、鳖甲饮子、橘皮竹茹汤等，为后世医家广泛采用。

本篇主要论述年少壮时，纵欲过度，饮酒无度，喜食脯炙醢醢或服丹石，会导致肾水枯竭发为消渴。提出了治疗消渴改变生活方式的重要性，要慎饮酒、慎房室、慎咸食及面。

【原文】 人身之有肾，犹树木之有根，根肾受病，先必形体憔悴，虽加以滋养，不能润泽，故患消渴者，皆是肾经受病，由壮盛之时不自保养，快情恣欲，饮酒无度，食脯炙及丹石等药，遂使肾水枯竭，心火燔炽，三焦猛烈，五脏干燥，由是渴利生焉。医经所载，有消渴、内消、强中三证。消渴者，多渴而利；内消者，热中所作，小便多于所进饮食，而反不渴，虚极短气；强中者，虚阳强大，不交而精气自泄。大概消渴之疾，上盛下虚，心脉多浮，肾脉必弱。

故经云：脉洪大，阴不足，阳有余，则为热中，即消中也。又云：肾实则消而不渴，小便自利，名曰消肾，即内消也。其治宜抑损心火，摄养肾水。消渴之人，津液枯竭，服刚剂过多，防发痈疽之疾，尤忌房事，并饮酒、咸食、实面之物，切不可用金石之药，临证慎之。（《医方大成·卷之六·消渴》）[16]）

评议 《医方大成》又称《新编医方大成》《类编经验医方大成》，为元代医家孙允贤撰写的医方著作。全书共分十卷五十六门，取陈无择《三因方》、严用和《济生方》方论诸说，并集录宋、元医家习用的重要方剂 2300 余首类编而成，每门均首先扼要论述病候，次选医方并注明出处。本书因方论比较简要，当时流传颇广。

在本篇中，孙氏指出肾经受病为消渴起病之源。在身体"壮盛之时不自保养"，常喜"快情恣欲，饮酒无度，食脯炙及丹石"会导致肾水枯竭、心火燔炽，机体各脏腑功能失常则消渴病生，探其脉象表现为"上盛下虚，心脉多浮，肾脉必弱"。临床治疗以"抑损心火，摄养肾水"为根本，调护时应戒酒、节制房事、减少咸食及面食摄入，更不可服用含燥热矿石的丹药，以防痈疽之疾等并发症的出现。

二、三消之说当从火热立论

1. 张从正《儒门事亲》——三消之说当从火断

【原文】 八卦之中，离能烜物；五行之中，唯火能焚物；六气之中，唯火能消物。故火之为用，燔木则消而为炭，焚土则消而为伏龙肝，炼金则消而为汁，煅石则消而为灰，煮水则消而为汤，煎海则消而为盐，干汞则消而为粉，熬锡则消而为丹。故泽中之潦，涸于炎晖；鼎中之水，干于壮火。

盖五脏，心为君火正化，肾为君火对化；三焦为相火正化，胆为相火对化。得其平，则烹炼饮食，糟粕去焉；不得其平，则燔灼脏腑，而津液竭焉。故入水之物，无物不长；入火之物，无物不消。

夫一身之心火，甚于上，为膈膜之消；甚于中，则为肠胃之消；甚于下，为膏液之消；甚于外，为肌肉之消。上甚不已，则消及于肺；中甚不已，则消及于脾；下甚而不已，则消及于肝、肾；外甚不已，则消及于筋骨。四脏皆消尽，则心始自焚而死矣。

故《素问》有消瘅、消中、消渴、风消、膈消、肺消之说。消之证不同，归之火则一也。故消瘅者，众消之总名；消中者，善饥之通称；消渴者，善饮之同谓。唯风消、膈消、肺消，此三说不可不分。

风消者，二阳之病。二阳者，阳明也。阳明者，胃与大肠也。心受之，则血不流，故女子不月；脾受之，则味不化，故男子少精，皆不能成隐曲之事。火伏于内，久而不已，为风所鼓，消渴肠胃，其状口干，虽饮水而不咽，此风热格拒于贲门也。口者，病之上源，故病如是。又经曰二阳结谓之消，此消乃肠胃之消也。其善食而瘦者，名曰食㑊，此消乃肌肉之消也。

膈消者，心移热于肺，传为膈消。王太仆云：心肺两间，中有斜膈膜，下际内连横膈膜。故心移热于肺，久久传化，内为膈热。消渴而多饮者，此虽肺金受心火之邪，然止是膈消，未及于肺也，故饮水至斗亦不能已。其渴也，其状多饮而数溲，或不数溲变为水肿者，皆是也。此消乃膈膜之消也。

肺消者，心移寒于肺，肺主气，经曰：饮食入胃，游溢精气，上输于脾，脾之精气，上归于肺，通调水道，下输膀胱，水精四布，五经并行，以为常也。《灵枢》亦曰：上焦如雾，中焦如沤，下焦如渎。今心为阳火，先受寒邪，阳火内郁，火郁内传，肺金受制，火与寒邪皆来乘肺，肺外为寒所薄，气不得施；内为火所燥，亢极水复，故皮肤索泽而辟著，溲溺积湿而频并，上饮半升，下行十合，故曰：饮一溲二者，死。

膈消不为寒所薄，阳气得宣散于外，故可治；肺消为寒所薄，阳气自溃于中，故不可治。此消乃消及于肺脏者也。又若脾风传之肾，名曰疝瘕，少腹冤热而痛，出白液，名曰蛊。王太仆云：消灼脂肉，如虫之蚀，日渐损削。此消乃膏液之消也。故后人论三焦，指以为肾消。此犹可治，久则变瘕，不救必死。此消乃消及于肾脏者也。

夫消者必渴。渴亦有三：有甘之渴，有石之渴，有火燥之渴。

肥者令人内热，甘者令人中满，其气上溢，转为消渴。经又曰：味厚者发热。《灵枢》亦曰：咸走血，多食之人渴。咸入于胃中，其气上走中焦，注于肺，则血气走之。血与咸相得，则凝干而善渴。血脉者，中焦之道也。此皆肥甘之渴。

夫石药之气悍，适足滋热，与热气相遇，必内伤脾，此药石之渴也。

阳明司天，四之气，嗌干引饮，此心火为寒水所郁故然焉；少阳司天，三之气，炎暑至，民病渴；太阳司天，甚则渴而欲饮，水行凌火，火气郁故然。少阴之复，渴而欲饮，少阳之复，嗌络焦槁，渴饮水浆，色变黄赤。又伤寒五日，少阴受之，故口燥舌干而渴。肾热病者，苦渴数饮。此皆燥热之渴也。

故膏粱之人，多肥甘之渴、石药之渴；藜藿奔走之人，多燥热之渴。二者虽殊，其实一也。故火在上者，善渴；火在中者，消谷善饥；火在上中者，善渴多饮而数溲；火在中下者，不渴而溲白液；火遍上中下者，饮多而数溲。此其别也。

后人断消渴为肾虚，水不胜火则是也。其药则非也，何哉？以八味丸治渴，水未能生而火反助也。此等本不知书，妄引王太仆之注：益火之源，以消阴翳；壮水之主，以制阳光。但益心之阳，寒热通行；强肾之阴，热之犹可。岂知王太仆之意，以寒热而行之也。肾本恶燥，又益之以火可乎？

今代刘河间自制神芎丸，以黄芩味苦入心，牵牛、大黄驱火气而下，以滑石引入肾经。此方以牵牛、滑石为君，以大黄、黄芩为臣，以芎、连、薄荷为使，将离入坎，真得《黄庭》之秘旨也。而又以人参白术汤，消痞丸、大人参散、碧玉鸡苏散，数法以调之，故治消渴最为得体。

昔有消渴者，日饮数升，先生以生姜自然汁一盆，置之密室中，具罌杓于其间，使其人入室，从而锁其门，病人渴甚，不得已而饮汁尽，渴减。《内经》辛以润之之旨。《内经》治渴，以兰除其陈气，亦辛平之剂也。先生之汤剂，虽用此一味，亦必有傍药助之。初虞世曰：凡渴疾，未发疮疡，便用大黄寒药利其势，使大困大虚自胜；如发疮疡，脓血流滴而飡，此真俗言也。故巴郡太守凑三黄丸能治消渴。余尝以膈数年不愈者，减去朴硝，加黄连一升，大作剂，以长流千里水煎五七沸，放冷，日呷之数百次。以桂苓甘露散、白虎汤、生藕节汁、淡竹沥、生地黄汁，相间服之，大作剂料，以代饮水，不日而痊。

故消渴一证，调之而不下，则小润小濡，固不能杀炎上之势；下之而不调，亦旋饮旋消，终不能沃膈膜之干；下之调之，而不减滋味，不戒嗜欲，不节喜怒，病已而复作。能从此三者，消渴亦不足忧矣。

况《灵枢》又说：心脉滑为善渴。经又曰：滑者阳气胜。又言：五脏脉，心脉微小为消瘅。又言：五脏脆，为消瘅。又言：消瘅之人，薄皮肤，而目坚固以深，长冲直扬，其心刚，刚者多怒，怒则气逆上，胸中蓄积，血气逆留，臗皮充肌，血脉不行，转而为热，热则消肌肤，故为消瘅。又言：五脏皆柔弱者，善病消瘅。夫柔弱者，必有刚强。刚强者多怒，柔弱者易伤也。

余以是遂悟，气逆之人非徒病消渴。若寒薄其外，亦为痈肿、少气、狂、膈中、肺消、涌水者；热客其脏，则亦为惊、衄、膈消、柔痓、虚、肠澼死；若客其腑，则为癃、溺血、口糜、伏瘕为沉、食㑊、辛頞、鼻渊、衄、衊、瞑目。盖此二十一证，皆在《气厥论》中。经曰：诸逆冲上，皆属于火。一言可了，善读书者，以是求之。（《儒门事亲·卷三·三消之说当从火断二十七》）[17]

评议 《儒门事亲》为金代著名医家张从正（字子和，号戴人）的代表著作，全书共分15卷，集中医理法方药、疾病辨证论治于一体，真实记载了各种疾病的临床治疗，并附有医案。张氏吸取和发挥了前人理论，创"病由邪生，攻邪已病"的攻邪学说，详细介绍了汗、吐、下三法的学术观点，充分体现了张氏的学术理念与诊疗经验。

在本篇中，张从正创新性提出"三消之说当从火断"一说，囊括了对消渴病因病机、症状体征、治疗调护等多个方面。首次理论性指出"夫一身之心火，甚于上为膈膜之消，甚于中为肠胃之消，甚于下为膏液之消，甚于外为肌肉之消"，明确消渴病发生以火邪内盛为其本。张氏认为消渴一病虽有"消瘅、消中、消渴、风消、膈消及肺消"之分，但探其因机"消之证不同，归之火则一也"。过食肥甘厚味食积化热，或为情志郁结日久化火，或为六气化火，或为血中阴火，究其根本即为"火"，火热炽盛而不解，则由表及里，由腑及脏。火热在不同的位置可以表现出不同的症状，"火在上者，善渴；火在中者，消谷善饥；火在上中者，善渴多饮而数溲；火在中下者，不渴而溲白液；火遍上中下者，饮多而数溲，此其别也"，说明消渴病中不同症状、表现都与火热有关，进一步阐述"三消当从火断"的学术思想。在治疗方面，张氏采用"刘河间自制神芎丸，以黄芩味苦入心，牵牛、大黄驱火气而下，以滑石引入肾经"，又以"人参白术汤、消痞丸、大人参散、碧玉鸡苏散，数法以调之"治疗消渴，最为得体。张氏还指出治疗"消渴一证"需调、下、节兼顾治疗，若"调之而不下"，只润燥不泻火则不能清退上炎之火；"下之而不调"，只泻火不润燥则不能滋润上焦之干燥。且在消渴病的治疗中对饮食、情志、节欲方面的调护也十分重要，若"不减滋味，不戒嗜欲，不节喜怒"，纵使治愈之后仍有复发的可能。

2. 徐彦纯《玉机微义》——三消之疾燥热胜阴论

【原文】

诸经论消渴脉证所因

《素问·阴阳别论篇》曰：二阳结谓之消。脉要精微论曰：瘅成为消中。

按：东垣曰：二阳者阳明也，手阳明大肠主津，病消则目黄口干，是津不足也。足阳明胃主血，热则消谷善饥，血中伏火，乃血不足也。结者津液不足，结而不润，皆燥热为病也。此因数食甘美而多肥，故其气上溢，转为消渴。治之以兰，除陈气也。不可服膏粱、芳草、石药，其气慓悍，能助燥热也。

《气厥论》曰：心移热于肺，传为膈消也。

凡治消瘅、仆击、偏枯、痿厥、气满发逆，肥贵人，则膏粱之疾也。岐伯曰：脉实病久可治，脉弦小病久不可治。后分为三消。高消者，舌上赤裂，大渴引饮。

《脉经》云：紧数相搏则为消渴。脉软散者，当病消渴。

论消渴为三焦受病

《病机》云：消渴之疾，三焦受病也。上消者肺也，多饮水而少食，大便如常，小便清利，知其燥在上焦也，治宜流湿以润其燥。消中者胃也，渴而饮食多，小便赤黄，热能消谷，知其热在中焦也，宜下之。

消肾者，初发而为膏淋，谓淋下如膏油之状，至病成，面色黧黑，形瘦而耳焦，小便浊而有脂液。治法宜养血以肃清，分其清浊而自愈也。

论消中三证之异

陈无择云：消渴属心，故烦心，致心火散漫，渴而引饮，诸脉软散，皆气实血虚也。消中属脾，瘅热成则为消中。消中复有三：有因寒中，阴胜阳郁，久必为热中。经云：脉洪大，阴不足阳有余，则为热中，多食数溺为消中。阴狂兴盛，不交精泄，则为强中。至病强中，不亦危矣。肾消属肾，盛壮之时不谨而纵欲房劳，年长肾衰，多服金石，真气既丧，口干，精溢自泄，不饮而利。经云：肾实则消，不渴而小便自利，名曰肾消，亦曰内消。

论三消之疾燥热胜阴

河间曰：三消之疾，本湿寒之阴气极衰，燥热之阳气太甚。皆因乎饮食服饵失节，肠胃干涸而气液不得宣平。或耗乱精神，过违其度；或因大病，阴气损而血液衰虚，阳气悍而燥热郁甚。或因久嗜咸物，恣食炙煿，饮食过度；亦有年少服金石丸散，积久实热结于胸中，下焦虚热，血气不能制，湿热燥甚于胃，故渴而引饮。若饮水多而小便多者，名曰消渴。若饮食多而不甚渴，小便数而消瘦者，名曰消中。若渴而饮水不绝，腿消瘦而小便有脂液者，名曰肾消。此三消者，其燥热同也。夫经中有言心肺气厥而渴者，有言肝痹而渴者，有言脾热而渴者，有言肾热而渴者，有言胃与大肠结热而渴者，有言脾痹而渴者，有言小肠痹热而渴者，有因病疟而渴者，有因肥甘美食而渴者，有因醉饱入房而渴者，有因远行劳倦遇大热而渴者，有因伤害胃干而渴者，有因病风而渴者。虽五脏之部分不同，而病之所遇各异，其为燥热亡液一也。

谨按：先生三消之论，始言天地六气五味，以配养人身六位五脏，而究乎万物之源。终引《内经》论渴诸证，以辨乎世方热药之误。比物立象，反复详明，非深达阴阳造化之机者，孰能如是哉。夫治此疾者，补肾水阴寒之虚，而泻心火阳热之实，除肠胃燥热之甚，济身津液之衰，使道路散而不结，津液生而不枯，气血利而不涩，则病日已矣。岂不以滋润之剂养阴以制燥，滋水而充液哉？何故世论消渴者多不知其意。谓因下部肾水虚，不能制其上焦心火，使上实热而多烦渴，下虚冷而小便。若更服寒药则元气转虚，而下部肾水转衰，则上焦心火尤难治也，但以暖药补养元气。若下部肾水得实而胜，退上焦心火，则自然渴止，小便如常而病愈也。吁，若此未明阴阳虚实之道也。夫肾水属阴而本寒，虚则为热。心火属阳而本热，虚则为寒。若肾水阴虚，则心火阳实，是谓阳实阴虚而上下俱热矣。以彼之言，但见消渴数溲，妄言为下部寒尔，岂知肠胃燥热怫郁使之然也。且夫寒物属阴，能养水而泻心热，物属阳，能养火而耗水，令肾水既不胜心火，则上下俱热，奈何以热药养肾水，欲令胜心火，岂不闻哉。彼不谓水气实者必能制火，虚则不能制火，故阳实阴虚而热燥其液，小便淋而常少，阴实阳虚不能制水，小便利而常多，此又不知消渴小便多者。盖燥热太甚，而三焦肠胃之腠理怫郁结滞，致密壅塞，而水液不能渗泄浸润于外，以养乎百体，故肠胃之外燥热太甚。虽多饮水入于肠胃之内，终不能浸润于外，故渴不止而小便多。水液既不能渗泄于外，则阴燥竭而无以自养，故久而多变于聋盲、疮疡、痤痱之类而危殆，其为燥热伤阴也明矣。(《玉机微义·卷之二十一·消渴门》[18])

评议 《玉机微义》为明代医家徐彦纯撰写、刘纯续增，其采用"折衷"体例，旁参诸家，完成了对金元医学的初步整合，是一部集明以前诸家之大成的综合性医科全书，学术价值较高。本书共50卷33门，卷1至卷48为内、外、五官等科杂病，卷49介绍妇人常见的经、带、胎、产类疾病，卷50介绍小儿疾病的论治。全书分门详述，有论有按，证方俱备。

本篇中，刘纯以内经、脉经、病机等经典理论为基础，集合各家之说，从理法到方药论述消渴病。刘氏指出三消之论，当明"阴阳虚实之道"，消渴数溲为肾水阴虚、心火阳实也，是谓阳实阴虚而上下俱热矣，因肠胃燥热怫郁之使然，治此疾者当补肾水阴寒之虚，而泻心火阳热之实，除肠胃燥热之甚。若以热药养肾水，不仅不能胜心火，反会阳实阴虚而热燥其液，加重病情。当燥热太甚之时，三焦肠胃之腠理怫郁结滞，水液不能渗泄浸润于外，阴燥竭而无以自养，而变生危殆。关于三消传变，刘氏总结传外大抵为"发疮疽"，传内则"发胀满强中"等证。

三、分虚实阴阳论消渴

【原文】

经义

《阴阳别论》曰：二阳之病发于脾，其传为风消。二阳结谓之消。

《气厥论》曰：心移寒于肺，肺消，肺消者饮一溲二，死不治。心移热于肺，传为鬲消。

《五变篇》曰：五脏皆柔弱者，善病消瘅。

《本脏篇》曰：五脏脆者，皆善病消瘅易伤。

《师传篇》曰：中热消瘅则便寒；胃中热则消谷，令人悬心善饥；胃中热，肠中寒，则疾饥，小腹痛胀。

《脉要精微论》曰：瘅成为消中。

《玉机真脏论》曰：肝传之脾，病名曰脾风，发瘅，腹中热，烦心出黄。

《通评虚实论》曰：凡治消瘅仆击，偏枯痿厥，气满发逆，肥贵人，则膏粱之疾也。帝曰：消瘅虚实何如？岐伯曰：脉实大，病久可治，脉悬小坚，病久不可治。

《邪气脏腑病形篇》曰：心脉、肺脉、肝脉、脾脉、肾脉微小，皆为消瘅。

《腹中论》帝曰：夫子数言热中，不可服膏粱、芳草、石药，石药发癫，芳草发狂。夫热中、消中者，皆富贵人也，今禁膏粱，是不合其心，禁芳草、石药，是病不愈，愿闻其说。岐伯曰：夫芳草之气美，石药之气悍，二者其气急疾坚劲，故非缓心和人，不可以服此二者。夫热气慓悍，药气亦然，二者相遇，内恐伤脾，脾者土也而恶木，服此药者，至甲乙日更论。

《奇病论》帝曰：有病口甘者，病名为何？何以得之？岐伯曰：此五气之溢也，名曰脾瘅。夫五味入口，藏于胃，脾为之行其精气，津液在脾，故令人口甘也。此肥美之所发也。肥者令人内热，甘者令人中满，故其气上溢，转为消渴。治之以兰，除陈气也。

《五邪篇》曰：邪在脾胃则病肌肉痛。阳气有余，阴气不足，则热中善饥。

论证共二条

三消之病，三焦受病也。上消者，渴证也，大渴引饮，随饮随渴，以上焦之津液枯涸。古云其病在肺，而不知心、脾、阳明之火皆能熏炙而然，故又谓之膈消也。中消者，中焦病也，多食善饥，不为肌肉，而日加削瘦，其病在脾胃，又谓之消中也。下消者，下焦病也，小便黄赤，为淋为浊，如膏如脂，面黑耳焦，日渐消瘦，其病在肾，故又名肾消也。此三消者，古人悉认为火证，然有实火者，以邪热有余也；有虚火者，以真阴不足也。使治消证而不辨虚实，则未有不误者矣。

消证有阴阳，尤不可不察。如多渴者曰消渴，善饥者曰消谷，小便淋浊如膏者曰肾消。凡此者，多由于火，火甚则阴虚，是皆阳消之证也。至于阴消之义，则未有知之者。盖消者，消烁也，亦消耗也，凡阴阳血气之属日见消败者，皆谓之消，故不可尽以火证为言。何以见之？如《气厥论》曰：心移寒于肺，为肺消，饮一溲二，死不治。此正以元气之衰，而金寒水冷，故水不化气，而气悉化水，岂非阳虚之阴证乎？又如《邪气脏腑病形篇》言，五脏之脉细小者，皆为消瘅，岂以微小之脉而为有余之阳证乎？此《内经》阴消之义固已显然言之，而但人所未察耳。故凡治三消证者，必当察其脉气、病气、形气，但见本元亏竭及假火等证，必当速救根本，以资化源。若但知为火而专务清理，未有不阴阳俱败者矣。

论治共五条

凡治消之法，最当先辨虚实。若察其脉证果为实火致耗津液者，但去其火则津液自生而消渴自止。若由真水不足，则悉属阴虚，无论上中下，急宜治肾，必使阴气渐充，精血渐复，则病必自愈。若但知清火，则阴无以生而日见消败，益以困矣。

上消善渴，中消善饥。虽曰上消属肺，中消属胃，然总之火在中上二焦者，亦无非胃火上炎而然，但当微为分别以治之。若二焦果由实火，则皆宜白虎汤主之。若渴多饥少，病多在肺者，宜人参白虎汤主之。若水亏于下，火炎于上，有不得不清者，宜玉女煎或加减一阴煎之类主之。一云上焦渴是心火刑金所致，宜降火清金，以兰香叶、白葵花、黄柏、知母，少加升麻以引清气上升而渴自止，此说亦可酌用。

中消火证，以善饥而瘦，古法直以调胃承气汤及三黄丸之类主之。然既以善饥，其无停积可知，既无停积，则只宜清火，岂堪攻击？非有干结不通等证而用此二剂，恐非所宜。若其果属胃火，别无虚证，则三补丸、玉泉散、白虎汤及抽薪饮之类，皆可择而用也。

下消证，小便淋浊，如膏如油，或加烦躁耳焦，此肾水亏竭之证，古法用六味地黄丸之类主之，因其宜矣。然以余观之，则亦当辨其寒热滑涩，分而治之，庶乎尽善。若淋浊如膏，兼热病而有火者，宜补而兼清，以加减一阴煎，或补阴丸、大补阴丸，或六味地黄丸加黄柏、知母之类主之。若下消而兼涩者，宜补宜利，以六味地黄丸之类主之。若下焦淋浊而全无火者，乃气不摄精而然，但宜壮水养气，以左归饮、大补元煎之类主之。若火衰不能化气，气虚不能化液者，犹当以右归饮、右归丸、八味地黄丸之类主之。若下焦无火而兼滑者，当以固肾补阴为主，宜秘元煎、固阴煎及苓术菟丝丸之类主之。

三消证，古人以上焦属肺，中焦属胃，下焦属肾，而多从火治，是固然矣。然以余论之，则三焦之火多有病本于肾，而无不由乎命门者。夫命门为水火之腑，凡水亏证固能为消为渴，而火亏证亦能为消为渴者，何也？盖水不济火，则火不归原，故有火游于肺而为上消者，有火游于胃而为中消者，有火烁阴精而为下消者，是皆真阴不足、水亏于下之消证也。又有阳不化气则水精不布，水不得火则有降无升，所以直入膀胱而饮一溲二，以致泉源不滋，天壤枯涸者，是皆真阳不足，火亏于下之消证也。阴虚之消，治宜壮水，因有言之者矣；阳虚之消，谓宜补火，则人必不信。不知釜底加薪，氤氲彻顶，槁禾得雨，生意归巅，此无他，皆阳气之使然也，亦生杀之微权也。余因消证多虚，难堪剥削，若不求其斫丧之因而再伐生气，则消者愈消，无从复矣，故再笔于此，用以告夫明者。

述古共六条

《巢氏病源》曰：夫消渴者，渴不止、小便多者是也。由少年服五石诸丸散，积经年岁，石气结于肾中，使人下焦虚热，及至年衰血气减少，不能复制于石，石势独盛，则肾为之燥，故上为饮水，下为小便不禁也。其病变多发痈脓，此因热气留于经络，血涩不行，故成痈疽。

陈无择曰：消渴属心，故烦心，致心火散漫，渴而引饮，诸脉软散，皆气实血虚也。消中属脾，瘅热成则为消中。消中复有三：有因寒中，阴胜阳郁，久必为热中。经云：脉洪大，阴不足，阳有余，则为热中。多食数尿为消中。阴狂兴盛，不交精泄，则为强中。病至强中，不亦危矣？消肾属肾，壮盛之时不禁，而纵欲房劳，年长肾衰，多服金石，真气既丧，口干精溢自泄，不饮而利。经云：不渴而小便自利，名曰肾消，亦曰内消。

洁古老人曰：能食能渴者，白虎加人参汤；不能食而渴者，钱氏白术散倍加干葛治之，上中既平，不复传下消矣。前人用药，厥有旨哉。

东垣曰：高消者，舌上赤裂，大渴引饮。《逆调论》云：心移热于肺，传为膈消者是也。以白虎加人参汤治之。中消者，善食而瘦，自汗，大便硬，小便数。叔和所谓口干饮水多，食饥，虚瘅成消中是也，以调胃承气汤、三黄丸治之。下消者，烦躁引饮，耳轮焦，尿如膏，所谓焦烦水易亏，此肾消也，以六味地黄丸治之。《总录》所谓末传能食者，必发痈疽背疮，不能食者，必传中膈膹胀，皆谓不治之证。

丹溪曰：消渴宜养肺降火生血为主。三消者，多属不生津液，宜四物汤为主。上消者，本方加五味子、人参、麦门冬、天花粉，煎入生藕汁、生地黄汁、人乳。饮酒人加生葛汁。中消者，本方加知母、石膏、滑石以降胃火。下消者，本方加黄柏、知母、熟地黄、五味子之类，以滋肾水，当饮缲丝汤代茶。天花粉，消渴神药也。三焦皆禁用半夏，血虚亦忌用，口干咽燥、大便难者亦不宜用，汗多者不可用，不已，必用姜监制之。

徐东皋曰：消渴虽有数者之不同，其为病之肇端则皆膏粱肥甘之变，酒色劳伤之过，皆富贵人病之，而贫贱者鲜有也。凡初觉燥渴，便当清心寡欲，薄滋味，减思虑，则治可瘳。若有一毫不谨，纵有名医良剂，必不能有生矣。

下消不寐新按

省中周公者，山左人也，年逾四旬，因案牍积劳，致成羸疾。神困食减，时多恐惧，自冬春达夏，通宵不寐者，凡半年有余，而上焦无渴，不嗜汤水，或有少饮则沃而不行，然每夜必去尿二三升，莫知其所从来，且半皆如膏浊液，尪羸至极，自分必死。及予诊之，岂其脉犹带缓，肉亦未脱，知其胃气尚存，慰以无虑，乃用归脾汤去木香及大补元煎之属，一以养阳，一以养阴，出入间用至三百余剂，计人参二十斤，乃得痊愈。此神消于上，精消于下之证也，可见消有阴阳，不得尽言为火，姑记此一按，以为治消治不寐者之鉴。（《景岳全书·理集·十八卷·杂证谟·三消干渴》[19]）

评议　《景岳全书》是明代医家张介宾撰写的一部综合性医书，全书共64卷，100多万字。张氏择取诸家精要，研精医理，剖析毫芒，其立论和治法颇多发挥，乃医学之巨著，为后世所推崇。

在本篇中，张介宾从两个角度对消渴进行阐释。其一，三消虽属火证，但有实火、虚火之分。实火者"邪热有余"，气有余则化火，见大渴引饮、多食善饥、日渐消瘦、面黑耳焦、小便黄赤、如淋如浊、如膏如脂等诸多症状。虚火者"真阴不足"，阴虚则火盛，火不归原，浮游于上或消烁于下，且"消证多虚"，三焦之火多有病本于肾，故"治消之法，最当先辨虚实"。为实火致耗津液者，可用白虎汤、调胃承气汤及三黄丸之类"去其火则津液自生而消渴自止"。若是真水不足阴虚火热者，无论是上消、中消还是下消，"急宜治肾"可使"阴气渐充，精血渐复"，则病必自愈。其二，"消证有阴阳，尤不可不察"。消者有消耗之意，凡"阴阳血气之属日见消败者"皆称为消，结合《灵枢·邪气脏腑病形》篇言"五脏脉微小者，皆为消瘅"所示，张氏提出"命门为水火之腑"，凡水亏证（真阴虚损）、火亏证（真阳亏虚）皆可引起消渴的观点。"水不济火，则火不归原"，火游溢三焦，发为三消，皆因"真阴不足、水亏于下"所致。而"阳不化气则水精不布，水不得火则有降无升"，见小便增多之候，乃"真阳不足，火亏于下"所成。在治疗上，除用滋阴之法治疗"阴虚之消"，张氏还创用"釜底加薪"之法，以温补肾阳治"阳虚之消"，为后世益气温阳法治疗消渴奠定基础。

四、消渴之患始于胃而极于肺肾

【原文】

消渴论

喻昌曰：消渴之患，常始于微而成于著，始于胃而极于肺肾。始如以水沃焦，水入犹能消之，既而以水投石，水去而石自若。至于饮一溲一，饮一溲二，则燥火劫其真阴，操立尽之术而势成熇熇矣。《内经》有其论无其治，《金匮》有论有治矣。而集书者采《伤寒论》厥阴经消渴之文凑入，后人不能抉择，斯亦不适于用也。盖伤寒传经热邪，至厥阴而尽，热势入深，故渴而消水，及热解则不渴且不消矣。岂杂证积渐为患之比乎？谨从《内经》拟议言之。经谓凡治消瘅、仆击、偏枯、痿厥、气满发逆，肥贵人则膏粱之疾也。此中消所由来也。肥而不贵，食弗给于鲜。贵而不肥，餐弗过于饕。肥而且贵，醇酒厚味，孰为限量哉？久之食饮酿成内热，津液干涸，求济于水，然水入尚能消之也。愈消愈渴，其膏粱愈无已，而中消之病遂成矣。夫既瘅成为消中，随其或上或下，火热炽盛之区，以次传入矣。上消者，胃以其热上输于肺，而子受母累。心复以其热移之于肺，而金受火刑。金者，生水而出高源者也。饮入胃中，游溢精气而上，则肺通调水道而下。今火热入之，高源之水为暴虐所逼，合外饮之水建瓴而下，饮一溲二，不但不能消外水，且并素酝水精，竭绝而尽输于下，较大腑之暴注暴泄，尤为甚矣。故死不治也。所谓由心之肺谓之死阴，死阴之属不过三日而死者，此之谓也。故饮一溲二，第一危候也。至于胃以其热由关门下传于肾，肾或以石药耗其真，女色竭其精者，阳强于外，阴不内守，而小溲浑浊如膏，饮一溲一，肾消之证成矣。经谓石药之性悍，又谓脾风传之肾，名曰疝瘕，少腹冤热而痛，出白液，名曰蛊。明指肾消为言。医和有云：女子阳物也，晦淫则生内热惑蛊之疾。此解冤热及蛊义甚明。王太仆谓消烁肌肉，如蛊之蚀，日渐损削，乃从消字起见。浅矣！浅矣！夫惑女色以丧志，精泄无度，以至水液混浊，反从火化，亦最危候。经云：君火之下，阴精承之。故阴精有余，足以上承心火，则其人寿。阴精不足，心火直下肾中，阳精所降，其人夭矣。故肾者胃之关也，关门不开，则水无输泄而为肿满。关门不闭，则水无底止而为消渴。消渴属肾一证，《金匮》原文未脱，其曰：饮一斗溲一斗者，肾气丸主之。于以蒸动精水，上承君火，而止其下入之阳光，此正通天手眼。张子和辄敢诋之，既诋仲景，复诶河间，谓其神芎丸以黄芩味苦入心，牵牛、大黄驱火气而下，以滑石引入肾经，将离入坎，真得《黄庭》之秘。颠倒其说，阿私所好，识趣卑陋若此，又何足以入仲景之门哉？何柏斋《消渴论》中已辨其非。昌观戴人吐下诸案中，从无有治消渴一案者，可见无其事即无其理矣。篇首论火一段，非不有其理也。然以承气治壮火之理，施之消渴，又无其事矣。故下消之火，水中之火也，下之则愈燔；中消之火，竭泽之火也，下之则愈伤；上消之火，燎原之火也，水从天降可灭。徒攻肠胃，无益反损。夫地气上为云，然后天气下为雨，是故雨出地气，地气不上，天能雨乎？故亟升地气以慰三农，与亟升肾气以溉三焦，皆事理之必然者耳。不与昔贤一为分辨，后人亦安能行其所明哉？

消渴续论

昌著《消渴论》，聊会《内经》大意，谓始于胃而极于肺肾，定为中、上、下之三消。其他膈消、食㑊等证，要亦中、上之消耳，然未得《金匮》之实据，心恒不慊。越二岁，忽忆《内经》云：有所劳倦，形气衰少，谷气不盛，上焦不行，胃气热，热气熏胸中，故内热。恍然悟胸中受病消息，唯是胃中水谷之气与胸中天真灌注环周，乃得清明在躬。若有所劳倦，伤其大气、宗气，则胸中之气衰少，胃中谷气因而不盛。谷气不盛，胸中所伤之气，愈益难复而不能以充行。于是谷气留于胃中，胃中郁而为热，热气熏入胸中，混合其衰少之气，变为内热，胸胃间不觉易其冲和之旧矣。求其不消不渴，宁可得乎？透此一关，读《金匮》所不了了者，今始明之。其云：寸口脉浮而迟，浮即为虚，迟即为劳，虚则卫气不足，劳则营气竭。趺阳脉浮而数，浮则为气，数则消谷而大坚，气盛则溲数，溲数则坚，坚数相搏，即为消渴。举寸口以候胸中之气，举趺阳以候胃中之气，显然有脉之可循，显然有证之可察，然且难解其微焉。盖阴在内为阳之守，阳在外为阴之固，寸口脉浮，阴不内守，故卫外之阳浮，即为虚也。寸口脉迟，阳不外固，故内守之阴迟，即为劳也。总因劳伤荣卫，致寸口脉虚而迟也。然营者水谷之精气，卫者水谷之悍气，虚而且迟，水谷之气不上充而内郁，已见膈虚胃热之一班矣。更参以趺阳脉之浮数，浮则为气，即《内经》"热气熏胸"中之变文。数则消谷而大坚，昌前论中既如以水投石，水去而石自若，偶合胃中大坚，消谷不消水之象。可见火热本足消水也，水入本足救渴也。胃中坚燥，全不受水之浸润，转从火热之势，急奔膀胱，故溲数。溲去其内愈燥，所以坚数相搏，即为消渴。直引《内经》"味过于苦，久从火化，脾气不濡，胃气乃厚"之意，为消渴之源，精矣！微矣！晋唐以后，代不乏贤，随其聪敏，揣摩《内经》，各自名家，卒皆不入仲景堂奥，其所得于《内经》者浅耳。使深则能随证比类，各出脉证方治，以昭成法，而《金匮》遗编，家传户诵之矣。即如消渴证，相沿谓"中消者宜下之"，共守一语，更无别商，岂一下可了其局乎？抑陆续徐下之乎？夫胃已大坚，不受膏沐，辄投承气，坚者不受，瑕者受之矣。膀胱不受，大肠受之矣。岂不乘其药势，传为利下、鹜溏、中满、肿胀之证乎？《总录》谓末传能食者必发脑疽、背疮，不能食者必传中满、臌胀，皆为不治之证。诸家不亟亟于始传、中传，反于末传多方疗治，如忍冬、蓝叶、茅苈丸散，及紫苏、葶苈、中满分消汤丸，欲何为耶？《金匮》于小溲微觉不利，早用文蛤一味治之，方书从不录用。讵知软坚之品，非劫阴即伤阴，独此一种平善无过，兼可利水，诚足宝乎。洁古谓能食而渴者，白虎加人参汤，不能食而渴者，钱氏白术散加葛根。末传疮疽者，火邪盛也，急攻其阳，无攻其阴。下焦元气，得强者生，失强者死，末传中满者，高消、中消，制之太过，速过病所，上热未除，中寒复起，非药之罪，用药时失其缓急之制也。洁古老人可谓空谷足音矣。所云无攻其阴，得强者生，失强者死，皆虑泉竭之微言，令人耸然起敬。于是追步后尘，徐商一语曰：三消总为火病，岂待末传疮疽，始为火邪胜耶？然火之在阳、在阴，分何脏腑，合何脏腑，宜升、宜降、宜折、宜伏，各各不同。从其性而治之，使不相扞格，乃为良法。若不治其火，但治其热，火无所归，热宁有止耶？如肾消阴病用六味丸，阳病用八味丸，此亦一法。若谓下消只此一法，其去中消宜下之说，能以寸哉？

《内经·阴阳别论》曰：二阳结，谓之消。二阳者，阳明也。手阳明大肠主津，病消则目黄口干，是津不足也。足阳明胃主血，病热则消谷善饥，血中伏火，乃血不足也。结者，津血不足，结而不行，皆燥之为病也。

《内经》曰：心移热于肺，传为膈消。张子和谓"膈消犹未及于肺，至心移寒于肺，乃为肺消"。如此泥文害意，非能读《内经》者也。岂有心移热于肺，肺传其热于膈，犹未及肺之理。必变经文为"心移热于膈，传为肺消"，乃不泥乎？要识心肺同居膈上，肺为娇脏，移寒、移热，总之易入。但寒邪入而外束，热邪入而外传，均一肺消，而治则有分矣。

刘河间论三消之疾，本湿寒之阴气极衰，燥热之阳气太甚，六气中已遗风、火二气矣。且以消渴、消中、消肾，分名三消，岂中、下二消无渴可言耶？及引经言，有心肺气厥而渴，有肝痹而渴，有痹热而渴，有胃与大肠结热而渴，有脾痹而渴，有肾热而渴，有小肠痹热而渴，愈推愈泛。其不合论消渴，但举渴之一端，为燥热亡液之验，诚不可解。《玉机微义》深取其说，发暖药补肾之误。吾不知暖药果为何药也。世岂有以暖药治消渴之理哉？其意盖在非《金匮》之主肾气丸耳。夫肾气丸蒸动肾水，为治消渴之圣药，后世咸知之。而何柏斋复辨之，昌恐后学偶阅子和、宗厚之说，反滋疑眩，故再陈之。

瘅成为消中，胃热极深，胃火极炽，以故能食、易饥、多渴，诸家咸谓宜用大承气汤下之矣。不知渐积之热，素蕴之火，无取急下，下之亦不去，徒损肠胃，转增其困耳，故不得已而用大黄，当久蒸以和其性，更不可合枳实、厚朴同用，助其疾趋之势。洁古用本方，更其名曰顺利散，隐然取顺利，不取攻劫之意。方下云：治中消热在胃而能食，小便色黄，微利，至不欲食为效，不可多利。昌恐微利至不欲食，胃气已不存矣。承气非微利之法而可渎用哉？子和更其方为加减三黄丸，合大黄、芩、连用之，不用枳、朴矣。方下云：治丹石毒及热渴。以意测度，须大实者方用。曾不思消渴证，真气为热火所耗，几见有大实之人耶？然则欲除胃中火热，必如之何而后可？昌谓久蒸大黄与甘草合用，则急缓互调；与人参合用，则攻补兼施。如充国之屯田金城，坐困先零，庶几可图三年之艾。目前纵有乘机斗捷之着，在所不举，如之何欲取效眉睫耶？昔贤过矣。(《医门法律·卷六·消渴门》[20])

评议 《医门法律》为明末清初医家喻昌撰就的医经著作，全书共6卷，依风、寒、暑、湿、燥、火六气及诸杂证而分门别类，每门之下，引经据典，参以己见，论述各病症的病因病机及证治，然后列出律条，明确指出医生在诊疗疾病中的过失，以告诫医者治疗该病时应注意的关键问题。

本书指出消渴一病早在《内经》中就指出饮食不节、久蕴成热为其重要致病因素。喻昌认为胃为消渴之源，久食肥甘，酿生内热乃消渴之根本，故消渴病是中消先成，以中消为起点，胃以其热上输于肺传为上消，下传于肾，或以石药耗其真遂成下消，并指出饮一溲二或精泄无度为危候，传变痈疽背疮，中满臌胀，皆为不治之证。喻氏论消渴病机总为火病，并将上消、中消、下消之火比为燎原之火、竭泽之火、水中之火，治疗当辨明阴阳脏腑，采用相应方法，不可徒攻肠胃，滥用攻下之法。

第六节　消渴病并发症及他病演变

一、《中藏经》论消渴病并发症及他病演变

1. 消渴病与血痹的关系

【原文】血痹者，饮酒过多，怀热太盛。或寒折于经络，或湿犯于荣卫，因而血抟，遂成其咎。故使人血不能荣外，气不能养内，内外已失，渐渐消削。左先枯，则右不能举；右先枯，则左不能伸；上先枯，则上不能制下；下先枯，则下不能克上；中先枯，则下不能通疏。百证千状，皆失血也。其脉，左手寸口脉结而不流利，或如断绝者是也。(《中藏经·论血痹第三十五》[10])

评议　本篇指出了血痹的病因病机，并列举了血痹的各种情形，"百证千状，皆失血也"。血痹是由于饮酒过多，体内积藏的热邪太盛，或者由于寒邪侵害经络，或者由于湿邪侵害营卫，血气相互结聚，就形成了这种疾病。血痹使人血不能荣于外，正气不能营养于内，内外气血完全脱失，人体渐渐消瘦。糖尿病周围神经病变又称多神经病变，主要临床特征为四肢远端感觉、运动障碍，以对称性的疼痛和感觉异常为主要表现，疼痛多为闪电痛、刺痛、烧灼痛，并可伴有四肢冷凉，皮肤蚁行感、袜套感，晚期肌肉可发生萎缩，从而肢体废用，西医对其发病机制尚不明确，目前缺乏特异性的治疗手段。中医将其称为消渴病痹证、血痹、消渴痿痹等，认为饮食不节，情志不遂，烦劳过度，发为消渴，是该病的肇端，继而消渴迁延，正气日衰，气血失和，气虚无力运血，血液黏滞，厌涩不通，筋脉肌肤骨髓失养，日久耗伤肝肾精血，化风走窜，终致其病。病机关键在于阳不导气、肾虚督弱，致痰瘀痹阻经络而发病[11]。

2. 消渴病与劳病的关系

【原文】劳者，劳于神气也；伤者，伤于形容也。饥饱过度则伤脾，思虑过度则伤心，色欲过度则伤肾，起居过度则伤肝，喜怒悲愁过度则伤肺。

又，风寒暑湿则伤于外，饥饱劳役则败于内；昼感之则病荣，夜感之则病卫。荣卫经行，内外交运，而各从其昼夜。

劳于一，一起为二，二传于三，三通于四，四干于五，五复犯一。一至于五，邪乃深藏，真气自失，使人肌肉消，神气弱，饮食减，行步艰难，及其如此，虽司命亦不能生也。

故《调神气论》曰：调神气，慎酒色，节起居，省思虑，薄滋味者，长生之大端也。

诊其脉，甚数、甚急、甚细、甚弱、甚微、甚涩甚滑、甚短、甚长、甚浮、甚沉、甚紧、甚弦、甚洪、甚实，皆生于劳伤。(《中藏经·劳伤论第十九》[10])

评议 本篇论述了五脏虚劳的病因病机。肾劳因肾气虚，肾精不固，精微下流，气化不行，水湿内停，从而出现尿蛋白、水肿表现，糖尿病肾病这一时期可称为消渴病中"尿浊"和"水肿"；若病情再进一步发展，由气阴两虚进展为气血阴阳俱虚，水湿内停，肾元虚衰，浊毒内留，三焦闭塞，五脏受累，气机逆乱，则可出现胀满、尿少、呕逆不能食、二便不畅等危症，这一时期则属于中医学消渴病中"肾劳"和"关格"的范畴。这一提法将消渴病与消渴病肾病不同时期的临床症状结合，进一步规范了古代文献关于糖尿病肾病的病名，能够更好地指导中医临床辨证[21]。

3. 消渴病与水肿的关系

【原文】 人中百病，难疗者莫过于水也。水者，肾之制也；肾者，人之本也。肾气壮则水还于海，肾气虚则水散于皮。又三焦壅塞，荣卫闭格，血气不从，虚实交变，水随气流，故为水病。有肿于头目者，有肿于腰脚者，有肿于四肢者，有肿于双目者。有因嗽而发者，有因劳而生者，有因凝滞而起者，有因虚乏而成者，有因五脏而出者，有因六腑而来者。类目多种，而状各不同。所以难治者，由此百状，人难晓达，纵晓其端，则又苦人以娇恣不循理法，触冒禁忌，弗能备矣！故人中水疾死者多矣。

水有十名，具于篇末。一曰青水，二曰赤水，三曰黄水，四曰白水，五曰黑水，六曰玄水，七曰风水，八曰石水，九曰里水，十曰气水。青水者，其根起于肝，其状先从面肿，而渐行一身也。赤水者，其根起于心，其状先从胸肿起也。黄水者，其根起于脾，其状先从腹肿也。白水者，其根起于肺，其状先从脚肿而上气喘嗽也。黑水者，其根起于肾，其状先从足跗肿。玄水者，其根起于胆，其状先从头面起，肿而至足者是也。风水者，其根起于胃，其状先从四肢起，腹满大而通身肿也。石水者，其根在膀胱，其状起脐下而腹独大是也。里水者，其根在小肠，其状先从小腹胀而不肿，渐渐而肿也。气水者，其根在大肠，其状乍来乍去，乍盛乍衰者是也。此良由上下不通、关窍不利、气血痞格、阴阳不调而致之也。其脉洪大者可治，微细者不可治也。

又，消渴之疾久不愈，令人患水气，其水临时发散，归于五脏六腑，则生为病也。消渴者，因冒风冲热，饥饱失节，饮酒过量，嗜欲伤频，或饵金石，

久而积成，使之然也。(《中藏经·论水肿脉证生死候第四十三》[10])

评议 本篇论述人身的水液是由肾所制约的，肾是人体生命的根本。肾气壮盛则水液气化、输布功能正常，能使水液复归到膀胱；肾气虚衰则水液气化、输布功能失常，水液就溢散到皮肤，形成水肿。三焦之气壅塞，营卫之气闭阻，气血不调，虚与实交相更变，使水随气流，也是水肿的原因。另外，消渴病日久不愈，也可导致水肿。因消渴患者的大量饮水，排泄不利，水邪临时发散，归聚到五脏六腑，发展为水肿病。消渴病是由于冒风感热，饥饱失度，饮酒过量，嗜欲频伤，或者服食金石类药物，日久就积聚毒邪，使人得病。

二、《华佗神方》论消渴病并发症及他病演变

1. 消渴病与血痹的关系

【原文】血痹者，饮食过多，怀热大盛，或寒折于经络，或湿犯于荣卫，因而血搏，遂成其咎。故使血不能荣外，气不能养内，内外已失，渐渐消削。左先枯则右不能举，右先枯则左不能伸，上先枯则上不能制下，下先枯则下不能克上。中先枯则下不能通疏，百证千状，皆失血也。其脉左手寸口脉结而不能流利，或断绝者是也。(《华佗神方·一〇三四·论血痹》[22])

评议 "血痹"首见于《灵枢·九针》篇，所谓"邪入于阴，则为血痹"。中医认为，随着病情发展，以神经病变为主要症状的糖尿病可归属于"血痹"范畴。本篇"血痹者，饮食过多，怀热大盛，或寒折于经络，或湿犯于荣卫，因而血搏，遂成其咎"，指出血痹的病因病机为外邪侵袭营卫气血，气血阻滞，痹阻不通，形成血痹。糖尿病周围神经病变血痹的症状表现和病机吻合，消渴病久，致气阴两虚，阴损及阳，脾肾两虚，最终阴阳气血虚弱。其中久病脾气虚为始动因素，气血无以化源，一则肢体筋骨失于濡养，肢体痿弱无力；二则气为血帅，气虚不能行血，血滞成瘀于皮肤，不得畅行。肾阳虚则无以温阳四肢，故患者四肢发凉[23]。

2. 消渴病与水肿的关系

【原文】人生百病，最难者莫出于水。水者，肾之制也。肾者，人之本也。肾气壮则水还于肾，虚则水散于皮。又三焦壅塞，荣卫闭格，血气不从，虚实交变，水随气流，故为水病。有肿于头目，与肿于腰脚，肿于四肢，肿于双目者。有因嗽而得者，有因劳而生者，有因凝滞而起者，有因虚而成者，有因五脏而出者，有因六腑而来者，类皆多种，状各不同，所以难治。由此百状，人

虽晓达，纵晓其端，则又人以骄恣，不循理法，冒犯禁忌，弗能备矣。故人中水疾，死者多矣。水有十名：一曰青水，二曰赤水，三曰黄水，四曰白水，五曰黑水，六曰玄水，七曰风水，八曰石水，九曰里水，十曰气水。青水者其根起于肝，其状先从面肿，而渐行于一身。赤水者其根起于心，其状先从胸肿起，黄水者其根起于脾，其状先从腹肿起。白水者其根起于肺，先从脚肿而上气喘嗽。黑水者其根起于肾，其状先从足跗肿。玄水者其根在胆，其状先从面肿至足者是也。风水者其根在胃，其状先从四肢肿起。石水者其根在膀胱，其状小腹肿大是也。里水者其根在小肠，其状先从腹胀而四肢不肿，渐渐而肿也。气水者其根在肠，乍来乍去，乍衰乍盛者是也。良由上下不通，关窍不利，气血痞格，阴阳不调而致。其脉洪大者死，久不愈之病。令人患水气，临时发散归五脏六腑，则主为病也。消渴者因冒风冲热，饥饱失常，饮酒过量，嗜欲伤频，或服药石久而积成，使之然也。（《华佗神方·一〇四二·论水肿生死脉证》[22]）

评议 本篇论述消渴病久，冒风冲热，饥饱失常，饮酒过量，嗜欲伤频，或服药石久，导致气血阴阳俱虚，脏腑功能失调，而肾主水，肾虚则失于蒸化和推动，尿液排泄失常，水气妄行，脾主运化水液，脾虚失运，水湿内生，经久不愈，至肾虚水泛，且肾虚蒸化失司，水湿内蕴亦可影响脾之运化。同时，肺气虚弱，失于宣降，呼吸失常，水液输布代谢障碍，终至出现尿少浮肿等水肿症状。对于"水疾"，"其本在肾，其末在肺""诸湿肿满，皆属于脾""平治与权衡，去菀陈莝，开鬼门，洁净府"等论述，可见消渴日久确实会导致水肿形成。

参考文献

［1］何文彬，谭一松. 素问［M］. 北京：中国医药科技出版社，1998.

［2］涂光社. 文心雕龙［M］. 北京：中国书籍出版社，2019.

［3］钟先阳. 气血津液病证妙谛［M］. 北京：人民军医出版社，2008.

［4］刘更生. 灵枢经［M］. 北京：中国中医药出版社. 2006.

［5］斗南编. 国学知识全知道［M］. 北京：北京联合出版公司，2018.

［6］张仕衡，杨宇峰，石岩. 消渴病之病因病机理论框架结构研究［J］. 辽宁中医药大学学报，2020，22（9）：79-81.

［7］戴原礼. 秘传证治要诀［M］. 北京：人民卫生出版社，2006.

［8］楼英. 医学纲目［M］. 北京：中国医药科技出版社，2011.

［9］杜骥腾，石岩，杨宇峰. 消渴病因病机理论框架研究［J］. 辽宁中医杂志，2018，45（10）：2073-2075.

［10］华佗. 华佗中藏经［M］. 北京：中国医药科技出版社，2018.

［11］方朝晖. 安徽中医诊治内分泌代谢疾病临证经验集萃［M］. 南京：南京东南大学出版社，2022.

［12］孙思邈. 千金翼方［M］. 太原：山西科学技术出版社，2010.

［13］李嘉鑫，杨宇峰，张世超，等. 从"因虚致瘀"理论探讨糖尿病性冠心病病机［J］. 中国中医基础医学杂志，2020，26（6）：726–728+747.

［14］叶天士. 临证指南医案［M］. 宋白杨，校注. 北京：中国医药科技出版社，2011.

［15］严用和. 中医非物质文化遗产临床经典读本 严氏济生方［M］. 刘阳，校注. 北京：中国医药科技出版社，2012.

［16］孙允贤. 新编南北经验医方大成［M］. 北京：中国中医药出版社，2015.

［17］张子和. 儒门事亲［M］. 邓铁涛，赖畴，整理. 北京：人民卫生出版社，2005.

［18］徐彦纯. 玉机微义［M］. 刘洋，校注. 北京：中国医药科技出版社，2011.

［19］张介宾. 景岳全书［M］. 北京：中国中医药出版社，1994.

［20］喻昌. 医门法律［M］. 程磐基，点评. 北京：中国医药科技出版社，2021.

［21］倪青，徐逸庭. 糖尿病中医治疗学［M］. 北京：中国科学技术出版社，2019.

［22］华佗. 华佗神方［M］. 孙思邈，编集. 杨金生，等点校. 北京：中医古籍出版社，1992.

［23］孔梦梦，黄平. 从"血痹"论治糖尿病周围神经病变的临证经验［J］. 浙江中医药大学学报，2019，43（5）：457–459.

第四章 历代医家对消渴病的临床治疗

第一节 基于五脏辨治消渴病

一、严用和《严氏济生方》——济生肾气丸治肾虚消渴

【原文】论曰：消渴之疾，皆起于肾，盛壮之时，不自保养，快情纵欲，饮酒无度，喜食脯炙醶醢，或服丹石，遂使肾水枯竭，心火燔炽，三焦猛烈，五脏干燥，由是渴利生焉。医经所载，有消渴、内消、强中三证。消渴者，多渴而利；内消者，由热中所作，小便多，于所饮食物皆消作小便，而反不渴，令人虚极短气；强中者，茎长兴盛，不交精液自出。皆当审处，施以治法。大抵消渴之人，愈与未愈，常防患痈疾。其所慎者有三：一饮酒，二房室，三碱食及面。能慎此者，虽不服药而自可愈。不知此者，纵有金丹，亦不可救，深思慎之。

加减肾气丸 治劳伤肾经，肾水不足，心火自用，口舌焦干，多渴而利，精神恍惚，面赤心烦，腰痛脚弱，肢体羸瘦，不能起止。

山茱萸（取肉）、白茯苓（去皮）、牡丹皮（去木）、熟地黄（酒蒸）、五味子、泽泻、鹿角（镑）、山药（锉，炒）各一两，沉香（不见火）、官桂（不见火）各半两。

上为细末，炼蜜为丸，如梧桐子大。每服七十丸，用盐汤、米饮任下。弱甚者，加附子一两，兼进黄芪汤。

黄芪汤 治喜怒惊恐，房室虚劳，致阴阳偏虚，或发厥自汗，或盗汗不止，悉宜服之。

黄芪（去芦，蜜水炙）一两半，白茯苓（去皮）、熟地黄（酒蒸）、肉桂（不见火）、天门冬（去心）、麻黄根、龙骨各一两，五味子、小麦（炒）、防风（去芦）、当归（去芦，酒浸）、甘草（炙）各半两。

上咬咀。每服四钱，水一盏半，生姜五片，煎至七分，去滓，温服，不拘时候。发厥自汗，加熟附子；发热自汗，加石斛。

荠苨丸 治强中为病，茎长兴盛，不交精液自出，消渴之后，多作痈疽，多由过服丹石所致。

荠苨、大豆（去皮）、茯神（去木）、磁石（煅，研极细）、玄参、栝楼根、石斛（去根）、地骨皮（去木）、熟地黄（酒浸）、鹿角各一两，沉香（不见火）、人参各半两。

上为细末，用猪肾一具，煮如食法，令烂，杵和为丸，如梧桐子大。每服七十丸，空心，用盐汤送下。如不可丸，入少酒糊亦可。

猪肚丸 治消渴。

猪肚（一枚，治如食法）、黄连（去芦）、小麦（炒）各五两，天花粉、茯苓（去木）各四两，麦门冬（去心）二两。

上五味为末，纳猪肚中，缝，塞安甑中，蒸之极烂，木臼小杵，可丸如桐子大。每服七十丸，米饮送下，随意服之。如不能丸，入少炼蜜。（《严氏济生方·消渴门·消渴论治》[1]）

评议 《严氏济生方》由南宋医家严用和（子礼）所撰，本篇严氏主要记载了消渴的病因及其临床表现，并根据其证候给出不同的治疗方剂，首次提出加减肾气丸，就是我们现在所熟知的济生肾气丸，用于治疗消渴肾水不足证；阴阳偏虚时服黄芪汤，强中病予荠苨丸，猪肚丸可治消渴，书中多数方药现在临床仍在使用。

二、李东垣《兰室秘藏》——从脾胃内伤论治消渴

【原文】《阴阳别论》云：二阳结谓之消。《脉要精微论》云：瘅成为消中。夫二阳者，阳明也。手阳明大肠主津，病消则目黄口干，是津不足也；足阳明胃主血，热则消谷善饥，血中伏火，乃血不足也。结者，津液不足，结而不润，

皆燥热为病也。此因数食甘美而多肥，故其气上溢，转为消渴，治之以兰，除陈气也，不可服膏粱、芳草、石药，其气剽悍，能助燥热也。越人云：邪在六腑，则阳脉不和，阳脉不和，则气留之，气留之则阳脉盛矣，阳脉大盛，则阴气不得营也，故皮肤肌肉消削是也。经云：凡治消瘅、仆击、偏枯、痿厥、气满发逆，肥贵人则膏粱之疾也。岐伯曰：脉实病久可治，脉弦小病久不可治。后分为三消。高消者，舌上赤裂，大渴引饮，《逆调论》云：心移热于肺，传于膈消者是也，以白虎加人参汤治之；中消者，善食而瘦，自汗，大便硬，小便数，叔和云：口干饮水，多食亦饥，虚瘅成消中者是也，以调胃承气、三黄丸治之；下消者，烦躁引饮，耳轮焦干，小便如膏。叔和云：焦烦水易亏，此肾消也，以六味地黄丸治之。《总录》所谓末传能食者，必发脑疽背疮，不能食者，必传中满膨胀，皆谓不治之证。洁古老人分而治之，能食而渴者，白虎加人参汤；不能食而渴者，钱氏方白术散倍加葛根治之。上中既平，不复传下消矣。前人用药厥有旨哉！或曰：末传疮疽者何也？此火邪胜也，其疮痛甚而不溃，或赤水者是也。经云：有形而不痛，阳之类也，急攻其阳，无攻其阴，治在下焦，元气得强者生，失强者死。末传中满者何也？以寒治热，虽方士不能废其绳墨而更其道也。然脏腑有远近，心肺位近，宜制小其服；肾肝位远，宜制大其服，皆适其至所为故。如过与不及，皆诛罚无过之地也。如高消、中消，制之太急，速过病所，久而成中满之病，正谓上热未除，中寒复生者也。非药之罪，失其缓急之制也，处方之制，宜加意焉。

和血益气汤 治口干、舌干、小便数，舌上赤脉，此药生津液，除干燥，生肌肉。

柴胡、炙甘草、生甘草（此味治口干、舌干也）、麻黄根各三分，酒当归梢四分，酒知母、酒汉防己、羌活各五分，石膏六分（治小便赤色），酒生地黄七分，酒黄连八分（治舌上赤脉也），酒黄柏、升麻各一钱，杏仁、桃仁各六个，红花少许。

上㕮咀，都作一服，水二大盏，煎至一盏，去渣，温服，忌热湿面酒醋等物。

当归润燥汤 治消渴大便闭涩，干燥结硬，兼喜温饮，阴头退缩，舌燥口干，眼涩难开，及于黑处见浮云。

细辛一分，生甘草、炙甘草、熟地黄各三分，柴胡七分，黄柏、知母、石膏、桃仁（泥子）、当归身、麻子仁、防风、荆芥穗各一钱，升麻一钱五分，红花少许，杏仁六个，小椒三个。

上㕮咀，都作一服，水二大盏，煎至一盏，去渣，热服，食远，忌辛热物。

生津甘露汤（一名清凉饮子） 治消中能食而瘦，口舌干，自汗，大便结燥，小便频数。

升麻四分，防风、生甘草、汉防己、生地黄各五分，当归身六分，柴胡、羌活、炙甘草、黄芪、酒知母、酒黄芩各一钱，酒龙胆草、石膏、黄柏各一钱五分，红花少许，桃仁五个，杏仁十个。

上哎咀，都作一服，水二盏，酒一匙，煎至一盏，稍热服，食远。

辛润缓肌汤（一名清神补气汤） 前消渴证才愈，只有口干，腹不能努，此药主之。

生地黄、细辛各一分，熟地黄三分，石膏四分，黄柏（酒制）、黄连（酒制）、生甘草、知母各五分，柴胡七分，当归身、荆芥穗、桃仁、防风各一钱，升麻一钱五分，红花少许，杏仁六个，小椒二个。

上哎咀，都作一服，水二大盏，煎至一盏，食远，稍热服之。

甘草石膏汤 渴病久愈，又添舌白滑微肿，咽喉咽津觉痛，嗌肿，时时有渴，喜冷饮，口中白沫如胶。

生地黄、细辛各一分，熟地黄、黄连各三分，甘草五分，石膏六分，柴胡七分，黄柏、知母、当归身、桃仁（炒，去皮尖）、荆芥穗、防风各一钱，升麻一钱五分，红花少许，杏仁六个，小椒二个。

上为麻豆大，都作一服，水二盏，煎至一盏，食后温服。

甘露膏（一名兰香饮子） 治消渴饮水极甚，善食而瘦，自汗，大便结燥，小便频数。

半夏（二分，汤洗）、熟甘草、白豆蔻仁、人参、兰香、升麻、连翘、桔梗（各五分）、生甘草、防风（各一钱）、酒知母（一钱五分）、石膏（三钱）。

上为极细末，汤浸蒸饼和匀成剂，捻作薄片子，日中晒半干，擦碎如米大，每服二钱，淡生姜汤送下，食后。

生津甘露饮子 治消渴上下齿皆麻，舌根强硬肿痛，食不能下，时有腹胀，或泻黄如糜，名曰飧泄。浑身色黄，目睛黄甚，四肢痿弱，前阴如冰，尻臀腰背寒，面生黧色，胁下急痛，善嚏，喜怒健忘。

藿香二分，柴胡、黄连、木香各三分，白葵花、麦门冬、当归身、兰香各五分，荜澄茄、生甘草、山栀子、白豆蔻仁、白芷、连翘、姜黄各一钱，石膏一钱二分，杏仁（去皮）、酒黄柏各一钱五分，炙甘草、酒知母、升麻、人参各二钱，桔梗三钱，全蝎（去毒）二个。

上为细末，汤浸蒸饼和匀成剂，捻作片子，日中晒半干，擦碎如黄米大，每服二钱，津唾下，或白汤送下，食远服。（《兰室秘藏·卷上·消渴门》[2]）

评议 《兰室秘藏》为金代著名医家李杲（字明之，号东垣老人）的代表著作，全书按病论方共分三卷二十一门，每门先论后方，医论内容以证候为主，详论各证候的病源和治疗原则，然后根据治疗原则载列各种处方，其中不少处方为作者创制，虽药味偏多，但配伍精当，疗效颇高。

在本篇中，李杲引用《素问·阴阳别论篇》中"二阳结谓之消"之言，从脾胃内伤阐释消渴病因病机。"结"是因"津液不足，结而不润，皆燥热为病也"，所谓"二阳者"，即为手阳明大肠和足阳明胃。手阳明大肠"主津"，病时表现为"目黄口干"，是津不足所致；足阳明胃"主血"，病时表现为"热则消谷善饥"，是由于"血中伏火，乃血不足也"。因此，阳明病所致的津血不足和血中伏火是消渴的主要病机。若数食甘美，阳明热盛，耗伤津血，则热淫燥盛而病消渴，即"数食甘美而多肥"是消渴的主要病因。李氏将消渴分为高、中、下三消，高消者表现为"舌上赤脉，大渴引饮"，中消者则"善食而瘦，自汗，大便硬，小便数"，下消者症状为"烦渴引饮，耳轮焦干，小便如膏"，明确了消渴的典型症状为大渴引饮、消瘦、小便数。在消渴的治疗上李氏提出两点意见，其一重视既病防变，注意保护脾胃之气，认为"上中既平，不复传下消矣"；其二分清病情轻重缓急，"然脏腑有远近，心肺位近，宜制小其服；肾肝位远，宜制大其服"，治疗时当适其至所为故，若"过与不及，皆诛罚无过之地"。本篇后附治疗消渴方剂七方，和血益气汤、当归润燥汤以及生津甘露汤是针对消渴主证的基本方，蕴含治法之常；后四方则为常中之变，特别是最后两方主治之证多为消渴后期证候，病机变化复杂，组方立法也灵活多变。

三、皇甫中《明医指掌》——歌论相兼，以证统方

【原文】［歌］消证良由燥热过，消中饮食善消磨。肾消溲浊腰肢瘦，消渴便多饮亦多。

［论］夫天一生水，肾实主之。膀胱为津液之腑，能宣行肾水，上润于肺，故肺为津液之脏。自上而下，三焦脏腑，皆围于天一真水之中，如水包天地也。经云：水之本在肾，末在肺，然真水不竭，何渴之有？人唯酒色是耽，嗜食辛辣厚味，或饵丹石药，于是火炎上熏，腑脏热炽，津液干枯而三消之病生焉。热气上腾，心受之，故烦渴引饮，小便频数而多，曰消渴。热蓄于中，脾受之，伏阳蒸胃，消谷善饥，能食肌瘦，不甚渴，便数，曰消中。热伏于下，肾受之，腿膝枯细，骨节酸疼，精竭髓枯，引水自救，饮随随溺，稠浊如膏，曰肾消。善治者，补肾水真阴之虚，泻心火燔灼之势，除肠胃燥热之甚，济心中津液之衰，使道路散而不结，津液生而不枯，气血利而不涩，则渴证自已矣。

消渴

消渴，热在上也，丹溪人乳膏、麦门冬饮子。

丹溪人乳膏

人乳一大盏，黄连（为末）半两，天花粉（为末）一两，藕汁一大碗，生地黄汁一大碗。

以二汁为膏，入前三味，佐以姜汁些少，和蜜为膏，以白汤少许，徐送下。

麦门冬饮子

知母一钱，甘草（炙）一钱，瓜蒌仁（去油）一钱，五味子一钱，人参一钱，葛根一钱，生地黄一钱，茯神一钱，麦门冬一钱，竹叶十四片。

水二盏，煎服。

消中

消中，热在胃也，白虎汤（方见中暑）、麦门冬饮（方见前）。便结，调胃承气汤（方见痢疾，即大承气汤去枳实、厚朴，加炙甘草一钱）。

肾消

肾消，热在下也，大补阴丸（方见火证）。肾虚，六味地黄丸（方见劳瘵）。肾消小便白如膏，清心莲子饮。大便秘结，大承气汤（方见痢疾）。

清心莲子饮

黄芪一两，石莲肉一两，白茯苓一两，人参一两，甘草（炙）五钱，地骨皮五钱，麦门冬半两，车前子五钱，黄芩五钱。

每服五钱，水煎服。（《明医指掌·卷七·三消证九》）[3]

评议 《明医指掌》为明代医家皇甫中所撰，后经医家王肯堂订补，邵达参补。全书共 10 卷，首列病机赋及药性歌，下叙内、外、妇、儿、五官各科常见病证治，每证先列歌括，次载阐论，再记脉法，并附成方，有颇多可取之处。本书内容丰富、博而不杂，对临床有一定实用价值，也是初学中医者的综合性参考书。

在本篇中，皇甫中以"歌""论"、证治的写作体例对三消证的病机、辨证要点进行描述。借助七言歌诀的形式指出"燥热过"为消症基本病机，而三消辨证要点"饮食善消磨"为病消中、"溲浊腰肢瘦"为病肾消、"便多饮亦多"为病消渴。并在"论"中对三消病症进一步论说、解读，如"火炎上熏，腑脏热炽，津液干枯，而三消之病生"，使"燥热过"的内涵明白晓畅。论述之后分列消渴、消中、肾消证治方药，如麦门冬饮子、白虎汤、大补阴丸、清心莲子饮等，便于检视。

四、虞抟《医学正传》——辨证消渴当斟酌脏腑之远近

【原文】[论]《内经》曰：二阳结谓之消。又曰：瘅成为消中。东垣曰：二阳者阳明也，手阳明大肠主津液，若消则目黄口干，乃津液不足也。足阳明胃主血，若热则消谷善饥，血中伏火，乃血不足也。结者津液不足，结而不润，皆燥热为病也。此因数食甘美而多肥，故其气上溢，转为消渴，治当以兰，除陈气也。不可服膏粱、芳草、石药，其气慓悍，能助燥热也。岐伯曰：脉实病久，可治；脉弦小病久，不可治。当分三消而治之，高消者，舌上赤裂，大渴引饮，经云心移热于肺，传为膈消者是也，以白虎加人参汤治之。中消者，善食而瘦，自汗，大便硬，小便数，叔和云口干饮水，多食饥虚，瘅成为消中者是也，以调胃承气汤、三黄丸治之。下消者，烦渴引饮，耳轮焦干，小便如膏，叔和云焦烦水易亏，此肾消也，以六味地黄丸治之。《总录》所谓末传能食者，必发脑疽背痈；不能食者，必传中满臌胀，皆为不治之证也。张洁古分而治之，能食而渴者，白虎加人参汤；不能食而渴者，钱氏白术散倍加葛根治之，上中既平，不复传下消矣。先哲用药，厥有旨哉！然脏腑有远近，亦宜斟酌。如心肺位近，宜制小其服，肾肝位远，宜制大其服，皆适其至所为故，如过与不及，皆诛罚无过之地也。如高消、中消制之太急，速过病所，久而成中满之病，正所谓上热未除，中寒复生者也，非药之罪，失其缓急之制也，治斯疾者宜审焉。

[脉法]《脉经》曰：厥阴之为病，消渴气上冲心，心中疼热，饥而不欲食，食即吐，下之不肯止。（《伤寒》厥阴篇云：食则吐蛔，下之利不止。）寸口脉浮而迟，浮则为虚，迟则为劳，浮则卫气不足，迟则荣气竭。趺阳脉浮而数，浮则为气，数则消谷而紧（《要略》作消谷而大坚），气盛则溲数，溲数则紧（《要略》作坚），紧数相搏，则为消渴。男子消渴，小便反多，以饮一斗，小便一斗，肾气丸主之。心脉滑为渴（滑者阳气胜），心脉微小为消瘅。消瘅，脉实大病久可治，悬小坚急病久不可治。脉数大者生，沉小者生；实而坚大者死，细而浮短者死。

[方法]丹溪曰：养肺降火生血为主，分上中下治。上消者肺也，多饮水而少食，大小便如常。中消者胃也，多饮食而小便赤黄。下消者肾也，小便浊淋如膏之状。大法，黄连、天花粉二味为末，藕汁、人乳汁、生地黄汁，佐以蜜、姜汁为膏，和二味，留舌上，徐徐以白汤少许送下。能食者，加石膏。

猪肚丸

黄连五两，麦门冬（去心）、知母（去毛）、栝楼根各四两。

上为细末，入雄猪肚内缝之，蒸熟乘热于石臼中捣烂，如干加炼蜜，丸如梧桐子大。每服一百丸，食后米饮下，可以清心止渴（一云治消中）。

天花粉，治消渴之圣药也。凡消渴药中，大禁半夏，及不可发汗。

三消者，琼玉膏最妙。（方见咳嗽门。）

以上丹溪方法凡五条。

和血益气汤（东垣）　治口干舌干，小便数，舌上赤脉。此药生津液，除干燥，生肌肉。

柴胡、炙甘草、生甘草、麻黄根各三分，当归梢（酒洗）四分，知母（酒洗）、汉防己（酒洗）、羌活各五分，石膏（另研）六分，生地黄（酒洗）、黄连（酒洗）各八分，黄柏（酒洗）、升麻各一钱，杏仁（去皮，另研）六分，红花少许，桃仁（去皮，另研）六分。

上细切，作一服，水二盏，煎至一盏，去渣温服，忌酒醋热湿面。

当归润燥汤　治消渴，小便多，大便秘涩干燥结硬，燥渴喜好温饮，阴头退缩，舌燥口干，眼涩难开，及于黑处见浮云。

细辛一分，生甘草、炙甘草、熟地黄各三分，柴胡（去芦）七分，黄柏（酒洗）、知母（酒洗）、石膏、桃仁泥、当归身、麻仁、防风、荆芥穗各一钱，升麻一钱五分，红花少许，杏仁（另研为泥）七个，小椒三粒（炒出汗）。

上细切，作一服，水二盏，煎至一盏，热服食远，忌辛热物。

生津甘露汤（一名清凉饮子）（东垣）　治消中能食而瘦，口舌干，自汗，大便结燥，小便频数。

升麻四分，防风（去芦）、生甘草、汉防己、生地黄各三分，当归身六分，柴胡、羌活、炙甘草、黄芪、酒知母、酒黄芩各一钱，酒草龙胆、石膏、黄柏各一钱五分，红花少许，桃仁（另研）十个，杏仁（研）十个。

上细切，作一服，水二盏，煎至一盏，加酒一匙，稍热服。

辛润缓肌汤（一名清神补气汤）（东垣）　前消渴证才愈，只有口干，腹不能努，此药主之。

生地黄、细辛各一分，熟地黄、石膏各四钱，黄柏（酒洗）、黄连、生甘草、知母各五分，柴胡（去芦）、当归身、荆芥穗各一钱，升麻一钱五分，桃仁泥、防风各一钱，红花少许，杏仁（另研）六个，小椒（炒出汗）二粒。

上细切，作一服，水二盏，煎至一盏，稍热食远服。

生津甘露饮子　治消渴，上下齿皆麻，舌根强硬肿痛，食不能下，时有腹胀，或泄黄如糜，名曰飧泄，浑身色黄，目睛黄甚，四肢痿弱，前阴如水，尻臀腰背寒，面生黧色，胁下急痛，善嚏，喜怒不常，健忘。

藿香二分，柴胡、黄连、木香各三分，白葵花、麦门冬（去心）、当归身（酒洗）、兰香各五分，荜澄茄、生甘草、山栀子、白豆仁、白芷、连翘、姜黄各一钱，石膏一钱二分，杏仁（去皮尖）、酒黄柏各一钱五分，炙甘草、酒知母、升麻、人参各二钱，桔梗三钱，全蝎（去毒）五个。

上为细末，汤浸蒸饼和匀成剂，捏作片子，日中晒半干，擦碎如黍米颗大，每服一钱，津唾下，或白汤送下，食远服。

黄芪饮（东垣） 治三消。

黄芪（蜜炙）六两，炙甘草一两。

上细切，每服二钱，水煎服。

六味地黄丸 方见虚损门。

人参白术汤（东垣） 治胃膈瘅热烦满，饥不欲食，瘅成为消中，善食而瘦，燥热郁甚而成消渴，多饮水而小便数。兼疗一切阴虚阳实，风热燥郁，头目昏眩，中风偏枯，酒过积毒，肠胃燥涩，并伤寒杂病产后烦渴，气液不得宣通。

人参、白术、当归、芍药、大黄（酒浸，纸裹煨）、栀子（炒）、荆芥穗、薄荷、桔梗、知母、泽泻各五钱，茯苓（去皮）、连翘、栝楼根、干葛各一两，甘草三两，藿香叶、青木香、官桂各二钱，石膏四两，寒水石二两，白滑石半斤。

上为细末，每服抄五钱，水一盏，入芒硝半两，生姜三片，煎至半盏绞汁，入蜜少许，温服，渐加至十余钱，得脏腑流利取效。如常服，以意加减。如肠胃郁结，湿热内甚自利者，去大黄、芒硝服。

绛雪散（东垣） 治消渴、饮水无度、小便数者，大有神效。

黄芩（酒炒）、黄丹（炒飞）、汉防己、栝楼实各等份。

上为细末，每服二钱，温浆水调下，临卧时并进三服即止。

人参散（东垣） 治肾消善饮，而小便频数，白浊如膏。

人参一分，白术、泽泻、栝楼根、桔梗、栀子、连翘各二分，葛根、黄芩、大黄（酒浸，纸裹煨）、薄荷、白茯苓各五分，甘草七分，石膏一钱，滑石、寒水石各一钱五分，缩砂少许。

上细切，作一服，为末，水一盏半，煎至一盏，入蜜少许，再煎三两沸，肾消食前服，上消食后服。

大黄甘草饮子（河间） 治男子妇人一切消渴不能止者。

大豆五升（先煮二三沸，出火去苦，水再煮），大黄一两五钱，甘草四两（长四指，段捶碎）。

上用井水一桶，将前药同煮三五时，如稠黏更添水煮，豆软为度，盛于盆中放冷，令病人食豆，渴饮汤汁，无时候。食尽，如燥渴止，罢药；未止，依前再煮食之，不过三剂，其病悉愈。

麦门冬饮子（河间） 治心移热于肺，名曰膈消，心膈有热，久则引饮为消渴。

麦门冬（去心）一钱，栝楼根、知母、甘草、五味子、生地黄、人参、葛根、茯神各一钱五分。

上细切，作一服，加竹叶七片，用水一盏，煎至七分，温服。

《丹溪活套》云：三消者，多属血虚不生津液，俱宜四物汤为主治。上消者，本方加人参、五味子、麦门冬、天花粉煎，入生藕汁、生地黄汁、人乳。饮酒人，加生葛汁。中消者，本方加知母、石膏、滑石、寒水石，以降胃火。下消者，本方加黄柏、知母、熟地黄、五味子之类，以滋肾水，又间当饮缫丝汤为上策。

（祖传方）**原蚕茧汤**　治肾消白浊，及上中二消，饥渴不生肌肉，其效如神。盖此物属火，有阴之用，大能泻膀胱中相火，引阴水上潮于口而不渴也。

原蚕，即再养晚蚕也，其缫丝汤极效。如无缫丝汤，以茧壳、丝绵煎汤，皆可代之。（《医学正传·卷之五·三消》[4]）

评议　《医学正传》为明代中期医家虞抟撰写的一部综合性医书，全书共8卷，此书首列"医学或问（凡五十一条）"，辨析"源流""亢则害承乃制"等医学问题，以申明前人"言不尽意之义"；次分述临床各科常见病症，以证分门，按照先论证、次脉法、再方治的体系抒发己见。

本篇中，虞抟以《内经》要旨为提纲，参以洁古、东垣之说，提出辨证消渴当斟酌脏腑之远近，即"心肺位近，宜制小其服，肾肝位远，宜制大其服"。如治疗高消、中消时，若用药"制之太急，速过病所"，则易成"中满之病"，乃因失其缓急之制所成。在用药方面，虞氏以朱丹溪学术经验为本，养肺降火生血为主，分上、中、下三消治疗本病。另于篇末附一祖传方"原蚕茧汤"，以治"肾消白浊，及上中二消，饥渴不生肌肉"之候。

五、赵献可《医贯》——治消之法，先治肾为急

【原文】上消者，舌上赤裂，大渴引饮，《逆调论》云"心移热于肺，传为膈消"者是也，以白虎汤加人参治之。中消者，善食而瘦，自汗，大便硬，小便数，叔和云"口干饮水，多食饥虚，瘅成消中"者是也，以调胃承气汤治之。下消者，烦躁引饮，耳轮焦干，小便如膏，叔和云"焦烦水易亏"，此肾消也，六味丸治之。古人治三消之法，详别如此。余又有一说焉。人之水火得其平，气血得其养，何消之有？其间摄养失宜，水火偏胜，津液枯槁，以致龙雷之火上炎。熬煎既久，肠胃合消，五脏干燥，令人四肢瘦削，精神倦怠。故治消之法，无分上、中、下，先治肾为急。唯六味、八味及加减八味丸，随证而服，

降其心火，滋其肾水，则渴自止矣。白虎与承气，皆非所治也。

娄全善云："肺病本于肾虚。肾虚则心寡于畏，妄行凌肺，而移寒与之，故肺病消。仲景治渴而小便反多，用八味丸补肾救肺，后人因名之曰'肾消'也。"

《总录》谓不能食而渴者，末传中满；能食而渴者，必发脑疽、背痈。盖不能食者，脾之病。脾主浇灌四旁，与胃行其津液者也。脾胃既虚，则不能敷布其津液，故渴。其间纵有能食者，亦是胃虚引谷自救。若概用寒凉泻火之药，如白虎、承气之类，则内热未除，中寒复生，能不末传臌胀耶？唯七味白术散、人参生脉散之类，恣意多饮，复以八味地黄丸滋其化源，才是治法。及能食而渴、发疽者，乃肥贵人膏粱之疾也，数食甘美而肥多，故其上气转溢而为消渴。不可服膏粱、芳草、金石药，其气慓悍，能助燥热。经云："治之以兰，消陈积也。"亦不用寒凉。及发痈疽者何也？经曰："膏粱之变，饶生大疔。"此之谓也。其肾消而亦有脑疽、背痈者，盖肾主骨，脑者髓之海，背者太阳经寒水所过之地。水涸海竭，阴火上炎，安得不发为痈疽。其疮甚而不溃，或赤水者是。甚则或黑或紫，火极似水之象，乃肾水已竭，不治。或峻补其阴，亦可救也。

或曰：人有服地黄汤而渴仍不止者，何也？曰：此方士不能废其绳墨而更其道也。盖心、肺位近，宜制小其服；肾、肝位远，宜制大其服。如上消、中消，可以前丸缓而治之。若下消已极，大渴大燥，须加减八味丸料一升，内肉桂一两，水煎六七碗，恣意水冷饮之，熟睡而渴病如失矣。处方之制，存乎人之通变耳。

或问曰：下消无水，用六味地黄丸可以滋少阴之肾水矣，又加附子、肉桂者何？盖因命门火衰，不能蒸腐水谷，水谷之气不能熏蒸、上润乎肺，如釜底无薪，锅盖干燥，故渴。至于肺亦无所禀，不能四布水精，并行五经。其所饮之水，未经火化，直入膀胱，正谓饮一升溺一升，饮一斗溺一斗。试尝其味，甘而不咸可知矣。故用附子、肉桂之辛热，壮其少火，灶底加薪，枯笼蒸溽，槁禾得雨，生意维新，惟明者知之，昧者鲜不以为迂也。昔汉武帝病渴，张仲景为处此方，至圣玄关，今尤可想。八味丸诚良方也。疮疽痊后，及将痊口渴甚者，舌黄坚硬者，及未患先渴，或心烦燥渴，小便频数，或白浊、阴痿，饮食少思，肌肤消瘦，及腿肿脚瘦，口齿生疮，服之无不效。

一贵人病疽，疾未安而渴作，一日饮水数升。愚遂献加减地黄方。诸医大笑云："此药若能止渴，我辈当不复业医矣。"皆用木瓜、紫苏、乌梅、人参、茯苓、百药煎等生津液之药止之，而渴愈甚。数剂之后，茫无功效。不得已而用前方，三日渴止，因相信。久服不特渴疾不作，气血亦壮，饮食加倍，强健过于少壮之年。盖用此药，非予敢自执鄙见，实有源流。薛氏家藏此方，屡用有验，故详著之。使有渴疾者信其言，专志服饵取效，无为庸医所惑，庶广前人之志。久服轻身，耳目聪明，令人光泽。（方内北五味，最为得力，独能补肾水，平补，降心气。其肉桂一味不可废，若去肉桂，服亦不效。）

一男子患此，欲治以前丸。彼谓肉桂性热，乃易黄柏、知母等药，渴不止，发背疽而殁。夫肉桂，肾经药也。前证乃肾经虚火炎上无制为患，用桂导引诸药以补之，及引虚火归原，故有效。成无己云：桂犹圭也，引导阳气，若执以使。若夫上消者，谓心移热于肺；中消者，谓内虚胃热。皆认火热为患，故或以白虎，或以承气，卒致不救。总之是下焦命门火不归原，游于肺则为上消，游于胃即为中消，以八味肾气丸引火归原，使火在釜底，水火既济，气上熏蒸，肺受湿气，而渴疾愈矣。

有一等渴欲引饮，但饮水不过一二口即厌，少顷复渴，饮亦不过若此，但不若消渴者饮水无厌也。此是中气虚寒，寒水泛上，逼其浮游之火于咽喉口舌之间，故上焦一段欲得水救，若到中焦，以水见水，正其所恶也。治法如面红烦躁者，理中汤送八味丸。二三服而愈。若用他药。必不能济。

又有一等渴急欲饮水，但饮下少顷即吐出，吐出少顷复求饮，药食毫不能下。此是阴盛格阳，肾经伤寒之证。仲景以白通汤，加人尿、胆汁，热药冷探之法，一服稍解。三服全瘳。女人多有此证。（陶节庵名曰回阳反本汤。）（《医贯·卷之五·消渴论》）[5]

评议 《医贯》又名《赵氏医贯》，为明代医家赵献可撰写的一部医论著作。本书以保养"命门之火"贯穿于养生、医疗等论题之中，故名《医贯》。全书共6卷，广引诸家学说，历举前人名方治验，并发明新说以补前人之未备。其命门学说，以及使用六味丸、八味丸等方的治疗经验对后世影响深远。

在本篇中，赵献可认为消渴病虽涉及多个脏腑，但肾虚为本病之关键病机。如肺消乃因"肺病本于肾虚，肾虚则心寡于畏，妄行凌肺，而移寒与之"，故"治消之法，无分上、中、下，先治肾为急"。在治疗上，以六味丸、八味丸及加减八味丸"随证而服，降其心火，滋其肾水"，患者渴止病愈。医案记载，患者病疽未愈并发消渴，众医家皆用木瓜、乌梅等药生津止渴，但无功效，唯赵氏以六味地黄方加减医治，三日即愈且久未复发。又一医案，一男子患有消渴，赵氏用八味丸治之，但患者认为"肉桂性热"，私自用黄柏、知母等药来替换，结果"渴不止，发背疽而殁"。此源于其不知肉桂在八味丸中的作用，肉桂有"导引诸药以补之，引虚火归原"之功效，此为八味丸的真谛所在。

六、孙文胤《丹台玉案》——消渴乃心脾肾三经火证所致，但以肾水虚为其根

【原文】消者，易消之谓也。邪火内烁，真阴枯竭，善渴善饥，不能滋养肌肤，饮食入胃，顷刻消尽，故名消证。以其上、中、下三焦受热，故又曰三消。所谓三消者何？口干不休曰消渴，多食善消曰消中，小便频数曰消肾，乃心、脾与肾三经之火证也。而心、脾二经之热，又皆由于肾虚。盖肾之所主者水也，真水不竭，自足以滋养乎脾而上交于心，何至有干枯消渴之病乎？唯肾水一虚，则无以制余火，火旺不能扑灭，煎熬脏腑，火因水竭而益烈，水因火烈而益干，阳盛阴衰，构成此证，而三消之患始剧矣，其根源非本于肾耶？然分而言之，又若有自为病者。如心经既虚，邪火乘之，而又内挟心火，心火与邪火一时腾起，不能制抑，熏蒸上焦，以致口干舌燥、咽喉如烧，引饮虽多而烦渴不止，小便频数而短少，所谓消渴是也。脾经既虚，邪火乘之，而内炙脾土，脾家为火所烁，胃火亦从而起，仓廪之官失职，中宫之位已空，令人消谷而易饥、饮食大倍于平日、肌肉渐瘦、小便如泔、虽甚烦渴而饮不多，所谓消中者是也。肾经既虚，邪火乘之，水本能胜火，而今反为火胜，一杯之水易干，车薪之火方炽，则先天真一之精必煎熬殆尽，由是骨髓皆枯、肢节瘦细、腿膝酸疼、唇烈火燥、渴而引饮，饮虽不多而便溺时下，不能收摄，所谓消肾者是也。三焦虽自为病，而其本总归肾经，真水一虚，而二病从之，医者可以求其原矣。此病唯好酒好色，喜食炙煿，爱服丹砂金石之药而成之。盖好酒则热易积，好色则火难制，喜食炙煿则津液耗亡，爱服丹砂金石，肠胃燥烈，而火证起矣。能食者必生痈疽，不能食者必不免中满臌胀也，慎之！

[脉云]《脉诀》云：消渴脉数大者生，虚小病深厄难治。

[立方]

生津散 治上焦之病，渴而饮水。

黄柏、天花粉、黄连、山栀各一钱，白扁豆、生地、麦门冬、知母各一钱五分，茯苓、干葛各八分。

加灯心三十茎，空心服。

清心降火汤 治消渴，小便不利。

黄连、天花粉、麦门冬（去心）、滑石各二钱，五味子、木通、茯苓各一钱，甘草五分。

加灯心三十茎，食前服。

三黄丸 治男妇消渴、不生肌肉、饮水无度、口燥咽干、小便短涩。

春三月：大黄二两，黄连四两，黄芩四两。

夏三月：大黄一两，黄连一两，黄芩六两。

秋三月：大黄二两，黄连二两，黄芩六两。

冬三月：大黄五两，黄连三两，黄芩三两。

上三味，依时加减，为末，蜜丸，如绿豆大，每服百丸，一日三服，一月病愈。

神效散　治消渴形容渐瘦、精神倦怠。

麦门冬、黄芪、天花粉、白扁豆各一钱五分，枇杷叶、天门冬、乌梅各一钱，甘草五分。

水煎，食前服。

茯兔丸　治三消等证，并治白浊。

茯苓四两，菟丝子八两，北五味五两，石莲子肉三两，山药五两。

上为末，以山药为粉作糊，为丸，如梧子大，每服六十丸，滚汤下。

加味地黄丸　治下消。

山药（炒）、山茱萸、北五味、泽泻（去毛）、黄柏（盐水炒）、知母各四两，青盐（水炒）、怀生地八两，牡丹皮（炒）、白茯苓（去皮）各二两五钱。

上为末，蜜丸，如梧子大，每服三钱，空心滚汤下。

抑火理脾汤　治中消。

山栀、白术、扁豆、寒水石各二钱，山药、黄连、茯苓、沙参。

加莲子七枚，煎服。（《丹台玉案·卷之三·三消门》[6]）

评议　《丹台玉案》是明代医家孙文胤撰写的一部综合性医书，全书共6卷，包含75门病症及脉形、脏象图说、各脏用药治法，载录病症160余种，内服方670余首，外治方110余首。本书卷内有类，类中有论，先论其病，论中评脉，后详其脉，继以方药，并随附症状、脏腑、经络、四时之加减法，兼以察色辨纹，调摄养生。

在本篇中，孙文胤认为消者乃"邪火内烁，真阴枯竭"所致，饮食入胃，顷刻消尽，故成为消。上、中、下三焦受热，"口干不休曰消渴，多食善消曰消中，小便频数曰消肾"，为"心、脾与肾三经"火热之证。心经虚，邪火乘之，心火与邪火同时熏蒸上焦为上消；脾经虚，邪火内炙脾土，"胃火亦从而起"导致消中。肾经虚，邪火乘之，煎熬殆尽先天之精为消肾。三焦虽各自为病，但"心、脾二经之热"的根本为肾水不竭，"肾水一虚，则无以制余火"，邪火煎熬脏腑，"火因水竭而益烈，水因火烈而益干"，最终阳盛阴衰则成本病。篇末立方生津散、清心降火汤、三黄丸等降火滋阴方剂7首，以便临床灵活运用。

七、刘纯论《玉机微义》——治三消，当明阴阳虚实之道

论治消渴大法

东垣曰：膈消者，以白虎加人参汤治之。中消者，善食而瘦，自汗，大便硬，小便数。叔和云：口干饮水，多食亦饥，虚瘅成消中者，调胃承气、三黄丸治之。下消者，烦躁引饮，耳轮焦干，小便如膏。叔和云：焦烦水易亏，此肾消也，六味地黄丸治之。《总录》所谓末传能食者，必发脑疽背疮。不能食者，必传中满臌胀，皆谓不治之证。洁古老人分而治之，能食而渴者，白虎加人参汤。不能食而渴者，钱氏方白术散倍加葛根治之。上中既平，不复传下消矣。前人用药，厥有旨哉。或曰末传疮疽者何也？此火邪胜也，其疮痛甚而不溃，或赤水者是也。经云：有形而不痛，阳之类也。急攻其阳，无攻其阴，治在下焦元气。得强者生，失强者死。末传中满者何也？以寒治热，虽方士不能废其绳墨而更其道也。然脏腑有远近，心肺位近，宜制小其服；肾肝位远，宜制大其服，皆适其至所为故。如过与不及，皆诛罚无过之地也。如高消、中消，制之太急，速过病所，久而成中满之病，正谓上热未除，中寒复生者也。非药之罪，失其缓急之制也。处方之制，宜加意焉。

按：以上所论三消传变，可谓发《病机》之旨，比与陈氏《三因》论消中复有三证，皆病传所异。大抵末传发疮疽者为传外，发胀满强中为传内，亢极之甚也。但《三因》所出治强中一方，然未见其肯綮，今姑存之，以备其旨。且传胀满皆不治之证，况强中乎。

治热之剂

《局方》清心莲子饮

调胃承气汤 治消中热在胃而能饮食，小便赤黄。（方并见热门。）

三因真珠丸 治心虚烦闷，积热烦渴，口干舌燥，引饮无度，小便或利或不利。

知母一两一分，黄连、苦参、玄参、铁粉、牡蛎各一两，朱砂二两，麦门冬（去心）、天花粉各半两，金箔、银箔各二百片。

上为末，炼蜜入生栝楼汁少许，丸如梧子大，用金银箔为衣。每二三十丸，先用栝楼根汁下一服，次用麦门冬熟水下，病退日二服。

按：此心胃经药也。以上三方有轻重之殊，宜选使。

治燥之剂

东垣当归润燥汤　治消渴，舌上白干燥，唇干口干，眼涩黑处见浮云，大便闭涩，干燥结硬，喜温饮，阴头短缩。

升麻一钱半，柴胡七分，甘草六分半（一半生），细辛一分，黄柏、知母、石膏、桃仁、麻仁、防风、荆芥穗、当归身各一钱，杏仁六个，红花少许，生地黄三分，小椒三个。

上咬咀，作一服，水煎。

清凉饮子　治消中能食而瘦，口干舌干，自汗，大便结燥，小便频数。

羌活、柴胡、炙甘草、知母（酒制）、黄芪、黄芩（酒制）各一钱，生甘草、汉防己、生地黄（酒制）各半钱，防风五分，当归身六分，红花少许，桃仁五个，杏仁十个，升麻四分，石膏、黄柏、草龙胆（制）各一钱半。

上咬咀，作一服水煎，入酒些小。此方减黄芪、黄芩、防风、草龙胆，加麻黄根三分、黄连八分，名地黄引子。

按：以上脾心肝肾药也。

清气之剂

局方人参白虎汤　治高消，上焦燥渴，不欲多食。（方见热门。）

东垣兰香饮子　治渴饮水极甚，善食而瘦，自汗，大便结燥，小便频数。

石膏三钱，知母（酒制）一钱，生甘草、防风各一钱，炙甘草、人参、兰香、白豆蔻仁、连翘、桔梗、升麻各五分，半夏二分。

上为细末，汤浸蒸饼，和匀成剂，捻作薄片子，日中晒半干，碎如粉。每服二钱，食后，淡生姜汤下。

按：以上二方，主上中二消之剂，肺胃经药也。

滋阴之剂

丹溪补阴丸　（方见补虚门。）

局方加减八味丸　治肾虚消渴引饮。

金匮肾气丸减附子加五味子。

上服如本方法，《要略》治男子消渴，小便反多，仍用本方。

简易地黄饮子　治消渴咽干，面赤烦躁。

人参、生地黄、熟地黄、黄芪、天门冬、麦门冬（去心）、泽泻、石斛、枇杷叶（去毛，炒）、枳壳（炒）、甘草（炒）各等份。

上咬咀，每三钱水煎服。

按：此心肾脾肺药也。以上三方，主下消之剂。

朱砂黄连丸　治心虚蕴热，或因饮酒过多，发为消渴。

朱砂一两，宣连三两，生地黄二两。

上为末，炼蜜丸如梧子大。每服四五十丸，灯心枣汤送下。

按：此心脾药也，上消之例。

清气滋阴之剂

局方黄芪六一汤　治男女诸虚不足胸中烦悸，时常消渴。或先渴而后发疮，或病诸疮而后渴者并宜服。（方见前。）

按：此肺肾脾三焦命门之剂也。

东垣生津甘露饮子　治高消大渴，饮水无度，舌上赤涩，上下齿皆麻，舌根强硬肿痛，食不下，腹时胀痛，浑身色黄，目白睛黄，甚则四肢痿弱无力，面尘脱色，胁下急痛，善嚏善怒，健忘，臀腰背寒，两尻冷甚。

石膏一钱二分，人参、炙甘草各二钱，黄柏（酒拌）、杏仁各一钱半，生甘草、山栀、荜澄茄各一钱，白葵半钱，白豆蔻、白芷、连翘、姜黄各一钱，麦门冬、兰香、当归身各半钱，桔梗三钱，升麻、知母（酒制）各二钱，黄连、木香、柴胡各三分，藿香二分，全蝎二个。

上为细末，汤浸蒸饼和匀，摊薄晒干杵细，食后，每二钱抄于掌中，以舌舐之，随津唾下，或送以白汤少许。

按：此肺胃心肾药也。东垣曰：此制之缓也，不唯不成中满，亦不传下消矣。三消皆可用。

宣明麦门冬饮子　治膈消，胸满烦心，津液干少，短气，多为消渴。

知母、甘草（炒）、瓜蒌、五味子、人参、葛根、生地黄、茯神、麦门冬（去心）各等份。

上㕮咀，每五钱入竹叶十四片煎。

按：此肺肾脾胃药也。

杂方

宝鉴麦门冬汤　治消渴，日夜饮水不止，饮下即溲。

麦门冬（去心）、黄连、冬瓜干各二两。

上㕮咀，五钱水煎服。如无干者，用新者一枚，重三斤，去皮瓤分作十二片，为十二服，每服一片，日三次。

酒蒸黄连丸　治消渴饮水无度至二三升，小便五七十次，发热瘦弱，口干，食已如饥，此名消瘅。今用味苦无毒除热正气，消渴厚肠。消渴之人，脾胃恶湿，黄连为对。

黄连（净）半斤，酒一升，汤重蒸，伏时晒干用。

上末，滴水丸梧子大。每五十丸，食前，温水下。

仁斋加味钱氏白术散　治消渴，不能食。

人参、白术、白茯苓、甘草（炙）、枳壳（炒）各半钱，藿香一钱，干葛二钱，木香、五味子、柴胡各三分。

上㕮咀，作一服，水煎。

宣明大黄甘草饮子　治男女一切消渴不能止者。

大豆五升（煮三沸，去苦水），大黄一两半，甘草四两。

上三味用井水一桶同煮软，盛放冷，令病人食豆，渴饮汁无时，候食尽病不尽，再如前服，不三次，愈矣。

三因石子荠苨汤　治强中，多因耽嗜色欲及快意饮食，或服丹，真气既脱，燥渴饮水，饮食倍常，阴器常兴，不交精出。故虚热注于下焦，最为难治。

荠苨、石膏各三两，人参、茯神、栝楼根、磁石（煅淬）、知母、干葛、黄芩、甘草各二两。

上锉，每水三盏，腰子一个去脂膜，黑豆一合，煮至盏半，去腰子、大豆，入药四钱，煎服。

秘方

用紫背浮萍捣汁，每顿服半盏，效。

丹溪方

黄连末、天花粉末、生地黄汁、生藕汁。

上二物汁为膏，入上药，搜和入牛乳，佐以姜汁，和蜜汤为膏，徐徐留于舌上，以白汤少许送下。

《机要》方无天花粉，有牛乳汁。二汁熬膏，和末为丸，桐子大。每二十丸，少呷温水下，日进十服。（《玉机微义·卷之二十一·消渴门》[7]）

评议　《玉机微义》为明代医家徐彦纯撰写、刘纯续增。本篇中，刘氏按照脏腑归经分类，将治疗消渴病方剂分为治热之剂、治燥之剂、清气之剂、滋阴之剂、清气滋阴之剂5类。治热之剂的《局方》清心莲子饮、调胃承气汤和三因真珠丸三方为心胃经药，治燥之剂的东垣当归润燥汤、清凉饮子脾二方为心肝肾药，清气之剂的局方人参白虎汤、东垣兰香饮子二方为肺胃经药。另有宝鉴麦门冬汤、酒蒸黄连丸等杂方7首，可在治疗时根据患者证候择优选用。

八、方隅《医林绳墨》——燥热枯涸为消渴病之因，肾水亏竭为其之本

【原文】《内经》曰：诸燥枯涸，干劲皴揭，皆属于燥。乃阳明大肠、太阴肺之证也。夫金为水源，而受燥热，竭绝于上，则津液不能荣养百脉。或患大病后，多服克伐之药，或汗下重亡津液，或因养生误服金石之剂，或恣用酒面炙煿，偏助火邪，致使真阴有损，血液耗散，在外则皮肤皴揭，在内则肠胃干涸，在上则口燥咽干、烦渴不已，在下则闭结不便、腹中作胀，故脉见洪数结代。

[批]《治法汇》注：燥脉涩而紧，或浮而弦，或细而涩，或克而虚大，都因血虚有火，变为燥病。《易》曰：燥，万物莫焕乎，火是也。

治法宜壮水之主以制阳光，则金无所克，而得其肃清之令；养脾之精，以滋肺液，则金有所资，而起其生化之源。唯以养血、滋阴、清热、润燥施治，斯获全功矣。况七情所起，火自内生，不急探本，内而消渴，外而疽痛，从此伏矣。故古人定有生津甘露饮、生血润燥饮、通幽汤、润肠丸、当归润燥丸，皆治燥之良方也。若其气之实者，即与以承气通泄亦可，而年高之人，唯宜与以当归、地黄、桃仁、黄芩之剂也。（《医林绳墨·卷之二·燥》[8]）

消渴（附强中）

消渴之症有三，欲饮而无度者是也。盖水包天地，先贤之说异矣。然则人身之水，亦可以包涵五脏乎？夫天一之水，肾实主之。膀胱为津液之腑，所以宣行化令，而肾水上乘于肺，故识者以肺为津液之脏，通彻上下，随气升降，是以三焦脏腑，皆围乎真水之中。《素问》以水之本在于肾，末在于肺者，此也。真水不竭，安有所谓渴哉？人唯淫欲恣情，酒色是耽，好食炙煿辛辣动火之物，或多服升阳金石之剂，遂使水火不能既济，火夹热而上行，脏腑枯涸而燥炽，津液上竭而欲水，日夜好饮而难禁，以成三消者也。然三消者何？彼多饮水而少食，大小便甚常，或数而频少，烦躁舌赤，此为上消，乃心火炎于肺也。宜当泻心火补肾水，使肺得清化之令，则渴自止。若饮水多而小便赤黄，善饥不烦，但肌肉消瘦者，乃为中消，此邪热留于胃也。宜当清胃火而益肾水，则脾得健运之机，水得清化之令，自然不渴者矣。若小便淋如膏糊，欲饮不多，随即溺下，面黑体瘦，骨节酸疼，是为下消，此邪积于肾也。宜当清膀胱之湿热，益肾水之本源，使健运之令有常，生化之机不失，渴自无矣。

[批] 医巫闾子曰：治消之法，无分上中下，先治肾为急，唯六味、八味及加减八味，随证而服，降其心火、滋其肾水，则渴自止矣。白虎、承气非其治也。向

山曰：故后有初起之说，不能食而渴者，末传必得中满，盖因多服泻火之药，内热未除，中寒复生，故成臌胀也；能食而渴者，末传必发背疽，乃食甘肥，多膏粱之变。如肾消者，末传多生脑痈，由肾主骨，脑者髓之海，故其疮多不溃溃，亦赤水甚，则或紫或黑，此火极似水之象，唯峻补其阴者可救也。

又有强中消渴，其死可立而待也，此虚阳之火妄动于下，虽泄而不休，致使肾脏枯竭，欲得茶水相救，殊不知愈饮而愈渴也。元气衰弱，水积不行，小腹胀满，小便疼而难出，有必死之理也。若夫治三消之法，当何以乎？宜以白术散养脾生津为主，或用五味、乌梅、参、麦、地黄、天花粉之类。上消者加山栀、黄芩，中消者加黄连、白术，下消者加黄柏、知母。切不可投大寒冷之药而使脾阴愈伤也，治宜谨之。

［愚按］河间曰：饮水多而小便多者，名曰消渴。饮食多而不甚渴，小便数而消瘦者，名曰消中。渴而饮水不绝，腿消瘦而小便有脂液者，名曰肾消。此三者，其燥热一也。《内经》曰二阳结谓之消，正此谓也。是故治此证者，补肾水阴寒之虚而泻心火阳热之极，除肠胃燥热之胜，济阴中津液之衰，使阴阳和而不结，腑脏和而不枯，气血利而不涩，水火济而不滞，此治之之大法也。如消渴初起，用人参白虎汤，久而生脉散。中消初发，调胃承气汤，久则参苓白术散。肾消初起，清心莲子饮，久而六味地黄丸。

［批］如三消但能依方多服七味白术散、人参生脉散与八味地黄汤，大剂滋阴引火归原，则自无不效之理，且免中满疽痈后患。

强中者，谓小便强硬不能软。皆因虚阳之气妄动下焦，不交自泄，或泄而又欲交媾，动辄不已，痒麻难过，或精道妄来，如血如脂，肌肤日减，荣卫空虚，谓之强中，毙不久矣。虽用荠苨丸亦可回生，然亦未可尽恃也。如望治之，其初起时，可用归、芍、牛膝、枸杞子、五味、熟地、黄连、青皮之类。然须首绝房劳者可救，否则不治。

治法主意

消渴虽是燥热，不可太用苦寒，致使脾气不行，结成中满。不可又与香燥助热，内结痰喘，生疽生痈。至要绝欲以生津，饮水多不禁。

消渴主方

白术散　治虚风多汗少气，不治将成消渴。

牡蛎（煅）三钱，白术一两二钱半，防风二两半。

为末，每服一钱，温水调下。

人参白虎汤　见伤寒。

生脉散　见燥证。

调胃承气汤 见中风。

参苓白术散 见脾胃。

清心莲子饮

黄芪、石莲肉、白茯苓、人参、黄芩、甘草、地骨皮、麦门冬、车前子。

发热加柴胡、薄荷。水煎服。

六味地黄丸 见火证。

荠苨丸 治消中，日夜尿八九升者。

猪肾一具，大豆一升，荠苨、石膏各三两，人参、茯苓、知母、葛根、黄芩、磁石、甘草、瓜蒌仁各二两。

上㕮咀，用水一斗五升，先煮猪肾、大豆，取一斗，去渣，下药煮取三升，分作三服，渴急饮之。下焦热者，夜服一剂，渴止勿服。(《医林绳墨·卷之四·消渴（附强中)》)[8]

评议 《医林绳墨》是明代医家方隅编写的一部综合性医书，全书共9卷，以医论为主，辨证求因，随证处方。主要论述临床常见病症，如中风、伤寒、喘等内科杂病以及妇、外、五官等科病证，凡八十余证，在辨证论治、遣方用药方面颇有特色，对中医临床具有重要的参考价值。

方隅宗《内经》之旨，引河间之论，剖析三消疾病之根。方氏认为，燥热枯涸为本病之因，肾水亏竭为本病之本。在《卷之二·燥》中提到"七情所起，火自内生"则内生消渴，治法宜"壮水之主以制阳光"；在《卷之四·消渴（附强中)》中指出，燥热虽为本病之因，若"真水不竭，安有所谓渴哉？"一旦肾水亏竭，"水火不能既济，火夹热而上行，脏腑枯涸而燥炽，津液上竭而欲水，日夜好饮而难禁"，最终成为三消。在治疗上，方氏认为本病虽以燥热为因，但"不可太用苦寒"之品，以防损伤脾气发为中满。亦不可用"香燥助热"之物，避免"内结痰喘，生疽生痈"；同时提倡"绝欲以生津，饮水多不禁"。后附消渴主方8首，选方精审，切于临床之用。

九、张璐《千金方衍义》——肾气式微不能蒸发津气于上发为燥渴

【原文】

消渴第一　论六首　方五十三首　灸法七首

论曰：凡积久饮酒，未有不成消渴，然则大寒凝海而酒不冻，明其酒性酷

热物无以加，脯炙盐咸，酒客耽嗜，不离其口，三觞之后。制不由己，饮啖无度，咀嚼鲊酱，不择酸咸，积年长夜，酣兴不解，遂使三焦猛热，五脏干燥，木石犹且焦枯，在人何能不渴。治之愈否，属在病者。若能如方节慎，旬月可瘳。不自爱惜，死不旋踵。方书医药实多有效，其如不慎者何？其所慎有三：一饮酒，二房室，三咸食及面。能慎此者，虽不服药而自可无他。不知此者，纵有金丹亦不可救，深思慎之。又曰：消渴之人，愈与未愈，常须思虑，有大痈，何者？消渴之人，必于大骨节间发痈疽而卒，所以戒之在大痈也，当预备痈药以防之。有人病渴利，始发于春，经一夏，服栝楼根、豉汁，得其力，渴渐瘥。然小便犹数甚，昼夜二十余行，常至三四升，极瘥不减二升也，转久便止，渐食肥腻，日就羸瘦，喉咽唇口焦燥，吸吸少气，不得多语，心烦热，两脚酸，食乃兼倍于常而不为气力者，当知此病皆由虚热所致。治法可常服栝楼汁以除热，牛乳、杏酪善于补，此法最有益。

治消渴，除肠胃热实方。

麦门冬、茯苓、黄连、石膏、葳蕤各八分，人参、龙胆、黄芩各六分，升麻四分，枳实五分，生姜屑、枸杞子（《外台》用地骨皮）、栝楼根各十分。

上十三味为末，蜜丸如梧子大，以茅根一升，粟米三合煮汁，服十丸，日二。若渴则与此饮至足大麻亦得。

又方，栝楼根、生姜各五两，生麦冬汁、芦根（切）各二升，茅根（切）三升。上五味㕮咀，以水一斗，煮取三升，分为三服。

［衍义］消瘅有上中下三分，究其源，总由肾气式微不能蒸发津气于上，所以燥渴不止。《内经》虽有膈消、肺消、热中、消瘅、脾瘅、肺脏寒热相移之不同，靡不因阴虚不能制阳所致。所以《金匮》首推肾气丸主治消渴，小便反多，即《内经》心移寒于肺，肺消，饮一溲二。亦是君火失政，阴火凭凌肺金，总有客热贪水，下焦真阳失守而溲便反多。其次则五苓散，以导热滋干，并取文蛤之咸寒以治渴欲饮水不止。三方为消渴之扼要，《千金》深入长沙之堂，得《金匮》肯綮，虽能取法乎上，效用附、桂，而广鹿茸、羊肾，加减肾沥汤等治，毕竟秦地水土刚强，所患多实少虚，所以确遵《内经》热中消，中不可服芳草石药之禁，而用清热滋津，信乎合辙。如此方之用麦门冬、葳蕤以滋上燥，黄芩、黄连以清实热，石膏、栝楼以治燥渴，人参、茯苓以滋津气，升麻以升清阳，龙胆以降湿热，枸杞除热中消渴，枳实泄上下诸气，生姜通固结之津，服用茅根、粟米清胃止渴，兼能压丹石毒，全以解热为务，详本方枸杞用子以滋肾家耗散之津。《外台》用根以清三焦郁蒸之火。活法在人，不须固执，而又方用麦门冬三根，俱清热滋燥之品，兼取生姜通行津液，而渴自止矣。

茯神汤 泻热止渴，治胃腑实热，引饮常渴方。

茯神（《外台》作茯苓）二两，知母四两，葳蕤四两，栝楼根、生麦冬各五两，生地黄六两，小麦二升，淡竹叶（切）三升，大枣二十枚。

上九味㕮咀，以水三斗，煮小麦、竹叶取九升，去滓下药，煮取四升，分四服。不论早晚，若渴即进。非但止治胃渴，通治渴患热者。

[衍义]方中滋培气血、清火安神之味。专取小麦，大枣调肝气，运脾津，以治胃肺之标热。

猪肚丸 治消渴方。

猪肚一具（治如食法），黄连、粱米各五两，栝楼根、茯神各四两，知母三两，麦门冬二两。

上七味为末，纳猪肚中缝塞，安甑中蒸极烂，乘热入药，臼中捣可丸，如硬加蜜和丸如梧子大，饮服二十丸，日三。

又方，黄芪、茯神、栝楼根、甘草、麦冬各三两，干地黄五两。上六味㕮咀，以水八升，煮取二升半，去滓，分三服。日进一剂，服十剂佳。

浮萍丸 治消渴方。

干浮萍、栝楼根等份。

上二味为末，以人乳和丸和梧子大，空腹饮服二十丸，日三。三年病者，三日愈。治虚热大佳。

[衍义]《本经》言：浮萍下水气，止消渴，以其能开发腠理通行经脉也。前方以卫气不固，津随汗泄而渴，故用黄芪。此方以肺气固结，津不行而渴，故用水萍。兼取栝楼根协济，以建清热止渴之功。

治消渴日饮水一石者方。

铅丹二两，附子一两，葛根、栝楼根各三两。

上四味为末，蜜丸如梧子，饮服十丸，日三。渴则服之，春夏减附子。

[衍义]铅丹镇摄浊阴，附子开通阴结，葛根宣导脾津，栝楼根清解热渴。标本兼该之治，此方得之。

黄连丸 治渴方。

黄连、生地黄各一斤（张文仲云十斤）。

上二味绞地黄汁渍黄连出曝燥，复纳汁中，令汁尽，曝燥干为末，蜜丸如梧子，服二十丸，日三。食前后无拘。亦可为散，以酒服方寸匕。

[衍义]黄连清燥膈上之热，生地滋培下焦之阴。毕竟苦寒伤中，中病即止，不必尽剂。

栝楼粉 治大渴秘方。

深掘一大栝楼根，厚削去皮至白处止，寸切，水浸一日一夜，易水经五日，取出烂捣碎研之，以袋滤，如出粉法干之，水服方寸匕，日三四。亦可作粥乳酪中食之，不限多少，瘥止。

又方，栝楼粉和鸡子曝干，更捣为末，水服方寸匕，日三。丸服亦可。

又方，水和栝楼根为末，水和服方寸匕。亦可蜜丸如梧子大，服三十丸。

又方，浓煮竹根汁饮之，瘥止。

又方，渍豉汁任性多少，饮之。

又方，以青粱米煮取汁，饮之，以瘥止。

[衍义] 栝楼根，《本经》首言治消渴，身热烦满。滤粉煮粥，作散为丸无不宜之。竹根清心解烦。香豉汁除烦解毒。青粱米解渴生津与粟米不殊，或云即青菰米，功专止渴解烦总皆清胃之品。

论曰：夫内消之为病，当由热中所致，小便多于所饮，令人虚极短气。夫内消者，食物皆消作小便，又不渴。正观十年梓州刺史李文博，先服白石英既久，忽房道强盛，经月余，渐患渴，经数日，小便大利，日夜百行，百方治之，渐以增剧，四体羸惙，不能起止，精神恍惚，口舌焦干而卒。此病虽稀，甚可畏也。利时六脉沉细微弱，服枸杞汤即效，但不能长愈。服铅丹散亦即减，其间将服除热宣补丸。

枸杞汤 治渴而利者方。

枸杞枝叶一斤，黄连、栝楼根、甘草、石膏各三两。

上五味㕮咀，以水一斗，煮取三升，分五服，日三夜二。剧者多合，渴即饮之。

铅丹散 治消渴，止小便数兼消中方。

铅丹、胡粉、甘草、泽泻、石膏、栝楼根、赤石脂、白石脂（《肘后》贝母）。

上八味各五分治下筛，水服方寸匕，日三。壮人服匕半。一年病者，一日愈。二年病者，二日愈。渴甚者，夜二服。腹痛者减之。丸服亦佳，每服十丸。伤多令人腹痛。张文仲云：腹中痛者，以浆水下之。《备急方》云：不宜酒上，宜麦汁下之。《古今录验》云：服此药了经三两日，宜烂煮羊肝肚，空腹服之。或作羹亦得。宜常淡食之，候令小便数威，更即宜苁蓉丸，兼煮散将息方。见《外台》第十一卷中。

[衍义] 杞根专泻三焦气分之火，火在上者，枝叶尤宜。黄连泻心下实热，栝楼治肺胃燥渴，甘草解毒安中，石膏清胃止渴，兼解石药之悍。铅丹、胡粉、赤白石脂镇摄痰涎，分走血气，石膏解石药毒，甘草解草药毒，栝楼专主消渴，泽泻兼治水逆。二方总解热毒，一解上热，一化下毒，然病真则药假，神丹不能起髑髅也。

茯神丸方（《集验》名除热宣补丸） 治肾消渴，小便数者。

茯神、黄芪、人参、麦冬、甘草、黄连、知母、栝楼根各三两，菟丝子三合，苁蓉、干地黄、石膏各六两，

上十二味为末，牛胆汁三合，和蜜为丸如梧子大，以茅根煎汤，服三十丸，日二服。渐加至五十丸。

酸枣丸 治口干燥内消方。

酸枣一升五合，醋安石榴子五合，覆盆子、葛根各三两，栝楼根、茯苓各三两半，麦冬四两，石蜜四两半，桂心一两六铢，乌梅五十枚。

上十味为末，蜜丸，口含化，不限昼夜，以口中有津液为度，服尽复取含，无忌。

[衍义] 茯神丸中安神益气，清热解渴，泻阴火，泄肾邪，滋肺胃，清心脾，乃真阴亏损，三焦煽虐，宣中寓补之剂，故《集验》因以命方云：治肾消者，主下焦热，能消水，殊非肾脏本虚之谓。酸枣丸中专以酸收为主，唯取桂通阳气，葛行津液，石蜜温脾，茯苓安胃，麦门冬滋肺，栝楼根止渴，覆盆子助阳，亦能收敛精血也。

治消中日夜尿七八升者方。

用鹿角炙令焦为末，以酒服五分匕，日二。渐加至方寸匕。

又方，葵根如五升，盆大两束，以水五斗，煮取三斗，宿不食，平旦一服三升。

又方，沤麻汁服一升，佳。

[衍义] 鹿角补肾强阴，葵根寒滑利窍。沤麻水散血通津。三方一敛阳精，一利津窍，一清胃热，各有所宜。

论曰：强中之病，茎长兴盛，不交津液自出也，消渴之后，即作痈疽，皆由石热。凡如此等，宜服猪肾荠苨汤，制肾中石热也。又宜服白鸭通汤方（见后二十六卷解石毒篇中）。

猪肾荠苨汤方

猪肾一具，大豆一升，荠苨、人参、石膏各三两，茯神（一作茯苓）、磁石（绵裹）、知母、葛根、栝楼根、黄芩、甘草各二两。

上十二味㕮咀，以水一斗五升，先煮猪肾、大豆、取一斗，去滓下药，煮取三升，分三服。渴即饮之。下焦热者，夜辄合一剂，病势渐歇即止。

[衍义] 石药之悍，虽流布中外，其毒必伏匿少阴经中，所以借水兽之肾引领，荠苨专主强中之味，与磁石、知母、黑大豆同入肾经，佐以石膏、黄芩、葛根、甘草、栝楼根，辅佐荠苨分解内外之毒。制剂虽专，不得人参阳药助胃以行其力，则毒匿幽深，何由发越？孰谓人参壅补热邪而致扼腕耶。

增损肾沥汤 治肾气不足，消渴小便多，腰痛方。

羊肾一具，远志、人参、泽泻、桂心、当归、茯苓、龙骨、干地黄、黄芩、甘草、芎䓖各二两，麦门冬一升，五味子半升，生姜六两，大枣二十枚。

上十六味以水一斗五升，先煮羊肾，取一斗二升，次下诸药，取三升，分三服。

[衍义] 增损肾沥汤有三：一见脚气，一见肾脏，皆主邪痹胞中阻滞气化，小便滴沥不通，引治消渴，小便多，亦用之者，总取通调气化，使之无过不及之患。较肾脏门方，则少石斛、桑皮、栝楼根。较脚气门中，则少磁石、石脂、防风、黄芪、半夏、芍药、栝楼根，而加黄芩、泽泻。此证小便虽多，必频数涩滞，故取二味为清热利水，向导专类，羊肾引入肾脏，与前方用猪肾之意不殊。

治下焦虚热，上注脾胃，从脾胃上注于肺，好渴利方。

竹叶（切）三升，甘草三两，栝楼根、生姜各五两，麦门冬、茯苓各四两，大枣三十枚，小麦、地骨皮各一升。

上九味㕮咀，先以水三斗，煮小麦，取一斗去滓澄清，取八升，去上沫，取七升煮药，取三升，为三服。

[衍义] 下利而渴，燥热无疑，故用地骨皮治下焦热，甘草、小麦治中焦热，竹叶、栝楼根治上焦热，茯苓、门冬交通上下，生姜、大枣运行脾津，为道热之宣使。

治渴利虚，引饮不止，消热止渴方。

竹叶（切）二升，地骨皮（切）一升，生地黄（切）一升，生麦冬一升半，栝楼根、石膏各八两，茯神（一作茯苓）、葳蕤、知母、生姜各四两，大枣三十枚。

上十一味㕮咀，以水一斗二升，煮取四升，分四服。

[衍义] 此以地黄、地骨皮治下焦热，石膏，知母治中焦热，竹叶、栝楼根治上焦热，茯苓、麦冬、葳蕤交通上下，生姜、大枣运行脾津，为道热之宣使。前以中气不充，故用甘草，小麦。此以膈上蕴热，故用石膏、知母，不得不少为变通。

地黄丸 治面黄，手足黄，咽中干燥，短气，脉如连珠，除热止渴利，补养方。

生地黄汁、生栝楼汁各二升，生羊脂三升，白蜜四升，黄连一升（为末）。

上五味合煎，令可丸如梧子大，饮服五丸，日二。加至二十丸。若苦冷而渴，渴瘥，宜别服温药。

[衍义] 脉如连珠，心脾结热可知，故用黄连专泻二经之积热，地黄滋血，栝楼根滋津，牛羊脂、蜂蜜滋肠胃之枯燥也。

治渴小便数方。

贝母（一作知母）六分，茯苓、栝楼根各四分，铅丹一分，鸡肶胵中黄皮十四枚。上五味治下筛，饮服方寸匕，日三，瘥后常服佳。长服不绝，则去铅丹，以蜜丸之，用麦饮下。

[衍义] 此以阴火鼓激浊阴壅塞清阳，而致燥渴，故用铅丹镇摄于下，贝母开发于上，栝楼根清利于中，茯苓通调气化，引领鸡肶胵消积利窍，使热随溲到，而渴自治矣。

治渴利方。

用生栝楼根三十斤切，以水一石，煮取一斗半，去滓，以羊脂五合，煎取水尽，以温酒先食服如鸡子大，日三。

治渴小便利，复非淋者方。

用榆白皮二斤切，以水一斗，煮取五升，每服三合，日三。

又方，小豆藿一把捣汁，顿服三升。

又方，取蔷薇根，水煎服之，佳。《肘后》以治睡中遗尿。

又方，三年重鹊巢烧末，以饮服之。《肘后》以治睡中遗尿。

又方，桃胶如弹丸大，含之咽津。

又方，蜡如鸡子大，以醋一升，煮二沸，适寒温顿服之。

[衍义] 栝楼根专主热中消渴，煎用牛膝以助血气，服用温酒以行药力。榆白皮滑利小便，小豆藿治膏粱积热。

蔷薇根主消渴多尿，重鹊巢散膀胱风气，桃胶和血通津，蜡味至淡清胃解毒，得醋以敛逆上之气。

论曰：凡人生放恣者众，盛壮之时，不自慎惜，快情纵欲，极意房中，渐至年长，肾气虚竭，百病滋生。又年少惧不能房，多服石散，真气既尽。石气孤立，唯有虚耗，唇口干焦，精液自泄，或小便赤黄，大便干实，或渴而且利，日夜一石，或渴而不利，或不渴而利，所食之物，悉化小便，皆由房室不节所致也。（凡平人夏月喜渴者，由心王也。心王便汗，汗则肾中虚燥，故渴而小便小也。冬月不汗，故小便多而数也，此为平人之证也。）名为消渴。但小便利而不饮水者，肾实也。经云，肾实则消，消者不渴而利是也。所以服石之人小便利者，石性归肾，得石则实，实则能消水浆故利，利多则不能润养五脏，脏衰则生诸病。张仲景云：热结下焦则为溺血，亦令人淋闭不通。内有热者则喜渴，除热止渴。兼虚者，须除热补虚则瘥矣。

治不渴而小便大利，遂至于死者方。

用牡蛎五两，以患人尿三升，煮取二升，分再服，神验。

[衍义] 论中有云：服石药人小便利者，石性归肾，肾得石则实，故专用

牡蛎之咸寒走肾，不特散结，兼能涩精，以疗小便之无度。服用患人尿者，取为导引病气之去路，而石药之毒亦得下降矣。

治小便不禁，日便一二斗，或如血色方。

麦冬、干地黄各八两，干姜四两，续断、沙蒺藜子、桂心各三两，甘草一两。

上七味㕮咀，以水一斗，煮取二升五合，分三服。《古今录验》亦治肾消，脚瘦细，小便数。

[衍义] 小便不禁，非属肾脏无阳，即系膀胱积血。昔人有云：麦门冬以地黄为使，服之令头不白，取其添精滋血，通肾气也。今与蒺藜，续断同用。《本经》蒺藜条下首言：治恶血则小便之过利不禁，或如血色，为积血无疑，以血为阴类，故使小便反多。干姜、桂心之阳药，既温下焦虚寒，并散膀胱虚热，一举而两得之。甘草调和寒热性味，先哲治肾虚风袭、肝伤血结，并用白蒺藜。若固肾脏精气，则沙苑者为胜，所以混举不分，随机应用可也。

九房散 治小便多或不禁方。

菟丝子、蒲黄、黄连各三两，肉苁蓉二两，硝石一两。

上五味治下筛，并鸡肌胵中黄皮三两为散，饮服方寸匕。如人行十里久更服，日三。《翼方》有五味子三两，空腹服。

[衍义] 方中菟丝续绝伤，补精气。蒲黄消瘀血，止茎痛。黄连泻心火，除积热。苁蓉助少火，滋阴精。硝石通固结，解石毒。鸡肌胵消积气，安肠胃，能使便溺有常，妙用全在乎此。

又方，鹿茸二寸，桂心一尺，附子（大者）三枚，泽泻三两，蹢躅、韭子各一两。上六味治下筛，以浆水服五分匕，日三，加至一钱匕。

[衍义] 鹿茸、桂、附皆大温峻补之药。得韭子之浊味，专助相火。羊蹢躅专搜经隧、骨空中毒风，泽泻佐之，使风毒浊湿悉从水道开泄，二味专为药毒而设。

黄芪汤 治消中虚劳少气，小便数方。

黄芪、桂心、芍药、当归、甘草、生姜各二两，黄芩、干地黄、麦冬各一两，大枣三十枚。

上十味㕮咀，以水一斗，煮取三升，分三服，日三。

[衍义] 虚劳少气是宿病，故用黄芪、甘草、归、芍、地黄以资气血消中。小便数是新病，故用黄芩、麦冬、桂心、姜、枣以通津液。

棘刺丸 治男子百病，小便过多失精方。

棘刺、石龙芮、巴戟天各二两，厚朴、麦门冬、菟丝子、草薢（《外台》作草鞋）、柏子仁、葳蕤、小草、干地黄、细辛、杜仲、牛膝、苁蓉、石斛、桂心、防葵各一两，乌头半两。

上十九味为末，蜜和更捣五六千杵，丸如梧子大，饮下十丸，日三。加至三十丸以知为度。

［衍义］男子百病，不独指肾虚小便多而言。《本经》棘刺主治与皂刺不甚相远。《别录》治丈夫虚损，阴痿精自出，统领巴戟、苁蓉、菟丝、牛膝、门冬、地黄、杜仲、小草、萆薢补肾益精，功司开合，足以充其所用。至于乌头、防葵、石龙芮、厚朴等味，非有固结滞气，奚以及此。再详葳蕤、柏仁、石斛、细辛、桂心通风利窍之治。则乌头、防葵、石龙芮、厚朴等药，可以默悟其微，总在攻补百病之列也。

治尿数而多者方。

用羊肝一具作羹，内少羊肉和盐、豉、如食法，任性食，不过三具。

［衍义］肾司闭藏，肝司疏泄。今以肝气失职不能司统摄之权，故用羊肝以补肝脏之虚，和盐、豉者，借以引入肾家也。

治消渴，胃反而吐食者方。

茯苓八两，泽泻四两，白术、桂心、生姜各三两，甘草一两。

上六味㕮咀，以水一斗，煮小麦三升，取汁三升，去滓下药，煮取二升半，每服八合，日二。

［衍义］五苓散治水逆而渴，此兼胃反呕逆。故去猪苓而易甘草以和胃气，生姜以止呕逆，先煮小麦汁煎服者，助肝气之生发也。

又方，取屋上瓦三十年者，碎如雀脑三升，东流水二石，煮二斗纳药如下方。

白术、干地黄、生姜、人参、橘皮、甘草、黄芪、远志、桂心、当归、芍药各二两，大枣三十枚。

上十二味㕮咀，纳瓦汁中，煮取三升，分四服。或单饮瓦汁亦佳。

［衍义］于黄芪建中方内加参、术以助脾胃之气，归、地以资肝肾之血，橘皮、远志消中利窍。并取陈年瓦砾，受日月之光华，雨露之濡泽而流行有节，用以煮汁煎药，助诸药清热利水之功也。

治热病后虚热、渴、四肢烦疼方。

葛根一斤，人参、甘草各一两，竹叶一把。

上四味㕮咀，以水一斗五升，煮取五升，渴即饮之，日三夜二。

［衍义］人参、甘草资助通调之力，葛根流行阻遏之津，竹叶清解膈上之火，则病后虚热悉从水道疏泄，而虚热口渴，四肢反疼不治而治矣。

骨填煎 治虚劳渴无不效方。

茯苓、菟丝子、当归、山茱萸、牛膝、五味子、附子、巴戟天、石膏、麦冬各三两，石韦、人参、苁蓉（《外台》作远志）、桂心各四两，大豆卷一升，天冬五两。

上十六味为末，次取生地黄、栝楼根各十斤捣，绞取汁于微火上煎减半，便作数分，纳药，并下白蜜三斤，牛髓一斤，微火煎令如糜食，如鸡子黄大，日三。亦可饮服之。

[衍义] 方中益气资精，清热利水诸品专药，牛髓补中填骨髓之功，故云：骨填煎云。

茯神散 治虚热，四肢羸乏，渴热不止，消渴补虚方。

茯神、苁蓉、葳蕤各四两，生石斛、黄连各八两，栝楼根、丹参各五两，甘草、五味子、知母、当归、人参各三两，麦蘗（《外台》作小麦）三升。

上十三味为末，以绢袋盛三方寸匕，水三升，煮取一升，日二服，一作一服。

[衍义] 三焦之治与肾脏之治截然两途，肾脏阴虚而用壮水之剂，不得杂以补气之味，恐其留恋。阴药于上泥膈夺食，转增弥漫，非若益火消阴，宜兼补气以资阳生阴长之功也。三焦本属相火，所以用苁蓉、五味、知母滋培下焦，黄连、麦蘗、石斛清理中焦，茯神、葳蕤、栝楼滋养上焦，又须人参、甘草匡扶胃气，当归、丹参调和营血。则三焦之火得以涵养而无欻起之患矣。

枸杞汤 治虚劳，口中苦渴，骨节烦热或寒者方。

枸杞根白皮（切）五升，麦门冬三升，小麦二升。

上三味以水二斗，煮麦熟，药成去滓，每服一升，日再。

[衍义] 枸杞清热，门冬滋津，专赖小麦鼓舞生阳之气。

巴郡太守奏三黄丸 治男子五劳七伤，消渴，不生肌肉，妇人带下，手足寒热者方。

春三月：黄芩四两，大黄三两，黄连四两。

夏三月：黄芩六两，大黄一两，黄连七两。

秋三月：黄芩六两，大黄二两，黄连三两。

冬三月：黄芩三两，大黄五两，黄连二两。

上三味随时加减和捣，以蜜为丸如大豆，饮服五丸，日三。不知稍加至七丸，取下而已，一月病愈。久服走逐奔马，常试有验。一本云：夏三月不服。

[衍义] 巴蜀风土刚厚，民多血气刚强，虽有劳伤消渴，肌肉不生，多属水亏火旺。故巴郡所奏之方，专取伊尹三黄，随四序而为加减。在春阳气方强之时，虽当寒折，只宜平调以分解之。夏月阴气在内，总有湿热，仅堪以苦燥之。入秋燥令司权，热邪伤表居多，故取轻剂以外泄之。严冬阳气潜藏，热邪内伏，专事苦寒以内夺之。药虽峻削，日服无几，可无伤中之虑。妇人湿热带下亦不出此。久服走逐奔马者，湿热去而筋经跷捷也。然须谅人元气而施，若津枯血燥，慎勿误投，以取虚乏之咎。

治热渴头痛壮热，及妇人血气上冲，闷不堪者方。

茅根二升（切），三捣取汁令尽，渴即饮之。

［衍义］热渴头痛壮热，胃热上蒸无疑，故专取茅根一味，清热利水为务。

治岭南山瘴风热毒气，入肾中变寒热，脚弱虚满而渴方。

黄连不限多少，生栝楼根捣汁，生地黄汁，羊乳汁。

上四味，以三汁和黄连末为丸，空腹饮服三十丸，如梧子大，渐加至四十丸，日三。重病五日瘥。轻者三日瘥。无羊乳，牛乳、人乳亦得。若药苦难服，即煮小麦粥饮服之，主虚热。张文仲云：名黄连丸，一名羊乳丸。

［衍义］岚瘴湿热乘虚袭入，故用黄连清燥为主，兼栝楼根滋津：生地黄滋血；羊乳兼滋津血，以和黄连之燥。

阿胶汤 治虚热，小便利而多服石散，人虚热，当风取冷患脚气，喜发动兼消渴，肾脉细弱方。

阿胶二枚，麻子一升，附子一枚，干姜二两，远志四两。

上五味为末，以水七升，煮取二升半，去滓，纳胶令烊，分三服。说云：小便利多白，日夜数十行至一石，频服五日良。

［衍义］小便清利而渴，两尺脉细而弱，真阳失职于下，散毒发于上。故用姜、附以救下虚，远志以利肾窍，阿胶以滋阴血，麻仁以润脾津，并解石散之毒也。

（《千金方衍义·卷二十一·消渴淋闭方消渴第一》[9]）

评议 《千金方衍义》为清代医家张璐编撰。张氏凭借一生潜心医学之体会、六十年的临证经验，探赜索研数十年，汇取善本，参考互订，对于书中的方药主治进行了全面而系统的注释，撰成此书，成为了历史上唯一的一位《千金方》注家。

本篇张璐阐释了消渴的具体源由，肾气式微不能蒸发津气于上，所以燥渴不止，肾气丸、五苓散、文蛤散三方为消渴要方。内消之为病，由热中所做也，病程日久及肾，灼伤真阴，阴损及阳，肾阳受损，最终致阴阳两虚，在治疗时不可服芳草石药，应用清热滋津之药，并用茯神汤、猪肚丸、浮萍丸、枸杞汤、铅丹散、酸枣丸等方治疗消渴变证。

十、尤怡《金匮翼》——消渴小便味甘，乃腰肾虚冷不能蒸化谷气所致

【原文】

消渴统论（治法附）

消渴病有三：一渴而饮水多，小便数，有脂如麸片，甜者是消渴也。二吃食多，不甚渴，小便少，似有油而数者，是消中也。三渴饮水不能多，但腿肿脚先瘦小，阴痿弱，数小便者，是肾消也。《古今录验》

消渴大禁有三：一饮酒，二房室，三咸食及面，能慎此者，虽不服药，自可无他。不知此者，纵有金丹，亦不可救，慎之，慎之。

李词部曰：消渴之疾，发则小便味甜。按：《洪范》云：稼穑作甘。以理推之，淋伤醋酒作脯法，须臾即皆能甜也。人饮食之后，滋味皆甜，积在中焦，若腰肾气盛，则上蒸精气，化入骨髓，其次为脂膏，其次为肌肉，其余则为小便。气燥者，五脏之气；味咸者，润下之味也。若腰肾虚冷，不能蒸化于上，谷气则尽下而为小便，故甘味不变，下多不止，食饮虽多而肌肤枯槁。譬如乳母，谷气上泄，皆为乳汁。消渴疾者，谷气下泄，尽为小便也。又肺为五脏之华盖，若下有暖气上蒸，即润而不渴；若下虚极，即阳气不能升，故肺干而渴。譬如釜中有水，以板盖之，若下有火力，则暖气上腾而板能润；若无火力，则水气不能上，板终不可得而润也。故张仲景云：宜服八味肾气丸，并不可食冷物，及饮冷水，此颇得效，故录正方于后。

八味肾气丸　（方见肾劳。）服讫后，再服后方以压之。

黄连二十分，麦冬十二分，苦参十分，生地七分，知母七分，牡蛎七分，栝楼根七分。

为末，牛乳为丸，桐子大，曝干，浆水或牛乳下二十丸，日再服。病甚者，瘥后须服一载以上，即永绝病根。一方有人参五两。以上见《本事方》。

又，疗消渴、口苦舌干方：麦冬五两，花粉三两，乌梅（去核）十个，小麦三合，茅根、竹茹各一升。水九升，煎取三升，去滓分四五服。细细含咽。

疗饮水不消、小便中如脂方（崔氏）：黄连、栝楼根各五两，为末。生地汁和，并手丸如桐子大，每食后牛乳下五十丸，日二服。一方用生栝楼汁、生地汁、羊乳汁，和黄连任多少，众手捻为丸，如桐子大，麦冬饮服三十丸，渐加至四十五丸。轻者三日愈，重者五日愈，名羊乳丸。

麦冬饮子　治膈消胸满，烦心短气。

人参、茯神、麦冬、知母、五味子、生地、生甘草、葛根、栝楼根。

上等份㕮咀，每服五钱，水二盏，竹叶十四片，煎至七分，去滓温服。

河间云：心移热于肺为膈消。膈消者，心肺有热，胸满烦心，津液燥少，短气，久则引饮为消渴也。麦冬饮子主之。

麦冬丸 消渴之人，愈与不愈，常须虑有大痈，以其内热而小便数故也。小便数则津液竭，津液竭则经络涩，经络涩则营卫不行，营卫不行则热气留滞，必于大骨节间发痈疽而卒。当预备此药，除肠胃实热，兼服消渴方。

麦冬、茯苓、黄芩、石膏、玉竹各八分，人参、龙胆草各六分，升麻四分，枳实五分，生姜、栝楼根各十分，枸杞根。

为末，蜜丸桐子大，茅根粟米汁下十丸，日二服。若渴则与后药。

栝楼根、生姜、麦冬汁、芦根各三升。

水一斗，煮取三升，分三服。

冬瓜饮子 治消渴，能食，小便如脂麸片，日夜无度。

冬瓜一个，割开去瓤，入黄连末十两，仍将顶盖好，热灰中煨熟，去皮细切，研烂，用布取汁，每服一盏，日三夜二服。

葶苈丸 疗消渴成水病浮肿方。

甜葶苈（隔纸炒）、栝楼根、杏仁（麸炒黄）、汉防己各一两。

为末，蜜丸桐子大，每服三十丸，茯苓汤下，日三。

白术散 治诸病烦渴，津液内耗，不问阴阳，皆可服之，大能止渴生津。

干葛二两，白术、人参、茯苓、炙草、藿香、木香各一两。

为粗末，每三钱，水一盏半，煎至一盏，温服。

猪肚丸 治消渴。

猪肚（洗净）一具，黄连、白粱米各五两，花粉、茯神各四两，知母三两，麦冬二两。

上六味为末，纳猪肚中缝密，置甑中蒸极烂，乘热入药白中捣为丸。若硬加蜜丸梧子大，每服三十丸，加至五十丸，日二。（《金匮翼·卷四·消渴统论》[10]）

评议 《金匮翼》为清代医家尤怡撰就的一部内科医学专著，全书共8卷，阐述内科杂病48门，每门首列统论，概括该门病症的大致规律和治则，其次分述各种疾病的病症、治疗和方药，后附作者按语。本书为尤氏补充其所著《金匮心典》而作，故称为《金匮翼》，书中参考历代方书及内科著作，参以个人心得和经验，论述简要清楚，选方切于实用。

本篇中尤怡认为消渴病分为消渴、消中、肾消3型，对消渴病小便味甜加以阐释，人饮食之后，滋味皆甜，积于中焦，若腰肾虚冷，不能腾化于上，谷气尽下为小便，谷甘味不变，治疗宜服八味肾气丸，并忌食生冷。另附治疗消渴口苦舌甘、膈消胸满、烦心短气、消渴成水肿等方剂11首，并强调消渴禁忌饮酒、房室、咸食及面食的重要性。

第二节　分"上、中、下"三消论治消渴病

一、杨士瀛《仁斋直指方》——热在三焦发为三消

【原文】水包天地，前辈尝有是说矣。然则中天地而为人，水亦可以包润五脏乎？曰天一生水，肾实主之，膀胱为津液之腑，所以宣行肾水，上润于肺，故识者以肺为津液之脏，自上而下，三焦脏腑皆囿乎天一真水之中。《素问》以水之本在肾，末在肺者此也。真水不竭，安有所谓渴哉！人唯淫欲恣情，酒面无节，酷嗜炙煿糟藏、咸酸酢醢、甘肥腥膻之属，复以丹砂五石济其私，于是炎火上熏，腑脏生热，燥气炽盛，津液干焦，渴饮水浆而不能自禁矣！

渴之为病有三：曰消渴，曰消中，曰消肾，分上中下三焦而应焉。热气上腾，心虚受之，心火散漫，不能收敛，胸中烦躁，舌赤唇红，此渴引饮常多，小便数而少，病属上焦，谓之消渴。热蓄于中，脾虚受之，伏阳蒸胃，消谷善饥，饮食倍常，不生肌肉，此渴亦不甚烦，但欲饮冷，小便数而甜，病属中焦，谓之消中。热伏于下，肾虚受之，腿膝枯细，骨节酸疼，精走髓虚，引水自救，此渴水饮不多，随即溺下，小便多而浊，病属下焦，谓之消肾。自消肾而析之，又有五石过度之人，真气既尽，石气独留，而肾为之实，阳道兴强，不交精泄，谓之强中。消渴轻也，消中甚焉，消肾又甚焉，若强中则其毙可立待也。虽然，真水不充，日从事于杯勺之水，其间小便或油腻，或赤黄，或泔白，或渴而且利，或不渴而利，但所食之物，皆从小便出焉。甚而水气浸渍，溢于肌肤，则胀为肿满；猛火自炎，留于肌肉，则发为痈疽，此又病之深而证之变者也。总前数者，其何以为执剂乎？吁！此虚阳炎上之热也。叔和有言：虚热不可大攻，热去则寒起，请援此以为治法。又曰：消渴证候，人皆知其心火上炎，肾水下泄，小便愈多，津液愈涸，饮食滋味，皆从小便消焉，是水火不交济然尔。孰知脾土不能制肾水，而心肾二者皆取气于胃乎？治法总要当服真料参苓白术散，可以养脾，自生津液，兼用好粳米煮粥，以脊肉碎细，入盐醋油酒，葱椒茴香调和，少顷粥熟，而后入，以此养肾，则水有所司。又用净黄连湿锉，入雄猪肚中密扎，于斗米上蒸烂，添些蒸饭，白中杵黏，丸如桐子。每服百粒，食后

米饮下，可以清心止渴。

消渴证治

菟菀丹　三消渴通用，亦治白浊。

菟丝子（酒浸三宿，水淘，砂盆研细，捏饼，焙干）一十两，北五味子七两，白茯苓五两，石莲肉三两

上末，以药六两，末为糊，搅和捣三百杵，丸桐子大。每五十丸，食前米汤下，神妙。

降心汤　治心火上炎，肾水不济，烦渴引饮，气血日消。

人参、远志、姜（腌，取肉，焙）、当归、川芎、熟地黄、白茯苓、黄芪（蜜炙）、北五味子、甘草（微炙）各半两，天花粉一两。

上锉细。每三钱，枣煎，食前服。

生地黄膏　渴证通用。

生地黄（束如常碗大）二把，冬蜜一碗，人参半两，白茯苓一两。

上将地黄洗切研细，以新水一碗调开，同蜜煎至半，次入参、苓末拌和，瓷器密收，匙挑服。

黄芪汤　治诸渴疾。

黄芪、伏神、栝楼根、麦门冬（去心）各一两，北五味子、甘草（炙）各半两，生干地黄一两半。

上锉细。每四钱，新水煎服。

猪肚丸　治诸渴疾。

川黄连五两，净白干葛、知母、茯神、麦门冬（去心）、大熟地黄（洗，焙）各二两，栝楼根、粟米各三两，人参一两。

上木臼中同捣为散，入净猪肚内缝密，置甑内蒸极烂，乘热再杵细，若硬加蜜，丸桐子大。蒸汁下五十丸，或粥饮下。

又方，一味黄连末，入猪肚内缝密，满甑粳米上蒸熟，晒过，杵丸如前法。

川黄连丸　治诸渴。

川黄连（净）五两，白天花粉、麦门冬（去心）各二钱半。

上末，以生地黄汁并牛乳汁夹和捣，丸桐子大。每三十丸，粳米饮下。

玉泉丸　治烦渴口干。

麦门冬（去心，晒）、人参、茯苓、黄芪（半生半蜜炙）、乌梅肉、甘草各一两，栝楼根、干葛各一两半。

上末，炼蜜丸，弹子大。每一丸，温汤嚼下。

止渴锉散

枇杷叶（新布拭去毛，炙）、白干葛、生姜（切片，焙）各一两，大乌梅七个，大草果（去皮）二个，淡竹叶、甘草（生）各半两。

上锉。每四钱，新水煎服。

卫生天花丸　治渴通用。

黄连（净，童尿浸三宿，焙）三两，白扁豆（姜制，去皮炒）二两，辰砂、白茯苓、牡蛎粉、知母、苦参、天花粉、铁粉各半两，芦荟一分，金银箔各二十片。

上末，取栝楼根生汁和生蜜，丸桐子大。每三十丸，麦门冬汤下。

桑椹方　治渴疾。

桑椹熟时，尽煮食为妙。

又方，生牛乳细呷。

又方，生萝卜取汁，时饮少许。

蜡苓丸　补虚治浊止渴。

黄蜡雪白、茯苓各四两。

上茯苓为末，熔蜡和丸，弹子大。每一丸，不饥饱细嚼下。

茧丝汤　治渴神效。

煮茧缲丝，汤任意饮之，顿效。如非时，以丝或绵煎汤服。

辰砂妙香散　治渴证，小便涩数而沥，兼有油浊。（方见疳门。）

用灯草、茯苓煎汤下。

天花粉丸　治消渴，饮水多，身体瘦。

天花粉、黄连（去须）各一两，茯苓、当归各半两。

上末，炼蜜丸，桐子大。每三十丸，茅根煎汤下。

瓜连丸　治消渴骨蒸。

黄连（净锉，用冬瓜汁浸一宿，晒干，凡七次）。

上末，冬瓜汁丸，桐子大。每三四十丸，半饥饱熟水下，或五十丸米饮下。

玉壶丸　治消渴引饮无度。

人参、栝楼根（等份）。

上末，炼蜜丸，桐子大。每三十丸，麦门冬煎汤下。

天花散　治消渴。

天花粉、生干地黄（洗）各一两，干葛、麦门冬（去心）、北五味子各半两，甘草一分。

上粗末。每服三钱，粳米百粒，同煎服。

钱氏白术散　治消中，消谷善饥。

人参、白术、白茯苓、甘草（炙）、藿香叶一两，白干葛二两，木香半两，加北五味子、柴胡、枳壳（制）各半两。

上粗末。每三钱，新水煎服。

茯神丸 治消中，烦渴消谷，小便数。

人参、茯神、生干地黄、黄连（净）、麦门冬（去心，焙）、枳壳（制）、牡蛎粉各一两，石莲肉、黄芪（炙）、知母各半两，栝楼根三分。

上末，炼蜜同捣三百杵，丸桐子大。每五十丸，清粥饮下。

小菟丝子丸 治消肾。（方见疝门。）

以天花粉、北五味子煎汤下。

枸杞子丸 治消肾，久渴困乏，小便滑数。

枸杞、菟丝子（酒浸，研，焙）、白茯苓、黄芪、牡蛎粉、牛膝、熟地黄（洗）、麦门冬（去心）各一两，鸡内金（微炙）一两半，桑螵蛸、栝楼根各三分，山茱萸、牡丹皮各半两。

上末，炼蜜和捣三百杵，丸桐子大。每五十丸，食前粥饮下。

八味丸 治消肾，补虚止渴。（方见痼冷门。）

本方去附子，以北五味子代之，纳泽泻截块再蒸，熟地黄再蒸。

平补丸 治消肾不渴，肌肉瘦削，小便涩数而沥，如欲渗之状。

菟丝子（酒浸，研，焙）、山茱萸（酒浸，焙）、当归、益智仁各半两，川楝肉、牛膝、胡芦巴（炒）、厚杜仲（姜制，炒）、巴戟（去心）、苁蓉（酒浸，焙）各三钱半，乳香二钱。

上末，糯米糊丸，桐子大。每五十丸，枣汤或盐汤食前服。

双补丸 治肾虚水涸，燥渴劳倦。

鹿角胶二两，沉香半两，泽泻（截块再蒸）半两，覆盆子、白茯苓、人参、宣木瓜、薏苡仁、黄芪（炙）、熟地黄（洗，再蒸）、苁蓉（酒浸，焙）、菟丝子（酒浸，蒸，碾，焙）、北五味子、石斛（炒）、当归（酒浸，焙）各一两，麝香一钱。

上末，炼蜜丸桐子大，朱砂衣。每五十丸，空心枣汤下。

煞虫方（出《夷坚志》） 治消渴有虫。

苦楝根取新白皮一握，切焙，入麝少许，水二碗，煎至一碗，空心饮之。虽困顿不妨，自后下虫三四条，状如蛔虫，其色真红而渴顿止，乃知消渴一证，有虫耗其津液。（《仁斋直指方·卷之十七·消渴方论》[11]）

评议 《仁斋直指方》是南宋医家杨士瀛所撰，全书共 26 卷，72 门，以论治内科杂病为主，兼论外科及妇科病症，每门之下均先列"方论"，次列"证治"。本书内容广博，选材精当，是现存较早的方论紧密结合的一部方剂学专著，充分体现了杨氏的学术思想，是其医学理论与临证实践的结晶。

杨氏在消渴方论中对于消渴的记载为：热伤上中下三焦为病，病在上焦，热气上腾，心火散漫，饮多小便数而少，谓之消渴；病在中焦，热蓄于中，伏阳蒸胃，多食喜冷饮，小便数而甜，谓之消中；热伏于下，肾虚则精走髓虚，渴不多饮，小便多而浊，谓之消肾。消肾的基础上过食石药可致强中。病情由轻到重分别为："消渴轻也，消中甚焉，消肾又甚焉，若强中则其毙可立待也。"本书中也描述了消渴的并发症，热留于肌肉，发为痈疽。在治疗用药上应究其病因，心火上炎，肾水下泄，心肾不交，脾土不能制肾水，胃气不足则心肾气虚，故此类消渴主张服以参苓白术散补养脾胃，兼用粳米煮粥，膂肉碎细，入盐醋油酒，葱椒茴香调和，粥熟而入以养肾，使心、脾胃、肾并调，收交通心肾、清心止渴之效。

二、朱丹溪《丹溪心法》——分"上、中、下"三消论治消渴

【原文】消渴，养肺、降火、生血为主。分上、中、下治。三消皆禁用半夏，血虚亦忌用。口干咽痛，肠燥大便难者，亦不宜用，汗多者，不可用。不已必用姜监制。消渴若泄泻，先用白术、白芍药（炒）为末，调服后却服前药（即诸汁膏）。内伤病退后，燥渴不解，此有余热在肺经，可用参、芩、甘草少许，生姜汁调冷服，或以茶匙挑姜汁与之，虚者可用人参汤。天花粉，消渴神药也。上消者，肺也，多饮水而少食，大小便如常；中消者，胃也，多饮水而小便赤黄；下消者，肾也，小便浊淋如膏之状，面黑而瘦。

入方

黄连末、天花粉末、人乳汁（又云牛乳）、藕汁、生地黄汁。

上后二味汁为膏，入前三味搜和，佐以姜汁和蜜为膏，徐徐留舌上，以白汤少许送下。能食者，加软石膏、栝楼根。

[附录]水包天地，前辈尝有是说矣。然则中天地而为人，水亦可以包润五脏乎？曰：天一生水，肾实主之，膀胱为津液之腑，所以宣行肾水，上润于肺，故识者肺为津液之脏，自上而下，三焦脏腑，皆围乎天一真水之中。《素问》以水之本在肾，末在肺者此也，真水不竭，安有所谓竭哉？人唯淫欲恣情，酒面无节，酷嗜炙煿糟藏，咸酸酢醢，甘肥腥膻之属，复以丹砂玉石济其私，于是炎火上熏，脏腑生热，燥炽盛，津液干焦，渴饮水浆而不能自禁。其热气上腾，心虚受之，心火散漫，不能收敛，胸中烦躁，舌赤唇红，此渴引饮常多，小便数少，病属上焦，谓之

消渴。热蓄于中，脾虚受之，伏阳蒸胃，消谷善饥，饮食倍常，不生肌肉，此渴亦不甚烦，但欲饮冷，小便数而甜，病属中焦，谓之消中。热伏于下，肾虚受之，腿膝枯细，骨节酸疼，精走髓空，引水自救，此渴水饮不多，随即溺下，小便多而浊，病属下焦，谓之消肾。又若强中消渴，其毙可立待也。治法总要，当以白术散养脾，自生津液，兼用好粳米煮粥，以脊肉碎细，煮服以养肾，则水有所司，又用净黄连湿锉，入雄猪肚中，密扎，于斗米上蒸烂，添些蒸饮，白中杵黏，丸如桐子，服一百丸，食后米饮下，可以清心止渴。东垣曰：膈消者，以白虎加人参汤治之；中消者，以调胃承气汤、三黄丸治之；下消者，以六味地黄丸治之。

[附方]

茯菟丸 治三消渴通用，亦治白浊。

菟丝子（酒浸）十两，北五味子七两，白茯苓五两，石莲肉三两。

上为末，用山药六两为末，作糊和丸，梧子大，每服五十丸，米汤下。

麦门冬饮子 治膈消，胸满烦心，津液干少，短气而渴。

知母、甘草（炙）、瓜蒌、五味子、人参、葛根、生地黄、茯神、麦门冬（去心）各等份。

上㕮咀，水煎，入竹叶十四片。

加味钱氏白术散 治消渴不能食。

人参、白术、白茯苓、甘草（炙）、枳壳（炒）各半钱，藿香一钱，干葛二钱，木香、五味、柴胡三分。

上作一服，水煎服。

地黄饮子 治消渴咽干，面赤烦躁。

甘草（炙）、人参、生地黄、熟地黄、黄芪、天门冬、麦门冬（去心）、泽泻、石斛、枇杷叶（炒）。

上每服五钱，水煎服。

加减八味丸 治肾虚消渴引饮。

本方内减附子，加五味子。《要略》治男子消渴，小便反多者，仍用本方。方见补损。

清心莲子饮 治渴而小便浊或涩。

黄芩、麦门冬、地骨皮、车前子、甘草各三钱，莲子、茯苓、黄芪、柴胡、人参各三钱半。

上㕮咀，水煎服。

川黄连丸 治渴。

川黄连五两，天花粉、麦门冬（去心）各二钱半。

上为末，生地黄汁并牛乳夹和，捣丸梧子大，服三十丸，粳米汤送下。

玉泉丸　治烦渴口干。

麦门冬（去心）、人参、茯苓、黄芪（半生半蜜炙）、乌梅（焙）、甘草各一两，栝楼根、干葛各一两半。

上为末，蜜丸弹子大，每服一丸，温汤嚼下。

白虎加人参汤　见中暑。

调胃承气汤　见痢类。

三黄丸

黄连（去须）、黄芩、大黄（煨）各等份。

上为末，炼蜜丸梧子大，每服四十丸，熟水下。

六味地黄丸　见补损。（《丹溪心法·卷三·消渴四十六》[12]）

评议　《丹溪心法》为元代医家朱震亨（字彦修，尊称丹溪先生）著述，由明代医家程充校订。本书所论病症以内科杂病为主，兼及外、妇、儿、五官等科，其中外科部分及倒仓法等内容系程氏补订。书中每述一病症，先录朱氏之论，其下间述戴元礼之说，然后列治疗方剂，证后附录释病名、述病因、析病机、论治疗。

在本篇中，朱氏认为治疗消渴一疾，当"养肺、降火、生血为主"，以生气养血之法作为消渴治疗之基础，并根据累积脏腑部位，明确提出分上、中、下三消论治消渴。上消者，又称膈消、消渴，病位在肺，因"其热气上腾，心虚受之，心火散漫"而致心火盛于上，症见胸中烦躁，舌赤唇红，此渴引饮，常多，小便数而少等，病属上焦，可采用白虎加人参汤加减治疗。中消者，又称消中，病位在胃，"热蓄于中，脾虚受之，伏阳蒸胃"导致消谷善饥、多饮水而小便赤黄等临床症状，病属中焦，治以调胃承气汤、三黄丸。下消者，又名肾消，病位在肾，火热伏于下，"肾虚受之"，临床见"腿膝枯细，骨节酸疼""小便浊淋如膏之状，面黑而瘦""渴水饮不多，随即溺下，小便多而浊"等表现，病属下焦，治用六味地黄丸。关于治疗用药方面，开篇提到半夏为三消皆禁之物，必用时须"用姜监制"，而天花粉生津止渴作用较强，被朱氏称"消渴神药"。时至今日，天花粉仍为临床治疗糖尿病的首选中药。

三、汪机《医学原理》——三消之证皆由津液枯涸、火热炽盛所致

【原文】

论

三消之证，尽由津液枯涸、火热炽盛所致。故河间云：湿寒之阴气极衰，燥热之阳火炽甚是也。但有上、中、下三者之分，故以三消名焉。其上消者，乃热结上焦，虚火散漫，不能收敛。经云：心移热于肺。为上焦是也。其症胸中烦躁，舌赤唇红，大渴引饮。其中消者，由热郁中焦，伏火蒸胃，故使消谷善饥，因其正气衰败，津液枯涸，水火偏胜，故能善食不为肌肤。其下消者，乃热结下焦，膀胱伏火，肾为火燥，引水自救，故多饮水，由其燥热炽炽，肠胃腠理怫密，壅塞水液，不得外渗以荣百髓，唯止下流膀胱而为溺，其膀胱伏火，煎熬水液，是以溺混浊如膏。治法在乎滋肾水益阴寒之虚，泻心火阳热之实，滋津液以润肠胃，清肺金以助水源。是以东垣治法，上消用白虎汤加人参之类主之，中消用调胃承气汤、三黄丸主之，下消用六味地黄丸主之。全在临证见机加减，不可执方。

三消脉法

《脉经》云：厥阴之为消渴，气上冲心，心热，甚饥而不欲食，食即吐，下之不止。寸口脉浮而迟，浮则为风，迟则为寒；浮则卫气不足，迟则荣血虚弱。

又云：趺阳脉浮而数，浮则为气，数则消谷而紧。气盛则溲数。

又云：心脉滑为阳气偏胜，心脉微小为消瘅。脉实大、病久，可治；脉小坚、病久，不治。

又云：数大者，生；浮沉小者，生；实而坚大者，死；细而浮短者，死。

《医经》云：六脉数大者，生；细小留连者，死。

治三消大法

三消之证，大抵养肺金，降心火，益阴血为主。须分上、中、下三治。上消者，肺也，其症多饮水而少食，大小便如常；中消者，胃也，其症多饮水而小便黄赤；下消者，肾也，其症小便混浊如膏，面黑耳焦且瘦。大法当以天花粉、黄连二味为末，用藕汁、人乳、生地汁、姜汁、石蜜搅匀为膏，和黄连、

天花粉末，稀稠得所留舌上，徐徐以白汤送下，能食者，加石膏、天花粉。乃治消渴之圣药。

凡消渴药中大忌半夏，血虚者亦忌用，如口干咽痛、肠燥大便难者，俱不可用。

凡消渴而泄泻者，先宜用白术、白芍炒为末，调服，然后可用前药。

如内伤病退后而燥渴不解者，此乃因余热在肺经。可用人参、黄芩、甘草为末，生姜汁调服，虚者可用人参汤。

丹溪治三消活套

三消之证尽由阴血亏败所致，治宜以四物汤为主加减。

如热气上腾，心受虚火，散漫不能收敛，其症胸中烦躁，舌赤唇红，饮水多而小便涩数。此乃热在上焦，谓之上消。宜本方加人参、五味、麦冬、天花粉、生地汁、生藕汁、人乳，若饮酒之人，再加生葛汁。

如热蓄中焦，脾虚受寒，伏热郁胃，消谷善饥，其症饮食倍常，不生肌肉，渴不甚，烦，但欲饮冷，小便数而频。此热在中焦，谓之中消。本方加石膏、知母、滑石、寒水石等，以降胃火。

如热伏于下焦，肾虚受之，其症腿膝枯细，骨节酸痛，精之髓空，饮水自救，渴烦多饮小便淋浊如膏。此乃热在下焦，谓之消肾。宜本方加黄柏、知母、熟地、五味等，以滋肾水，当以日饮蚕茧缫丝汤尤妙，盖茧汤大能泻膀胱火，引阴水上潮寸口而不渴。

治三消方

三因珍珠丸 治心烦热闷，咽燥舌干，小便赤涩，引饮无度。此乃心经火热炎盛，灼害肺金所致。经云：心移热于肺而为消渴是也。夫心恶热，上焦火炽，是以烦闷，咽燥舌干，夫肾水乃肺之子，肺为火热，求救于子，是以引饮无度；心与小肠相为表里，心经蕴热，移及小肠，是以小便赤涩。治疗之法在乎清热解烦，止渴生津。经云：心苦热，急食苦以泻之。又云：寒可以胜热，重可以坠浮。是以用黄连、苦参、知母、玄参等诸苦寒之剂，以清热除烦，助麦门冬以清肺金，辅天花粉生津止渴，加朱砂、金银箔、铁粉、牡蛎等诸重剂，坠浮火以镇心神。

黄连（苦寒）四两，苦参（苦寒）二两，玄参（苦寒）二两，麦冬（甘凉）二两，知母（苦辛寒）二两，天花粉（苦甘寒）四两，金箔（辛平）百片，银箔（辛寒）百片，朱砂（辛甘温，另研）一两，铁砂（辛咸寒，另研）一两，牡蛎（咸寒，另研）一两。

捣瓜蒌汁和蜜丸，金银箔为衣。以栝楼根或麦冬汤下五七十丸，日二服。

易简地黄饮子　治消渴，咽干，面赤，烦躁，小便浑浊。此由阴血不足，阳火炽盛，膀胱蕴热所致。治宜补阴泻阳。是以用人参助生、熟地补益阴血，黄芩助天麦门冬、枇杷叶清肺金以滋肾水之源，生甘草助石斛、泽泻以泻膀胱经火，佐枳壳疏壅滞之气。

人参（甘温）二钱，生地（苦甘寒）一钱，熟地（甘寒）一钱，黄芩（苦寒）钱半，枳壳（苦辛温）七分，枇杷叶（苦平）七分，生草（甘寒）五分，泽泻（咸寒）一钱，石斛（甘平）七分，麦冬（苦甘凉）八分，天冬（苦甘寒）七分。

水煎。日五服。

朱砂黄连丸　治心经蕴热，烦躁恍惚，口燥咽干，消渴引饮。法当清心泻火为主。故用黄连泻心火以涤烦躁，朱砂安心神以定恍惚，生地益阴寒以除热。

黄连（苦辛寒）四两，朱砂（辛凉）一两，生地黄（甘寒）二两。

为末，炼蜜丸。以灯心、枣汤下五七丸，日三服。

宣明麦冬饮子　治津液枯涸、短气消渴等症，此乃肺火热炽所致。盖热则伤肺，是以用知母、地黄滋阴降火，人参、茯苓补中盖气，助麦门冬、五味子、葛根、天花粉润肺生津，佐甘草泻火。

知母（苦辛寒）三两，生地（甘寒）四两，人参（甘温）三两，茯苓（甘平）二两，麦冬（甘凉）二两，五味（甘酸平）一两，葛根（苦甘凉）二两，生草（甘寒）一两，天花粉（苦甘凉）二两。

水二斗，煎一斗。不拘时服。

宣明大黄甘草饮　治肠胃结热成消。法当泻热。故用大黄泻肠胃结热，生草泻火，绿豆解热。

大黄（苦寒）四两，生草（甘寒）六两，绿豆（苦甘平）一斗。

先以大黄、甘草锉碎，用绢袋盛置绿豆中，以水五斗煎至二斗五升，去袋，取去渣不用，以磁硐盛绿豆及汁，候冷，令病者渴饮汁，饥食豆。病未愈，再服。

丹溪乳汁膏　治一切消渴。用黄连泻心火，生地汁、生藕汁、天花粉，清热生津以止渴。

黄连（苦寒，研末）四两，生地汁（甘寒）、生藕汁（苦甘凉）、天花粉（苦甘凉）三汁各二斗。

将连末入三汁中，加牛乳二升、生姜汁半升、炼蜜十两，搅匀，重汤顿成膏。每以一两留舌上，徐徐噙化，白汤吸下，日五七服。

猪肚丸　治肠胃结热，一切消证。用猪肚为肠胃之引使，黄连清热，知母、麦冬、天花粉生津止渴。

猪肚（甘温，男用雄、女用雌）一具，黄连（苦寒）六两，知母（苦辛寒）四两，麦冬（苦甘凉）四两，天花粉（苦甘凉）八两。

为细末，入猪肚中，以线缝合，蒸烂，加炼蜜，石臼内杵成泥，丸如梧子大，日三服。

人参散　治中气亏败，虚火内燔，消渴善食，小便频数，混浊如膏。法当补益中气为本。是以用人参、白术、茯苓、甘草以补中气，黄连、石膏以清肠胃火热，泽泻、寒水石、滑石等泻膀胱火而清小便，葛根、天花粉生津止渴。

人参（甘温）三钱，白术（苦甘温）二钱，茯苓（甘平）一钱，炙草（甘温）五分，石膏（辛寒）二钱，黄连（苦寒）一钱，泽泻（咸寒）一钱，滑石（甘寒）钱半，寒水石（辛寒）八分，葛根（苦甘凉）一钱，天花粉（苦甘凉）二钱。

水三大盏，煎至二盏，入蜜少许。不拘时，日三服。

加味钱氏白术散　治消渴，不能食。此乃中气亏败，运动失常，不能舒越中焦阳气，以致郁而成热。是以热甚虽多饮水，由中气衰败，不能消食。法当补益中气为本。是以用人参、白术、茯苓、甘草等补中气，五味、干葛、柴胡清热生津，藿香、木香、枳壳等以疏壅滞。

人参（甘温）三钱，白术（苦甘温）一钱，茯苓（甘淡平）八分，甘草（甘温）五分，五味（甘酸平）七分，干葛（苦甘凉）二钱，柴胡（苦寒）一钱，藿香（辛温）七分，木香（苦辛温）七分，枳壳（苦辛温）八分。

水煎。日三服。

玉泉丸　治一切口干烦渴。此乃虚火上炎所致。经云：虚火宜补。又云：甘温能除大热。是以用人参、黄芪、茯苓、甘草诸甘温以除虚热，助麦门冬、乌梅肉、干葛、天花粉以生津止渴。

人参（甘温）三两，黄芪（甘温）二两，茯苓（甘平）二两，炙草（甘温）七钱，天花粉（苦甘）四两，麦冬（甘凉）一两，干葛（苦甘凉）二两，乌梅（甘酸）一两。

为末，炼蜜丸如弹子大。每温白汤嚼下一丸，日三服。

茧丝汤　治一切消渴，其效如神。

缲丝汤甘寒，陈久者良，不拘多少。盖此汤由水火交济而成，有阴阳交济之用大能升水降火。不拘时服。（《医学原理·卷之六·三消门》）[13]

评议　《医学原理》为明代医家汪机晚年撰就的综合性医学著作。本篇中，汪机按照"论""脉""治""方"的框架对消渴病进行阐释。纵观三消病机，皆由"津液枯涸，火热炽盛"所导致，但有上、中、下三焦之分。脉象上阐脉法即知病症之生死，如"数大者，生；浮沉小者，生；实而坚大者，死；细而浮短者，死"。治三消之证，虽须分上、中、下三焦，但当以"养肺金，降心火，益阴血"为主。汪氏尤其善用丹溪治三消活套，指出"三消之证尽由阴血亏败所致"，并根据上消"热气上腾，心受虚火"、中消"热蓄中焦，脾虚受寒"、下消"热伏于下焦，肾虚受之"等三消之证，治以四物汤为主加减。另于篇末，辨治附三因珍珠丸、易简地黄饮子等 11 首三消方剂。

四、孙一奎《赤水玄珠》——善用药对治疗三消，改变剂型方便服用

【原文】启玄子注：瘅为消热病也

渴而多饮为上消；消谷善饥为中消；渴而便数，有脂膏，为下消。

东垣曰：上消者，舌上赤裂，大渴引饮。经曰：心移热于肺，传为膈消是也。以白虎汤加人参主之。

洁古曰：上消者，上焦受病，又谓之膈消。多饮水而少食，大便如常，小便清利，知其燥在上焦，治宜流湿以润其燥。

上消者，经谓之膈消，而多饮是也。

治上中下三消水火

上消：熬猪肚汤，羊肉冬瓜汤。上消手太阴（大渴不止），麦门冬饮子、化水丹。

中消：调胃承气汤。瘅成消中，而数小便，消中足阳明，胃热消谷善饥，易老顺气散。

下消：益火之源，以消阴翳，则便溺有节。肾气丸、地黄丸。肾消足少阴（饮少溲多，小便如膏）内化丸、凤髓丹。壮水之主，以制阳光，则渴饮不思。

东垣论消渴，末传能食者，必发脑疽背疮；不能食者，必传中满臌胀。《圣济总录》皆为必死不治之证。唯洁古分而治之。能食而渴者，白虎加人参汤主之；不能食而渴者，钱氏白术散倍加葛根主之；上中既平，不复传下消矣。前人用药，厥有旨哉。或曰：末传疮疽者，何也？此火邪胜也。其疮痛甚而不溃，或赤水者是也。经曰：有形而不痛者，阳之类也，急攻其阳，无攻其阴。治在下焦，元气得强者生，失强者死。末传中满者，何也？以寒治热，虽方士不能废绳墨而更其道也。然脏腑有远近，心肺位近，宜制小其服；肾肝位远，宜制大其服，皆适其至所为故。如过与不及，皆诛罚无过之地也。如膈消、中消，制之太急，速过病所，久而成中满之疾。正谓上热未除，中寒复生。非药之罪，

失其缓急之宜也。处方之际，宜加审焉。

《总录》论消渴有三种：一曰渴而饮水多，小便数，有脂似麸片而甜者，消渴病也。二者吃食多，不甚渴，小便少有似油而数者，消中病也。三者虽渴，饮水不能多，腿脚瘦小痿弱，小便数，此肾消也。特忌房劳。

《千金方》云：消渴病宜慎者有三：一忌酒，二忌房劳，三忌咸食及面。能慎此三者，虽不服药，亦可自愈。消渴之人，愈与未愈，尝须虑患大痈，必于骨节间忽发痈疽而卒。

《内经》云：热中消中，不可服膏粱、芳草、石药。石药发癫，芳草发狂。芳草之气美，石药之气悍，二者其气急疾坚劲。故非缓心和人，不可以服此二者。

东垣谓滑石治渴，本为窍不利而用之。以燥能亡津液也。天令湿气太过者当用之，若无湿而用之，是犯禁也。（小便不利而渴，知内有湿也；小便自利而渴，知内有燥也。湿宜泄之，燥宜润之。）

《内经》云：脉实大，病久可治；脉悬小坚，病久不可治。又《脉经》曰：消渴，脉数大者生，细小浮短者死。

上消治例（渴而多饮为上消）

丹溪云：治消渴，养气、降火、生血为主。栝楼根，治消渴之神药。心移热于肺，传为膈消。

人参石膏汤　治膈消，中焦烦渴，不欲多食。

人参五钱，石膏一两，知母七钱，甘草四钱。

每五钱，水煎，食后温服。

洁古治能食而渴者，白虎倍加人参汤主之。

王海藏治脾胃虚弱，大渴不止而食少，小便不利，大便不调，精神短少，腹窄狭如绳束。

白茯苓、橘红各一两，生姜五钱。

上炼蜜丸，弹子大。每二丸，空心白汤化服。忌生冷、硬物、怒发、思虑过度。如脉弦或腹中急甚者，加甘草三钱。

易老门冬饮子　治老弱虚人大渴。

人参、枸杞子、白茯苓、甘草各三分，五味子、麦门冬各五钱。

加姜，水煎服之。

罗太无门冬饮子　治膈消，胸满心烦，精神短少，多为消渴。

知母、甘草（炙）、瓜蒌仁、五味子、人参、葛根、茯神、生地、麦门冬各一两。

每五钱加竹叶十四片，同煎服。

火府丹　治消渴。

《本事方》云：一卒病渴，日饮水三斗，不食者三月，心中烦闷。时孟冬，予谓心中有伏热，与此丹数服，每服五十丸，温水下。越二日来谢，云当日三服，渴止，又次日三服，饮食如故。此方本治淋，用以治渴，得效。信乎，药要变通，曷能执一？

丹溪治渴泄泻，先用白芍药、白术，各炒，为末，调服，后随证用药。

钱氏加减地骨皮散　治上消。

知母、柴胡、甘草（炙）、半夏、地骨皮、赤茯苓、黄芪、石膏、黄芩、桔梗、白芍药。

每三钱，姜五片，水煎，食远服。

东垣止渴润燥汤　治消渴，大便干燥，喜温饮，阴头缩，舌上白燥，唇裂，口干，眼涩难开，及于黑处如见浮云。

升麻一钱半，柴胡七分，甘草五分，红花少许，杏仁（研）六个，桃仁（研）、麻仁（研）、防风、归身、荆芥穗、黄柏、知母、石膏各一钱，熟地二钱，川椒、细辛各一分。

水煎，食远热服。

化水丹　治手足少阴渴饮不止，或心痛者。（《本事》治饮冷水多者。）

川乌（脐大者，炮，去皮）四枚，甘草（炙）一两，牡蛎（生用）三两，蛤粉（用厚者，炮）六两。

为细末，醋浸，蒸饼为丸。每服十五丸，新水下。心痛者，醋汤下，立愈。饮水一石者，一服愈。王海藏此药能化停水。

甘草石膏汤　治渴病瘥愈再剧。舌白滑微肿，咽喉咽唾觉痛，嗌肿，时渴饮冷，白沫如胶，饮冷乃止。

升麻一钱半，柴胡七分，甘草梢五分，石膏六分，黄柏、桃仁、防风、荆芥穗、生地、知母、当归身各一钱，杏仁六枚，熟地、黄连各三分，细辛一分，红花少许，川椒三粒。

水煎，食后热服。

丹溪云：消渴病退后，而燥渴不解，此有余热在肺经，可用参、苓、甘草少许，生姜汁冷服。虚者可用人参汤。

东垣六经渴治例

太阳经渴，其脉浮，无汗者，五苓散、滑石之类主之。阳明经渴，其脉长，有汗者，白虎汤、凉膈散之类主之。少阳经渴，其脉弦而呕者，小柴胡汤加瓜蒌之类主之。太阴经渴，其脉细，不欲饮，纵饮思汤不思水者，四君子汤、理中汤之类主之。少阴经渴，其脉沉细，自利者，猪苓汤、三黄丸之类主之。厥阴经渴，其脉微引饮者，宜少少与之。

《圣济》治时气烦渴，用生藕汁一盏，入蜜一合和匀，分为三服。

中消治例（消谷善饥为中消）

瘅成为消中，胃中热则消谷善饥。东垣曰：消渴中消，自古只治燥止渴，误矣，殊不知《内经》云：三阳结，谓之消。三阳者，足太阳也。又手阳明大肠主津液，所生病，热则目黄、口干，是津液不足也。足阳明主血，所生病，热则消谷善饥，血中伏火，是血不足也。结者津液不足，结而不润，皆燥热为病也。此因数食甘美而多肥，故其气上溢，转为消渴，治之以兰，除陈气也。不可服膏粱、芳草、石药，其气悍烈，能助热燥也。越人云：邪在六腑，则阳脉不和，阳脉不和，则气留之，气留之，则阳脉盛矣。阳脉太虚，则阴气不得荣也，故肌肉、皮肤而消削也。

《素问》有病口甘者，病名为何？何以得之？岐伯曰：此五气之溢也，名曰脾瘅。夫五味入口，藏于胃，脾为之行其精气，津液在脾，故令人口甘也。此肥美之所发也，此人必数食甘美而多肥也。肥者令人多热，甘者令人中满，故其气上溢，转为消渴，治之以兰，除陈气也。

洁古治胃热善消水谷，以甘辛降火之剂治之。用黄连末，生地、白藕各自然汁，牛乳各一升，熬成膏，和黄连末一斤，丸如桐子大。每服三十丸，白汤下，日进十服。

河间猪肚丸　治消渴。

猪肚一具，黄连一两，天花粉四两，麦门冬四两，知母一两。

为细末，纳猪肚中，线缝，置甑中，蒸极烂，乘热于石臼中杵，可丸为度，如硬，加蜜，丸如桐子大。每服三十丸，渐加至四十丸，渴则进之。

《三因方》多粱米、杜仲。《本草》云：猪肚能补中益气，止渴。

调胃承气汤　治消中，渴而饮，多食。（此初起时宜服之。）

三黄丸　治三焦热渴。

易老顺利散　治中热在胃，而能食，小便赤黄，微利至不欲食为效，不可多服。

厚朴、枳实各一两，大黄（煨）四两。

每服五钱，水煎，食远服。

大肠移热于胃，善食而瘦，又谓之食㑊。（食㑊者，谓食移易而过，不生肌肤，亦易饥也。东垣云：善食而瘦者，胃伏火邪于气分，则能食，脾虚则肉肌削也。）

胃移热于胆亦曰食㑊。

河间参蒲丸 治食㑊，胃中结热，消谷善饥，不生肌肉。

人参、菖蒲、赤茯苓、远志、地骨皮、牛膝（酒浸）各一两。

上炼蜜丸，每服二十丸，米饮下。

下消治例（渴而小便数，有膏，为下消）

罗太无治张芸夫，四十五岁，病消渴，舌上赤裂，饮水无度，小便数多。先师以此方治之，良愈。消渴多传疮疡，为不救之疾。既效后，亦无患，享年七十五而终，名之曰生津甘露饮子。治消渴上下齿麻，舌硬，赤烂肿痛，食不下，腹时胀满疼痛，浑身色黄，目白睛黄，甚则四肢痿弱无力，面尘脱色，胁下急痛，善嚏善怒，健忘，臀肉、腰背疼，两丸冷甚。

生津甘露饮子

石膏一钱二分（一方石膏用一两二钱），人参、甘草（生）、山栀、白豆蔻、白芷、连翘、荜澄茄、黄连、姜黄、藿香、炙甘草、杏仁、木香各一钱，白葵、麦冬、当归身、兰香、柴胡各三分，黄柏（酒炒）一钱五分，升麻根、知母（酒炒）各二钱，桔梗三钱，全蝎（去毒）二枚。

上为末，汤浸，蒸饼，和匀，捏作饼子，晒干，杵碎如黄米大。每服二钱，挑于掌内，以舌舐之，津液送下，或白汤，食后服之，神效。凡消渴为病，燥热之气胜也。《内经》云：热淫所胜，佐以甘苦，以甘泻之。热则伤气，气伤则无润，折热补气，非甘寒之剂不能，故以石膏之甘寒为君。启玄子曰：壮水之主，以镇阳光。故以柏、连、栀子、知母之苦寒，泻热补水为臣；以当归、杏仁、麦门冬、全蝎、连翘、白葵、兰香、甘草，甘寒和血润燥为佐；柴胡、升麻，苦平，行阳明、少阳二经，荜澄茄、白豆蔻、木香、藿香，反佐以取之；又用桔梗为舟楫，使浮而不下也。

东垣和血养气汤 治口渴，舌干，小便数，舌上赤裂，此药生津，除燥，生肌。又名地黄饮子。

黄连（酒炒）、生地各七分，红花少许，黄柏（酒炒）一钱，升麻一钱，甘草（炙）、防己（酒洗）各三分，桃仁六枚，当归四分，知母（酒煮）、羌活各五分，麻黄根三分。

口渴舌干，再加杏仁六枚，生甘草三分；小便数，加石膏六分。

上作一服，水煎，稍热。忌酒面、房事。

清凉饮子 治消中能食而瘦，口舌干，自汗，大便结，小便数。

羌活梢、柴胡梢、甘草梢、知母（酒制）、黄芪、黄芩（酒炒）各一钱，升麻梢四分，防风梢、防已、生地（酒洗）各五分，当归六分，石膏、龙胆草、黄柏各一钱五分，红花少许，桃仁、杏仁各五枚，甘草（炙）一钱。

水二盅，酒一小盏，煎服。

甘露膏 治消渴，饮水极多，善食而瘦，大便结燥，小便频数。又名兰香饮子。

石膏二钱，知母一钱五分，甘草（生）、防风各一钱，炙甘草、人参、半夏、兰香、白豆蔻、升麻、桔梗、连翘各五分。

上浸，蒸饼为丸，或捏作饼子，晒干，碎如米大。每用淡姜汤下二钱。

黄连末，治消渴要药，加天花粉末、人乳，生地黄汁、生藕汁，二物为膏，入山药末，搜和，以姜汁和炼蜜为膏，徐徐挑于舌上，以白汤少许送下亦可。能食而渴者，加石膏。

治消渴。

以天花粉为末，用人乳汁、生韭汁煎膏，丸如绿豆大。每服百丸，食后白汤下。

《肘后方》治消渴，小便多者。

煮栝楼根汁，饮之良。

《济世方》云：治消渴无方可治者。

用天花粉、大乌头炒，等份，为细末，蒸饼丸。每服百丸，黑豆汤下。

以上四方，皆以天花粉为君。《本草》主消渴，止小便，通月水、乳汁。夫既能止小便，又能通月水，知其流湿润燥，治消渴之要药也。

《千金》地黄丸 治肾渴。

黄连（为末）四两，生地半斤（取汁，连渣拌黄连末，和匀，晒干用）。

为细末，炼蜜为丸。食后，麦门冬汤下五六十丸。

麦门冬汤 治消渴，日夜饮水无度，饮下即溲。

麦门冬、黄连、冬瓜各二两。

每服五钱，水煎，去渣，温服。若无干冬瓜，用新冬瓜肉三斤，去瓤，分作十二片，为十二服，每服用一片，劈破，水煎，日三服。

冬瓜饮子 治消渴，能食而饮水多，小便如脂麸片，日夜无度。

冬瓜一枚，黄连（为细末）十两。

先以冬瓜破开，去瓤，掺黄连末在内，却用顶盖定，于热灰中煨熟，去皮，切细，烂研，绞汁。每服一盏至二盏，日三服，夜一服。

三消丸

用好黄连为细末，不拘多少，切冬瓜肉，研取自然汁，和成饼，阴干，再为细末，用汁浸和，加七次即用，为末，仍以瓜汁为丸。煎大麦仁汤送下。寻常渴疾，只一服，效。

以上五方，黄连、冬瓜为君。丹溪云：冬瓜性走而急，久病与阴虚者忌之。又有黄连为佐，用者尤当裁酌。

治消渴，饮水不止，小便数。

用田螺五升，水一斗，浸一宿。渴则饮之，每日一度，易水换螺为妙。又方：以水煮取汁，饮之，螺亦听食。

愚按：以上诸方，列于下消之例，观其用药，在上中为多，亦是端本澄源之意。上中既平，不复传下消矣。故于真阴虚肾消之病。而又自有补下焦之药也。用药者宜审焉。

张子和治饮水百杯，尚犹未足，小便如沙，或如杏色。此方三五日，小便毒大注下，十日除根。（此方子和自云：此重剂也，试有验。）

水银四钱，锡（熔化，同水银炒成砂子）二钱，牡蛎、知母、密陀僧、紫菀、苦参、贝母各一两，天花粉半斤，黄丹半两。

俱为细末，用猵猪肚，妇人用猵猪肚，一具，纳药于内，以麻线缝之。用新瓦二片，绳缚一二遭，别用米一升，天花粉末半升，于新水内煮熟。取出放冷，不用米及天花粉，只将猪肚并肚中药烂捣，和为丸，如硬，加蜜。食前米汤下三四十丸。（《三因方》无贝母。）

河间胡粉散 治大渴，百方不瘥者，亦治肾消。

黄丹、胡粉、泽泻、石膏、赤石脂、白石脂各五钱，天花粉二两半，甘草一两。

蜜为丸，绿豆大。每服十五丸至二十丸止，多则腹痛，日进二服。

葛根汤 治消渴、消肾，日饮石水者。

葛根三两，栝楼根、黄丹各二两，大附子（炮，去皮、脐）一两。

蜜丸，桐子大。每十丸，日进三服，春夏去附子。

六味地黄丸 治肾消，效。

经验方，治消不止，下元虚者。

用牛膝五两，细锉为末，生地黄汁五升，昼晒夜浸，以汁尽为度，蜜丸。空心，温酒下三十丸。久服壮筋骨，驻颜色，黑须发，生津液。

仲景治消渴小便反多，如饮水一斗，肾气丸主之。

张子和治肾消。

以肾气丸，本方加山药一味外，桂、附从四时加减：冬用一两，春秋用三钱，夏用一钱。又法：肾气丸去附子，加五味子一两半。

张子和治诸虚不足，胸中烦悸，时常消渴，唇口干燥，或先渴而欲发疮，或病痈疽而后渴，宜用黄芪汤多服（方见痈疽门）。

凡消渴而小便反多，有脂者，皆肾气不管摄津液也。宜多服黄芪，黄芪乃补气之要药。

《外台秘要》治消肾，小便数。

鹿角一具，炙焦，捣为极细末，酒服方寸匕，渐渐加之。心移寒于肺消者，饮一溲二，不治。肾脏消烁，气无所摄，故饮一溲二也。（《赤水玄珠·卷十一·消瘅门》[14]）

凡疽愈后忽发渴，而不救者，十有八九。或先渴而患疽者，尤为难治。急用加减八味丸，可免前患。如能久服，永不作渴，亦无疽证。且气血皆壮，有神剂也。

薛氏云：前证属肾水枯涸，虚火上炎，口干作渴，饮水无度。或舌黄作裂，小便频数。或痰气上壅，烦躁不宁。或二三年先作渴饮水。或口舌生疮，两足发热，多痰。或疮愈三年而口干作渴，小便频数。急用前药，多有复生者。能逆知其因，预服前丸，可免此患。若兼手足厥冷，真阳虚也，宜服八味丸。大凡疮后，审其肾水不足，用加减八味丸。中气虚弱，用补中益气汤。气血虚弱，用十全大补汤。阳气虚寒，加姜、桂，如不应，用八味丸。

加减八味丸

熟地黄八两，干山药、山茱萸（去核）、五味子（炒）各四两，肉桂一两，牡丹皮、白茯苓各三两，泽泻（切片，蒸五次，焙）三两。

上炼蜜为丸，梧子大，每服八十丸，五更未言语前，白汤下。

黄芪六一散

黄芪六两，粉草（半生半炙）一两。

上为末，每服二钱，空心、日午白汤调下。不应，作大剂水煎服。

薛氏云：忍冬丸，解热毒消渴之药也。六一汤，补气虚作渴之药。用之无有不验。

五味子汤　肾水枯涸，口燥舌干。

五味子、麦门冬各一两，黄芪（炒）三两，人参二两，炙甘草五钱。

上每服五钱，水煎服。此方乃滋其化元之剂，设肾水既涸，虚火上炎燥渴，须佐以加减八味丸。（《赤水玄珠·卷二十九·外科·五发痈疽通治方》[14]）

评议　《赤水玄珠》为明代医家孙一奎编撰的医书，全书30卷，分76门，论述内外妇儿各科病症，每门再条分缕析，分述因、证、治方，附诸家治验。

孙一奎认为"消渴为病，燥热之气胜"而成，强调了燥热太过与肾虚是消渴病发病的主要病因病机。在《卷十一·消瘅门》中，孙氏指出肺燥"渴而多饮"为上消，其属手太阴肺病；胃热"消谷善饥"为中消，属足阳明胃经病；真阴虚"渴而小便数，有膏"为肾消，属足少阴肾经病。治疗时，上消和中消以降火、养气、生血为主，下消以温补下元为主，重视补精血以化气。在用药上，善用药对，如栝楼根（天花粉）与黄连、石膏与知母、桔梗与升麻等。在药物剂型上，孙氏多用较为方便应用的丸散剂，如钱氏加减地骨皮散、化水丹、河间猪肚丸、河间参蒲丸、甘露膏、千金地黄丸、河间胡椒散、六味地黄丸等；喜将药物与食物同用，既满足了患者多饮、多食的需求，能提供一定的营养物质，又对病症有一定的治疗作用，如常用冬瓜与麦门冬、黄连制成麦门冬汤，冬瓜与黄连制成冬瓜饮子等。

"渴"与"疽"是众医家关注的临床问题，孙氏认为"疽愈后忽发渴"是因"肾水枯涸，虚火上炎"所致的燥渴，当急用"滋其化元之剂"加减八味丸，以消除此疾。

五、张介宾《景岳全书》——将兵法之道用于制方选药，列八阵治疗三消

【原文】

《三因》鹿茸丸一百三十三　治失志伤肾，肾虚消渴，小便无度。

鹿茸（酥炙）、麦门冬、熟地黄、黄芪（炙）、五味、肉苁蓉、鸡内金（酒炒）山茱萸、破故纸（炒）各七钱，茯苓、人参、牛膝（酒浸）、玄参、地骨皮各半两。

上为末，炼蜜丸，桐子大。每服七八十丸，米饮下。（《景岳全书·图集·五十三卷·补阵》[15]）

龙脑鸡苏丸三百七十二　治上焦之火，除烦解劳，安吐血衄血，清五脏虚烦，神志不定，上而酒毒膈热消渴，下而血滞五淋血崩等疾。

麦冬四两，甘草一两半，龙脑薄荷叶一斤，阿胶（炒）、人参各二两，黄芪（炙）一两，生地（另为末）六两，木通、银柴胡各二两，此二味用沸汤浸一日夜，绞取汁。

上用好白蜜二斤，先煎一两沸，却入地黄末，不住手搅，徐加木通、柴胡汁，慢火熬成膏，然后加前诸药末和丸，如豌豆大。每服二十丸，随证用引送下。如室女虚劳，寒热潮作，用人参柴胡汤下。一方如前，有黄连一两。（《景岳全书·书集·五十四卷·和阵》[15]）

《宣明》麦门冬饮子四十八　治膈消胸满心烦，气多血少，津液不足，为消渴。

麦门冬、生地黄、人参、五味子、甘草（炙）、茯神、天花粉、知母、干葛

等份。

上哎咀。每服一两，竹叶十四片，水煎服。

天花散七十三　治消渴。

天花粉、生地黄、麦门冬、干葛各二钱，五味子、甘草各一钱。

上作二服，水一盏半，粳米百粒，煎八分。食远服。(《景岳全书·宇集·五十七卷·寒阵》[15])

《金匮》茯苓泽泻汤七十四　治胃反吐而渴欲饮水者。《外台》治消渴脉绝反胃者。

茯苓半斤，泽泻、生姜各四两，甘草、桂枝各二两，白术三两。

上五味，以水一斗，煮取三升，纳泽泻再煮，取二升半。温服八合，日三服。(《景岳全书·宙集·五十八卷·热阵》[15])

牡蛎白术散二　治漏风证，以饮酒中风，汗多，食则汗出如洗，久而不治，必成消渴。

牡蛎（煅）一钱，白术（炒）、防风各二钱。

水二盏，煎八分。食远温服。

《宣明》白术散三　治虚风多汗，食则汗出如洗，少气痿弱，不治必为消渴证。

白术二两，防风五两，牡蛎（煅）六钱。

上为末。每服一钱，温水调下，不拘时。如恶风，倍白术。如多汗而肿，倍牡蛎。按：此方虽与前同，而用法不同，故并存之。(《景岳全书·宙集·五十九卷·固阵》[15])

评议　《景岳全书》是明代医家张介宾撰写的一部综合性医书，其在《五十二卷·古方八阵》云："古方之散列于诸家者，既多且杂，或互见于各门，或彼此之重复，欲通其用，涉猎固难，欲尽收之，徒资莠乱，今余采其要者，类为八阵，曰补、和、攻、散、寒、热、固、因。"其辑方经典，在"古方八阵"中选录历代名方、效方1500余张，此外另载妇人、小儿、痘疹、外科等古方900余张。

如诊治消渴之方，《五十三卷·补阵》中的《三因》鹿茸丸，治失志伤肾，以补肾虚，疗消渴；《五十四卷·和阵》中的龙脑鸡苏丸，可"除烦解劳""清五脏虚烦"，治疗"酒毒膈热"消渴，体现了病在虚实气血之间，应缓治以得其平；《五十七卷·寒阵》中《宣明》麦门冬饮子、天花散，以滋阴、壮肾水疗消渴；《五十八卷·热阵》的《金匮》茯苓泽泻汤，以温胃之法治疗"消渴脉绝反胃者"；在《五十九卷·固阵》的牡蛎白术散、《宣明》白术散，治疗"虚风多汗，食则汗出如洗"所致的消渴，以收敛固涩之义补元气、防汗液漏泄。可见，张氏将兵法之道用于制方选药，列八阵"补、和、攻、散、寒、热、固、因"，为后世医家用药提供参考。

六、武之望《济阳纲目》——诊疗三消，勿专执本经而治

【原文】

论

东垣曰：《阴阳别论》云，二阳结谓之消。《脉要精微论》云，瘅成为消中（瘅谓湿热也，热积于中，故变为消中也）。夫二阳者，阳明也。手阳明大肠主津液，病消则目黄口干，是津不足也。足阳明胃主血，热则消谷善饥，血中伏火，乃血不足也。结者，津液不足，结而不润，皆燥热为病也。此因数食甘美而多肥，故其气上溢，转为消渴。治之以兰，除陈气也，不可服膏粱、芳草、石药，其气慓悍，能助燥热也。越人云，邪在六腑，则阳脉不合，阳脉不合，则气留之，气留之，则阳脉盛矣。阳脉大盛，则阴气不得营也，故皮肤肌肉消削是也。经云，凡治消瘅，仆击，偏枯，痿厥，气满，发逆，肥贵人则膏粱之疾也。岐伯曰：脉实病久可治，脉弦小病久不可治。后分为三消，高消者，舌上赤裂，大渴引饮，经云心移热于肺，传为膈消者是也，以调胃承气汤、三黄丸治之。下消者，烦躁引饮，耳轮焦干，小便如膏。叔和云焦烦水易亏，此肾消也，以六味地黄丸治之。总录所谓末传能食者，必发脑疽背疮。不能食者，必传中满臌胀，皆为不治之证。洁古老人分而治之，能食而渴者，加白虎人参汤。不能食而渴者，钱氏白术散倍加葛根治之。上中既平，不复传下消矣。前人用药，厥有旨哉。或曰，末传疮疽者，何也？此火邪胜也。其疮痛甚而不溃，或赤水者是也。经云有形而不痛，阳之类也，急攻其阳，无攻其阴，治在下焦，元气得强者生，失强者死。末传中满者何也，以寒治热，虽方士不能废其绳墨而更其道也。然脏腑有远近，心肺位近，宜制小其服，肾肝位远，宜制大其服。皆适其所至所为，故知过与不宜，皆诛罚无过之地也。如高消中消制之太急，速过病所，久而成中满之病。正谓上热未除，中寒复生者，非药之罪，失其缓急之治也。处方之际，宜加意焉。

刘宗厚曰：消渴小便多者，盖燥热太甚，而三焦肠胃之膜理怫郁结滞，致密壅塞，而水液不能浸润于外，以养乎百体。故肠胃之外，燥热太甚，虽多饮水，入于肠胃之内，终不能浸润于外，故渴不止而小便多。水液既不能浸润于外，则阴燥竭无以自养，故久而多变为聋盲、疮疡、痤痱而危殆也。治此疾者，

宜补肾水阴寒之虚，而泻心火阳热之实，除肠胃燥热之甚，济肌体津液之衰，使道路散而不结，津液生而不枯，气血利而不涩，则病自已矣。

娄氏曰：上消者，经谓之膈消，膈消，渴而多饮是也。中消者，经谓之消中，消中者，渴而饮食俱多，或不渴而独食是也。下消者，经谓之肾消，肾消者，饮一溲二，其溲如膏油，即膈消消中之传变。王注谓肺脏消，燥气无所持是也。盖肺藏气，肺无病，则气能管摄津液，而津液之精微者，收养筋骨血脉，余者为溲。肺病则津液无气管摄，而精微亦随溲下，故饮一溲二，而溲如膏油也。筋骨血脉无津液以养之，故其病渐成形瘦焦干也。然肺病本于肾虚，肾虚则心寡于畏，妄行凌肺而移寒与之，然后肺病消。故仲景治渴而小便反多，用肾气丸补肾救肺，后人因名之肾消，以补肾也。或曰，经既云肺消死不治。仲景复用肾气丸治之何也？曰，饮一溲二者，死，不治。若饮一未至溲二者，病尚浅，犹或可治。故仲景肾气丸治饮水一斗，小便亦一斗之证。若小便过所饮者，亦无及矣。

丹溪曰：上消者肺也，多饮水而少食，大小便如常。中消者胃也，多饮食而小便赤黄。下消者肾也，小便浊淋如膏之状。又曰，上焦渴，是心火刑炼肺金而作渴，法当降火清金，宜兰香叶、白葵花、白豆蔻、荜澄茄、升麻、黄柏，引清气升而渴止。中焦渴，饮食入胃，传送太急，不生津液，食已则饥，胃中有热，宜用黄芩、石膏。下焦渴者，肝肾二经有热，必是小便频数，宜用五味子、知母、黄柏、玄参以养阴兼养肺，降火生血为主，大法黄连、天花粉二味为末，藕汁、人乳汁、生地黄汁，佐以蜜姜汁为膏，和二末，徐徐留舌上，以白汤少许送下，能食者加石膏、天花粉，治消渴之圣药也。三消皆忌用半夏，血虚亦忌用。消渴苦泄泻，先用白术、白芍药炒为末调服后，却服诸汁膏。

李氏曰：经云，二阳结谓之消渴。二阳者，手阳明大肠主津液，足阳明胃主血，津血不足，发为消渴。又有燥结者，肺与大肠为表里也。有气分渴者，因外感传里，或服食煎燥，热耗津液，喜饮冷水，当与寒凉渗剂，以清利其热，热去则阴生而渴自止矣。有血分渴者，因内伤劳役，精神耗散，胃气不升；或病后胃虚亡津，或余热在肺，口干作渴，喜饮热汤，当与甘温酸剂，以滋益其阴，阴生则燥除而渴自止矣。所谓消者，烧也，如火烹烧物也。三消，上中既平，不复传下。上轻中重下危，总皆肺被火邪熏蒸日久，气血凝滞，故能食者，末传痈疽，水自溢也。不能食者，末传胀满，火自炎也，皆危。热在上焦，心肺烦躁，舌赤唇红，少食引饮，小便数者，四物汤合生脉散，加天花粉、地黄汁、藕汁、乳汁。酒客加葛根。能食者，白虎加人参汤。不食者，钱氏白术散、清心莲子饮。又膈满者，谓之膈消，麦门冬饮子。火留肉分，变为痈肿者，忍冬藤丸、黄芪六一汤、益元散。热蓄中焦，脾胃消谷善饥，不甚渴，小便赤数，大便硬者，四物汤加知母、黄柏、石膏、黄芩、滑石以降火。热甚者，调胃承气汤、三黄丸。初病寒中，阴胜阳郁，后变为热中者，升麻葛根汤、泻黄散。湿积毒者，消渴痞丸，虚者钱氏白术散。便闭者当归润燥汤，泄泻者白术芍药汤。上中二消者，兰香饮子。心火乘脾者，黄连猪肚丸。肝侵气冲，肌热不食，食即吐蛔者，乌梅丸、铁粉丸。有虫耗其津液者，单苦楝汤。水停于下，变为胕肿者，五苓散，或去桂加人参尤妙。热伏下焦，肾分精竭，引水自救，随即溺下，小便浑浊，如膏淋然，腿膝枯细，面黑耳焦形瘦者，四物汤加知母、黄柏、五味子、元参。人乳汁善调水火，或补阴丸，肾气丸，先天坎离丸，八味丸去附子加五味子，元菟丸、鹿菟丸、梦授天王补心丹、威喜丸、妙香散、单菟丝汤，或十全大补汤去桂，倍地黄，加知母、黄柏。上热下冷者，清心莲子饮。有五味过度之人，真气既尽，邪气独留，阳道兴强，不交精泄者，谓之强中。小便或油腻，或赤黄，或泔白，或渴而且利，或渴而不利，或不渴而利，饮食滋味入腹，如汤浇雪，随小便而出，落于沟中，结如白脂，肌肤日瘦者，无治法。

治渴，初宜养肺降心，久则滋肾养脾。盖本在肾，标在肺。肾暖则气上升而肺润，肾冷则气不升而肺焦，故肾气丸为消渴良方也。然心肾皆通乎脾，养脾则津液自生，参苓白术散是也。三消通用单文蛤为末，水调服，回津止渴。单栝楼根丸，消渴神药。大忌半夏燥剂。抑论水包天地，人身脏腑，亦津液真水所包。然有形者，凡水也，兑也，坤也。无形者，天一所生之水，气也，坎也，干也。能以无形之水，沃无形之火，是谓能济。杂病渴多虚热，实热者少。凡渴后忌针灸，令疮口出水而死。或云渴禁半夏，渴不宜汗。

荫按：三消之证，皆燥热结聚也。治上消者，宜润其肺，兼清其胃；治中消者，宜清其胃，兼滋其肾；治下消者，宜滋其肾，兼补其肺，勿专执本经而治也。然消渴病宜慎者有三，一饮酒，二房劳，三咸食及面。能慎此三者，虽不服药，亦自可愈。

脉法

脉经曰：趺阳脉浮而数，浮则为气，数则消谷而紧。气盛则溲数，溲数则紧，紧数相搏，则为消渴。男子消渴，小便反多，以致饮水一斗，小便一斗，肾气丸主之。心脉滑为渴，心脉微小为消瘅。消瘅脉实大，病久可治。悬小坚急，病久不可治。脉数大者生，沉小者生，实而坚大死，细而浮短者死。

治上消方

人参白虎汤 治能食而渴者。

人参五钱，石膏一两，知母七钱，甘草四钱。

上每服一两，入粳米一撮水煎，食后温服。东垣加黄芩、杏仁。

宣明麦门冬饮子　治心移热于肺，传为膈消，胸满心烦，津液短少，燥渴引饮。

麦门冬（去心）、天花粉（一方作瓜蒌仁）、知母各一钱半，五味子十五粒，生地（酒炒）、人参、茯神（去皮木）、葛根各一钱，甘草五分。

上咬咀，入竹叶十四片，水煎食远服。一方通治三消，上消加藕汁、人乳、桔梗、山栀；中消加石膏、黄连、黄芩；下消加黄柏、熟地黄，去葛根。脾胃弱或大便泻加白术、茯苓，血虚或大便燥加当归、芍药，气虚加黄芪、白术、倍参。如胃弱不能受寒凉之药，加白蔻、砂仁，以从其治。小便不利，加滑石、泽泻。

易老麦门冬饮子　治老弱虚人大渴。

人参、枸杞子、白茯苓、甘草各七钱半，五味子、麦门冬（去心）各半两。

上锉，每服一两，加生姜水煎服。

钱氏白术散　治虚热而渴不能食者。

人参、白术、白茯苓、甘草各一两，干葛二两，藿香（去土）一两，木香半两。

上为末，每服三钱，水煎温服。如饮水多，多与服之。一方加北五味、柴胡各半两，治消中消谷善饥。

清心莲子饮　治心经蕴热作渴，小便或赤涩或浊。

黄芩、麦门冬、地骨皮、车前子、甘草各三钱，莲子、茯苓、黄芪、柴胡、人参各三钱半。

上咬咀，水煎服。

枸杞汤　治渴而利者。

枸杞枝叶一斤，黄连、栝楼根、甘草、石膏各三两。

上咬咀，以水一斗，煮取三升，分五服，日三夜二。剧者多合，渴即饮之。

干地黄汤　治消渴。

茯神、黄芪、栝楼根、甘草、麦冬（去心）各三两，干地黄（姜酒炒）五两。

上咬咀，以水八升，煮取二升半，去渣，分三服，日进一剂，服十剂愈。

六神汤　治三消渴疾。

黄芪、栝楼根、干葛、莲粉、枇杷叶、甘草各等份。

上咬咀，每服一两，水煎空心服。小便不利，加茯苓。

地黄饮子　治消渴咽干而烦躁。

天门冬（去心）、麦门冬（去心）、黄芪（蜜炙）、人参、生干地黄（酒洗）、熟干地黄、泽泻、石斛（去根炒）、枇杷叶（去毛炒）、枳壳（麸炒）、甘草（炙）各等份。

上㕮咀，每服三钱，水煎，食后服。

甘露汤 治烦渴口干。

百药煎、白干葛各三钱，乌梅、五味子、天花粉各一钱，甘草半钱。

上㕮咀，水煎服。

朱砂黄连丸 治心经蕴热，或因饮酒过多，发为消渴。

朱砂（另研）二两，宣黄连三两，生地（姜酒炒）二两。

上为末，炼蜜丸如桐子大，每服五十丸，灯心枣子汤送下。

川黄连丸 治消渴。

川黄连五两，天花粉、麦门冬（去心）各二两半。

上为末，用生地黄汁，并牛乳，夹和捣丸，如桐子大，每服三十丸，粳米汤送下。

玉泉丸 治烦渴口干。

麦门冬（去心）、人参、茯苓、黄芪（半生半蜜）、乌梅（焙）、甘草各一两，栝楼根、干葛各一两半。

上为末，炼蜜丸如弹子大，每服一丸，温汤嚼下。

火府丹 治消渴。

生地（酒洗）、木通、黄芩、甘草。

上为末，炼蜜丸如桐子大，每服二十粒，木通煎汤下。

娄氏曰：一卒病渴，日饮水三斗不食者，心中烦闷，时已十月。予谓心中有伏热，与此药数服，每服五十丸，温水下。越二日来谢云，当日三服渴止。又次日三服，饮食如故。此方本治淋，用以治渴效，信乎，药要变通用之。

和血益气汤（一名地黄饮子） 治口干舌燥，小便数，舌上赤色。此药生津液，除干燥，生肌肉。

柴胡、炙甘草、生甘草、麻黄根各三分，当归梢（酒洗）四两，知母（酒洗）、汉防己（酒洗）、羌活各五分，石膏六分，生地黄（酒洗）七分，黄连（酒洗）八分，黄柏、升麻各一钱，杏仁、桃仁各六个，红花少许。

上㕮咀，作一服，水煎温服。忌酒醋热，湿面等物。

黄芪六一汤 治诸虚不足，胸中烦悸，常消渴；或先渴而欲发痈疽，或病痈疽而作渴，并宜服之。

黄芪（蜜炙）六两，甘草（炙）一两。

上每服三钱，水煎服。

大黄甘草饮子 治男子妇人一切消渴不能止者。

大黄一两半，甘草（大者）四两，大豆五升（煮三沸，淘去苦水再煮）。

上用井水一桶，将煎药同煮三五时，如稠糯，更添水煮豆软为度，盛于盆中，放冷，令病人食豆，渴饮汤汁，无时候，食尽。如渴燥止罢。服药不止，依前再煮食之。不过三剂，其病悉愈。

止渴润燥汤 治消渴，大便干燥，喜温饮，阴头短缩，舌上白燥，唇裂口干，眼涩难开，及于黑处如见浮云。

升麻一钱半，柴胡七分，归身、黄柏、知母、石膏、防风、荆芥穗、麻仁、桃仁各一钱，熟地黄二钱，甘草梢五分，杏仁六个，细辛、小椒各一分，红花少许。

上锉，水煎，食后热服。

玉壶丸 治消渴，引饮无度。

人参、栝楼根各等份。

上为末，炼蜜丸如桐子大，每服三四十丸，麦门冬汤下。

浮萍丸 治消渴，虚热大焦。

干浮萍、栝楼根各等份。

上为末，以人乳汁和丸，如桐子大，每服二十丸，空心饮下，日三服。三年病者，三日愈。

栝楼汤 治消渴小便多。

栝楼根（薄切，炙）五两。

上以水五升，煮取四升，随意饮。

栝楼丸

栝楼根（薄切，用人乳汁拌蒸，竹沥拌晒）。

上为末，炼蜜丸，如弹子大，嚼化。或丸如绿豆大，每服一百丸，米饮下。

竹根汤

竹根锉碎，以水煮饮之。

千里浆（一名水葫芦）

木瓜、紫苏叶、桂各一两，乌梅肉、赤茯苓各二两。

一方有神曲、豆粉。

上为末，炼蜜丸，如弹子大，嚼化一丸，咽下。

又方，百药煎、乌梅肉、紫苏叶、人参、麦门冬、甘草各等份。上为细末，炼蜜丸如弹子大，嚼化。

芷梅汤

乌梅肉、甘草各七钱半，百药煎一两，白芷半两，白檀三钱。

上为细末，汤点服。

文蛤散 治渴欲饮水不止者。

文蛤一味为末，以沸汤和服方寸匕。（陈无择以文蛤为五味子。）

神效散 治渴疾饮水不止。

白浮石、蛤粉、蝉壳各等份。

上为末，鲫鱼胆七个，调三钱，不拘时服。

又方，治消渴。白浮石、舶上青苔各等份，麝香少许。上为末，每服二钱，温汤下。

治中消方

调胃承气汤 治中消渴而饮食多。

大黄、芒硝、甘草各等份。

上锉，每服临期斟酌多少，先煮大黄、甘草二味熟，去渣下芒硝，再煮二三沸。服之以利为度，未利再服。

三黄丸 治消渴不生肌肉而能食。

春三月：黄芩四两，大黄二两，黄连四两。

夏三月：黄芩六两，大黄一两，黄连一两。

秋三月：黄芩六两，大黄二两，黄连三两。

冬三月：黄芩三两，大黄五两，黄连三两。

上三味，随时加减，捣为细末，炼蜜为丸，如大豆大。每服五丸，日三服。不去加七丸。服一月病愈。

顺利散 治中热在胃而能食，小便赤黄，以此微利，至不欲食为效，不可多利。

厚朴、枳实各一两，大黄（煨）四两。

上每服五钱，水煎，食远服。

黄连猪肚丸 治消渴强中，亦能清心补养。

猪肚（雄猪者）一个，黄连、栝楼根各四两，麦门冬（去心）、知母各二两。

一方有粱米、茯神各四两。

上为细末，纳猪肚中，线缝，置甑中蒸极烂，乘热于石臼中捣为丸，如硬，加少炼蜜，丸如桐子大。每服一百丸，食后米饮下。

清凉饮子 治消中能食而瘦，口舌干，自汗，大便结燥，小便频数。

升麻四分，防风、生甘草、汉防已、生地（酒洗）五分，当归身、柴胡、羌活、炙甘草、黄芪、酒知母、酒黄芩各一钱，龙胆草（酒洗）、石膏、黄柏各一钱半，红花少许，桃仁五个，杏仁十个。

上㕮咀，作一服，水二盏，酒一匙，煎至一盏，稍热食远服。

人参白术汤 治胃膈瘅热烦满，饥不欲食，瘅成为消中，善食而瘦，燥热郁甚而成消渴，多饮水而小便数。兼疗一切阴虚，阳实风热燥郁，头目昏眩，中风偏枯，酒过积毒，肠胃燥涩，并伤寒杂病产后烦渴，气液不得宣通。

人参、白术、当归、芍药、大黄、栀子、荆芥穗、薄荷、桔梗、知母、泽泻各五钱，茯苓、连翘、栝楼根、干葛各一两，甘草三两，藿香叶、青木香、官桂各二钱半，石膏四两，寒水石二两，白滑石半斤。

上为细末，每服抄五钱，水一茶盏，入芒硝半两，生姜三片，煎至半盏，绞汁入蜜少许，温服。渐加至十钱，得脏腑流利取效。如常服，以意加减。如自利者，去大黄、芒硝。

参蒲丸 治食㑊，胃中结热，消谷善食，不生肌肉。或云大肠移热于胃，善食而瘦，谓之食㑊，胃移热于胆，亦曰食㑊。

人参、赤茯苓、菖蒲、远志、地骨皮、牛膝（酒洗）各一两。

上为末，炼蜜丸如桐子大，每服二十丸，米饮下。

兰香饮子（一名甘露膏） 治消渴饮水极多，善食而瘦，自汗，大便秘结，小便频数。

石膏三钱，知母、生甘草、防风各四钱，炙甘草、人参、兰香叶、白豆蔻、连翘、桔梗、升麻各五分，半夏二分。

上为末，蒸饼为丸，或捏成饼，晒干为末，淡姜汤调下。

铁粉丸 治脏腑枯燥，口干引饮，小便如脂。

铁粉（水飞）、鸡肫胵（炙焦）、黄连各三两，牡蛎二两。

上为末，蜜调成剂，以酥涂杵熟丸如桐子大，每三十丸，加至四十丸，粟米饮下。

苦楝汤 治渴有虫者。

苦楝根（去皮焙干）。

上入麝香少许，水煎空心服。虽困顿不妨，自便下虫，状如蛔虫，其色真红，而渴顿止。

消渴痞丸 治中消或夹诸血肠风，心胁胀满，呕吐痿弱，湿热积毒等证。

黄连、青黛、干葛各一两，黄芩、大黄、黄柏、山栀子、薄荷、藿香、厚朴、茴香各五钱，木香、辣桂各二钱半，牵牛二两。自利，去大黄、牵牛。

上为末，水丸如小豆大，小儿麻仁大，每服十丸温水下。

治下消方

加味四物汤 丹溪云，三消多属血虚不生津液，俱宜四物汤为主，随上中下加他药治之。

当归、川芎、芍药、熟地黄各一钱。

上锉一服，水煎服。上消加人参、五味子、麦门冬、天花粉，煎入生藕汁、生地黄汁、人乳，饮酒人加葛花汁。中消加知母、石膏、滑石、寒水石，以降胃火。下消加黄柏、知母、熟地黄、五味子之类，以滋肾水。又间饮缫丝汤为上策。

宣补丸（一名茯神丸） 治肾消渴，小便数者。

茯神、黄芪、人参、麦门冬、甘草、黄连、知母、栝楼根各三两，菟丝子二合，肉苁蓉、石膏、干地黄各六两。

上为末，以牛胆三合，和蜜丸如桐子大，每服三十丸，煎茅根汤送下，日二服，渐加至五十丸。

六味地黄丸 治下消。

干山药、山茱萸各四两，牡丹皮、泽泻、白茯苓各三两，熟地黄八两。

上为末，炼蜜丸如桐子大，每服五十丸，空心滚汤下。

加减八味丸 治心肾不交，消渴引饮。

山药、山茱萸、牡丹皮、泽泻、白茯苓、熟地黄、肉桂、五味子。

上为末，炼蜜丸服。

加减肾气丸 治肾气不足，心火上炎，口舌干燥，多渴引饮。

茱萸肉、白茯苓、牡丹皮、熟地黄（酒蒸）、五味子、泽泻、鹿角（镑）、山药（炒）各一两，官桂、沉香（不见火）各半两。弱甚者，加附子半两，兼进黄芪汤。

上为末，炼蜜丸如桐子大，每服七十丸，盐汤米饮任下。

千金地黄丸 治肾渴。

黄连（为末）四两，生地黄半斤（研取汁，连渣拌黄连末和匀，晒干）。

上为细末，炼蜜丸如桐子大，食后麦冬汤下，五六十丸。

鹿苑丸 治饮酒积热，熏蒸五脏，津血枯燥，小便频多，肌肉消烁，专嗜冷物寒浆。

鹿茸一两，菟丝子、山药各二两。

上为末，炼蜜丸桐子大，每服三十丸，米饮盐汤或人参煎汤任下。

玄菟丹 治肾水枯竭，津液不生，消渴诸证。

菟丝子（酒浸，捣烂，焙干为末）十两，白茯苓（去皮）二两，干连肉

（酒浸）三两，五味子（酒浸，焙）半两。

上为末，别研山药末六两，将浸药余酒更添，煮糊和药捣千杵，丸如桐子大，每服五十丸，空心米汤下。梦遗白浊，服之亦好。

鹿茸丸 治失志伤肾，肾虚消渴，小便无度。

鹿茸（去毛，炙）七钱半，鸡肶胵（麸炒）七钱半，麦门冬（去心）二两，熟地黄、黄芪、五味子、肉苁蓉（酒浸）、山茱萸、破故纸（炒）、牛膝（酒浸）、人参各七钱半，白茯苓、地骨皮、玄参各五钱。

上为末，炼蜜丸如桐子大，每服三十丸，米汤下。

一方，治肾消，小便不禁，日多至一二斗，或如血色。麦门冬、干地黄各八钱，干姜四两，蒺藜子、续断、桂心各二两，甘草一两。上㕮咀，以水一斗，煮取二升五合分三服。

一方，治消渴不止，下元虚者。牛膝（锉碎为末）五两，生地黄（取汁）五升。上和一处，昼曝夜浸，以汁尽为度，炼丸桐子大，每服三十丸，空心温酒下。

麦门冬汤 治消渴，日夜饮水无度，饮下即溲。

麦门冬（去心）、黄连、冬瓜各二两。

上为粗末，每服五钱，水煎服。若冬瓜无干者，用新冬瓜肉三斤，去瓤，分作十二片，为十二服，每服用瓜一片，劈破水煎，日三服。

冬瓜饮子 治消渴能食而饮水多，小便如脂麸片，日夜无度。

冬瓜一枚，黄连（为细末）十两。

上先以冬瓜破开去瓤，掺黄连末在内，却用顶盖定，于热灰中煨熟去皮，切细烂研，绞汁，每服一盏至二盏，日三夜一。

荫按：丹溪云，冬瓜性走而急，久病与阴虚者忌之。

黄连丸 治消渴饮水无度，小便频数。

黄连半斤（净，用无灰好酒浸一宿，次日蒸一伏时，取出晒干用）。

上为细末，滴水丸如桐子大，白汤下五六十丸。

人参散 治肾消，善饮而不食，小便频数，白浊如膏。

人参一分，白术、泽泻、栝楼根、桔梗、栀子、连翘各二分，葛根、黄芩、大黄、薄荷、白茯苓各五分，甘草七分，石膏一钱，滑石、寒水石各一钱半，砂仁三分。

上细切，作一服，水煎入蜜少许，再煎二三沸，去渣，食前服。

鹿角散 治消中，日夜尿七八升者。

用鹿角炙令黄焦为末，以酒服五分，七日三次，渐加至方寸匕。

一方，治渴而小便数。贝母（一作知母）六分，茯苓、栝楼根各四分，铅丹，鸡肶胵（中黄皮）十四枚。上为末，饮服方寸匕，日三次。瘥后常服尤佳。长服则去铅丹，以蜜丸之，用麦冬饮下。

缲丝汤 治肾消，白浊，及上中二消，饥渴不生肌肉，其效如神。盖此属火，有阴之用，能泻膀胱中相火，引饮水上潮于口而不渴也。

用原蚕，即再养晚蚕也，取缲丝汤饮之。如无缲汤，以茧壳丝绵煮汤代之。忌食盐物。

神白散（即六一散） 治真阴素虚损，多服金石等药，或嗜炙煿咸物，遂成消渴。

滑石六两，甘草一两。

上为细末，每服三钱，温水调服。如大渴欲饮冷水者，新汲水尤妙。

乌粉丸 治消渴无力可治者。

天花粉、大乌头（炒）各等份。

上为细末，蒸饼丸如桐子大，每服百丸，黑豆汤下。

葛根丸 治消渴消肾，日饮硕水者，此反佐法也。

葛根三两，栝楼根、黄丹各二两，附子（炮，去皮、脐）一两。

上为末，炼蜜丸如桐子大，每服十丸，日进三服。春夏去附子。

胡粉散 治大渴百方不瘥者，亦治肾消。

胡粉、黄丹、泽泻、石膏、赤石脂、白石脂各半两，栝楼根二两半，甘草一两。

上咬咀，水煎，日二服。如腹痛减之，为丸服尤妙，每服十丸，多则腹痛。

子和方 治饮水百杯，尚犹未足，小便如砂，或如杏色。服此方三五日，小便大出，毒注下，十日除根。子和自云，此重剂也，试有验。

水银四钱，锡二钱（同水银炒成珠子），牡蛎、密陀僧、知母、紫菀、苦参、贝母各一两，黄丹半两，栝楼根半斤。

上为细末，男子用不生儿的母猪肚，妇人用豮猪肚一个，纳药于内，以麻线缝之，用新瓦二片，绳紧一二遭，别用米一升，栝楼根末半斤，于新水内煮熟，取出放冷不用米及栝楼，只将猪肚并肚中药末捣烂和为丸，如硬加蜜，如桐子大，每服三四十丸，煎水饮下。《三因方》无贝母。

治消渴愈后诸病方

辛润缓肌汤（一名清神补气汤） 治消渴证才愈，只有口干，腹不能努，此药主之。

生地（酒洗）、细辛各一分，熟地黄三分，石膏四分，黄柏（酒炒）、黄连（酒炒）、生甘草、知母各五分，柴胡七分，当归身、荆芥穗、桃仁、防风各一钱，升麻一钱半，红花少许，杏仁六个，花椒两个。

上咬咀，作一服，水煎，食远稍热服。

琼玉膏 治三消最好，愈后亦可常服。方见虚损门。

忍冬丸 治消渴既愈之后，预防发痈疽之患。

用忍冬草不拘多少，根茎花叶皆可用，置瓶罐内，用无灰好酒浸，以糠火煨一宿，取出晒干，入甘草少许，研为细末，以所浸酒打面糊为丸，如桐子大。每服一百丸，温酒米饮任下，不拘时。

五豆汤 解酒毒，止消渴，能发小儿痘疹不出，并解发渴之后成疮痍者。

黑豆、黄豆、绿豆、青豆、赤小豆各五升，干葛一斤，甘草一斤，贯众半斤。

上前药俱不锉，用水五斗五升，腊八日用大锅熬至熟，滤出豆汁，另以瓷瓮盛，箬叶纸重封。春夏月间酒后渴，随意饮。大人渴后或成疮疡，小儿痘疹不出，皆可饮，最效。（《济阳纲目·卷三十三·三消》[16]）

评议 《济阳纲目》为明代医家武之望撰写的主要论述内外科杂证的综合性医学著作，全书共108卷，援引明代及以前历代著述113家、医籍上万卷，载方7300余首，保存了许多今已罕见的医药学术资料，是一部具有重要文献价值和较高实用价值的中医临证医学百科全书。

在本篇中，武之望采用以各家经验为目、先论后方的形式对消渴病进行阐释。武氏认为三消之证皆因"燥热结聚"而成，随分三消而辨治，但勿专执本经而治，当应有所兼顾，如治上消"宜润其肺，兼清其胃"，治中消"宜清其胃，兼滋其肾"，治下消"宜滋其肾，兼补其肺"，同时注重饮酒、房劳、咸食及面等日常规避。忌食"咸食及面"这一点与现代糖尿病饮食相类似。论后，武氏分列治上消方、治中消方、治下消方和治消渴愈后诸病方4类方剂，共计收录经验方57首，集前期医家诊疗消渴之大成。

七、李用粹《证治汇补》——养肺清心、滋肾养脾疗消渴

【原文】［大意］二阳结，谓之消渴。（《内经》）二阳者，手阳明大肠主津液，足阳明胃主血气，津血不足，发为消渴。（《入门》）

［内因］水之本在肾，末在肺。（《内经》）真水不竭，何渴之有？人唯酒色是耽，辛热太过，或以甘肥燔炙适其口，或以丹砂玉石济其私，于是火炎上熏，津液干枯而病生焉。

［外候］上消者，心也，多饮少食，大便如常，溺多而频；中消者，脾也，善

渴善饥，能食而瘦，溺赤便闭；下消者，肾也，精枯髓竭，引水自救，随即溺下，稠浊如膏。(《医鉴》)

[三消移热] 上消于心，移热于肺；中消于脾，移热于胃；下消于肾，移热于膀胱。传染既久，肠胃合消，五脏干燥。(《辨疑》)故上轻，中重，下危。(《入门》)

[三消传变] 凡消病火炎日久，气血凝滞。能食者，末传脑疽背痈；不能食者，末传噎膈臌胀，皆不治之证也。(《总录》)

[死证] 上消心火亢极，肺金受囚，饮一溲二者，死；中消胃阳独旺，脾阴困败，下利而厥，食已善饥者，死；下消肾阴枯涸，邪火煎熬，精溺时泄，如油如脂者，死。

[脉法] 胃脉浮数者，消谷；肺脉滑数者，消渴。大率数大者生，细微者死；沉小者生，牢实者死。

[治法] 治宜补肾水，泻心火，除肠胃燥热，济身中津液，使道路散而不结，津液生而不枯，气血利而不涩，则病自已矣。(《玉机》)

[血分气分] 气分渴者，因外感传里，或过食香燥，热耗津液，喜饮冷水，当与寒凉渗利以清其热，热去则阴生，而渴自止；血分渴者，因内伤劳役，精神耗散，胃气不升，或病后亡津，或余热在肺，口干作渴，喜饮热汤，当与甘温酸剂以滋其阴，阴生则燥除而渴自止。(《入门》)

[治宜滋补] 初起宜养肺清心，久病宜滋肾养脾。盖五脏之津液，皆本乎肾，故肾暖则气上升而肺润，肾冷则气不升而肺枯，故肾气丸为消渴良方也；又五脏之精华，悉运乎脾，脾旺则心肾相交，脾健而津液自化，故参苓白术散为收功神药也。(汇补)

[治无太峻] 如上消、中消治之太急，久成中满之证，所谓上热未除，中寒复起也。

[用药] 上消初起，人参竹叶汤，久则麦冬饮子；中消初起，加减甘露饮，久则钱氏白术散；下消初起，生地饮子，久则小八味丸。若心肾不交，水下火上，无以蒸气而消者，桂附八味丸；若脾胃虚衰，不能交媾水火，变化津液而渴者，参苓白术散。夏月伏暑心胞，患消渴者，香薷散主之。其他如缲丝汤、天花粉、芦根汁、淡竹叶、麦冬、知母、牛乳，皆消渴之神药也，不可不审。

[选方]

人参竹叶汤 治上消属实者。

人参、淡竹叶、炙甘草、麦门冬、栀子、黄连、黄芩。

麦冬饮子 治上消属虚者。

人参、麦门冬、五味子、茯神、生地、干葛、炙甘草、花粉、知母各等份，竹叶十四片。

水煎服。

生津甘露饮加减 治中消属实。

石膏二钱半，甘草、升麻、人参各一钱，知母二钱，桔梗、山栀各一钱，兰叶、麦冬、当归各五分，白豆蔻、白芷、连翘各一钱，黄连、木香、藿香各三分，柴胡三分。

为末，浸饼捏作饼子，晒干。每服杵碎二钱末，随津咽下。此方制治之缓，不唯不成中满，亦不作痈疽、下消矣。

钱氏白术散 治中消属虚者。

人参、白术、茯苓、藿香、甘草各一两，干葛二两，桔梗五钱，白蜜十匙。

生地黄饮子 治下焦虚炎者。

人参、生地、熟地、麦冬、天冬、石斛、五味子、枇杷叶、甘草、茯苓。

磁石荠苨丸 治强中消渴，不交精泄者。

荠苨、大豆、茯苓、磁石、玄参、石斛、花粉、地骨皮、鹿茸各一两，沉香、人参各五钱，熟地四两。

猪肾一具，煮烂，捣和蜜丸，空心，盐汤下。

加味地黄丸 即六味丸加麦冬、五味。

一方，水梨取汁，和蜜熬成，不时调服。或藕汁亦妙。

一方，消渴能食，防其将生痈疽。用忍冬不拘根茎花叶，酒浸火煨，晒干，入甘草、花粉为末，蜜丸服。（《证治汇补·卷之五·胸膈门·消渴》[17]）

评议 《证治汇补》为清代医家李用粹撰，全书以内科杂病证治为主，共8卷，每卷一门，分为提纲门、内因门、外体门、上窍门、胸膈门、腹胁门、腰膝门、下窍门八类，论及内科杂病80余种，论述汇集名家的内科杂病证候认识、治疗经验，删繁存要，补缺纠偏，并附以己见，标明"汇补"二字。本书尤详于辨证审治，后世重之。

本篇从大意、内因、外候、辨证、脉法、总治、用药、选方几方面论述消渴，引用《内经》《医鉴》《入门》《总录》等古籍论述消渴之本，上消、中消、下消之外候，以及三消的移热与传变规律，指出消渴之死证。从脉象上阐释消谷与消渴的区别，列出生、死脉象。从治法上，李氏补充前人理论，提出消渴初起宜"养肺清心"，久病当"滋肾养脾"，故肾气丸为消渴良方；"五脏之精华，悉运乎脾"，故参苓白术散为收功神药也。同时，李氏重视辨证，上、中、下三消初起与久病、心肾不交、脾胃虚弱、夏月伏暑心包，其遣方用药各有不同，并选人参竹叶汤、生津甘露饮等6首方剂用于治疗消渴的不同证候。

八、沈金鳌《杂病源流犀烛》——三消为统一病名论述消渴病

【原文】

三消源流（消瘅）

三消，燥病也。三消之证，分上中下。上消者，舌赤裂，咽如烧，大渴引饮，日夜无度。中消者，多食易饥，肌肉燥，口干饮水，大便硬，小便如泔。下消者，烦躁引饮，耳轮焦，便溺不摄，或便如胶油。三消之由：上消肺也，由肺家实火，或上焦热，或心火煅炼肺金。中消脾也，由脾家实火，或伏阳蒸胃。下消肾也，由肾阴虚，或火伏下焦。经曰：心移寒于肺，为肺消，肺消者，饮一溲二，死不治。又曰：心移热于肺，传为鬲消。又曰：奇病有消渴，皆上消也，多饮而渴不止者也。盖肺主气，其能通调水道而有制者，赖心君火，时与以温气而为之主，以润燥金，故肺之合皮，其主心也，若心火不足，不能温金，而反移以寒，寒与金化，则金冷气沉而不得升，犹下有沟渎，上无雨露，是以饮一溲二也，是肺气以下而枯索也，故曰肺消死不治，此因于寒者也。肺本燥金，心腹以热移之，为火燥相即，因而膈上焦烦，饮水多而善消，此因于热者也。可见上消之由，有阴有阳，不可不辨。而多饮易消，火气炎郁，所以为奇病也。经又曰：瘅成为消中。又曰：胃中热则消谷，令人善饥。又曰：二阳结，谓之消，皆中消也。此盖结于本气，阳明气盛热壮，然以血多津守，未尝有所结，今言其结，则阳邪盛而伤阴，枯其津液，故结在中焦。阳明亢甚，故消谷善饥。又热亢能消，精液不荣肌肉，故名曰消也。经又曰：溲便频而膏浊不禁，肝肾主之，此下消也。盖缘肾水亏损，津液枯竭，水亏火旺，蒸烁肺金，肺被火邪，又不能生肾，故成下消也。赵献可言三消之证，总由煎熬既久，五脏燥烈，能食者必发胸疽背痈，不能食者必发中满臌胀，治者不必分上下，概用清肺滋肾之药，上消小剂，中消中剂，下消大剂（宜概用六味丸加麦冬、五味子）。其或命门火衰，火不归原，游于肺为上消，游于胃为中消，必用引火归原之法，渴病若失矣（宜八味丸，冷水服之）。若过用寒凉，恐内热未除，中寒又起。献可此言诚能于消病中寻源讨流，但必切脉合证，确然审是命门火衰，然后可用桂附，若由热结所致，下咽立毙矣，慎之谨之。大约善治三消者，必补肾水真阴之虚，泻心火燔灼之势，除肠胃燥热之邪，济心中津液之衰，使道路散而不结，津液生而不枯，气血利而不涩，则消证无不愈矣。夫三消之成，总皆以水火不交，偏胜用事，燥热伤阴之所致，而要之五行之气相成，阳胜固

能消阴，阴胜亦能消阳，如经言二阳之病，传为风消。二阳者，阳明也，阳明既病，木邪起而胜之，既胜，则精血不荣，肌肉风消也，故由燥阳伤阴，而气不化水固为消。由阴邪偏胜，而阳不帅阴，其水不化气亦为消，其消一也（总治三消，宜人参白术散、桑白皮汤、活血润燥生津饮、大黄甘草饮子）。又有中消而口甘者，由脾热；中消而口苦者，由胆热，此二种《内经》谓之瘅证，与消病一类而却非即消病。盖口甘者，脾瘅，肥美之所发。肥令人内热，甘令人中满，中满热郁，其气上溢，久亦转为消渴也。经则治之以兰草，除陈气也。兰性味甘寒，能利水道，其清气能生津止渴，除陈积蓄热也。口苦者，胆瘅。肝取决于胆，而数谋虑不决，胆气虚，其气上溢，而口为之苦，以胆之脉会于咽也。治法俱同三消，特各加引经药使归于肝脾。

至三消分治之方，可详举之：有烦渴能食者（宜人参白虎汤）。有消渴胸满心烦，无精神者（宜人参宁神汤）。有消渴便干、阴头短、舌白燥、口唇裂、眼涩而昏者（宜止消润燥汤）。有消渴后身肿者（宜紫苏汤）。有消渴面目足膝肿，小便少者（宜瞿麦饮）。有消渴咽干、面赤、烦躁者（宜地黄饮）。有消渴盛于夜者（宜加减地黄丸）。有消渴由心火上炎，肾水不济，烦渴引饮，气血日消者（宜降心汤）。有心火炽热，口干烦渴，小便赤涩者（宜清心莲子饮）。有消渴小便数，舌上赤脉，肌体枯瘦者（宜和血益气汤）。有消渴而上焦烦热，为膈消者（宜人参石膏汤）。有消渴不能食者（宜麦门冬饮子）。有老人虚人大渴者（宜人参麦冬汤）。以上皆上消之属（通治上消宜生津养血汤、黄芩汤）。有消中饮食多，不甚渴，小便数，肌肉瘦者（宜加减白术散）。有消谷善饥者（宜加减白术散）。有能食而瘦，口干自汗，便结溺数者（宜清凉饮）。有消中而瘦，二便秘者（宜兰香饮子）。有消中由胃热者（宜藕汁膏）。有消中而中焦燥热，肌肉瘦削，大便硬，小便数而黄赤者（宜生津甘露饮）。有消中后腿渐细，将成肾消者（宜茯苓丸）。以上皆中消之属（通治消中，宜调胃承气汤、加减三黄丸、黄连猪肚丸、顺气散）。有肾消大渴饮水，下部消瘦，小便如脂液者（宜元菟丹）。有肾虚水涸燥渴者（宜双补丸）。有肾消大渴便数，腰膝疼者（宜肾沥丸）。有肾消尿浊如膏者（宜人参茯苓散）。有肾消口燥烦渴，两脚枯瘦者（宜加减肾气丸）。有肾虚消渴，小便无度者（宜鹿茸丸）。有肾消茎长而坚，精自出者，此孤阳无阴，即强中证也，最难治，盖此亦由耽好女色，或服丹石以恣欲，久则真气脱而热气盛，故饮食如汤沃雪，肌肤削，小便如膏油，阳易兴而精易泄也（宜六味丸、石子荠苨汤、黄连猪肚丸）。以上皆下消之属（通治下消，宜补肾地黄元、加减八味丸）。消证之不同如此。此外又有食㑊证。经曰：大肠移热于胃，善食而瘦，谓之食㑊。胃移热于胆，亦名食㑊。注云：㑊者，易也。饮食移易而过，不生肌肉也，治之与消中同。而又有酒渴证，由平日好酒，热积于内，津液枯燥，烦渴引饮，专嗜冷物也（宜乌梅木瓜汤）。而又有虫渴证，由虫在脏腑之间，耗其精液，而成消渴也（宜苦楝汤）。而又有类消证，其人渴欲求饮，饮一二口即厌，不比消渴之无厌，此由中气虚寒，寒水泛上，逼出浮游之火于喉舌间，故上焦欲得水救，水到中焦，以水遇水，故厌也（宜理中汤送八味丸）。又经云：二阳之病发心脾，有不得隐曲，女子不月。阳明位太阴之表而居中，于腑则胃当之，非若手阳明大肠之以经络为阳明比也。其病发心脾者，胃与心为生土之母子，而脾与胃为行津之表里。发者，发足之义。人之情欲，本以伤心，劳倦忧思，本以伤脾，脏既伤，则必连及于腑，又必从其能连及者，如母病必及子。故凡内而伤精，外而伤形者，皆能病及胃，此二阳之病，发自心脾也。然阳明为生化之本，其气盛，其精血下行，化荣卫而润宗筋，化源既病，则阳道外衰，故不得隐曲而枯涩，女子则不月。盖心脾为真阴之主，胃为真阳之主，伤真阴必使真阳无守，二阳既病，仓廪空而饷道绝，为生死之关，然必自真阳之伤为之，故曰发心脾也。治亦同三消，参其证而用方主之可也。至于消渴既久，其传变之证，在能食者必发痈疽背疮，不能食者必至中满膨胀，何也？津液竭则火邪胜，故发痈脓，且痛甚而或不溃，或流赤水也。又如上中二消，制之太急，寒药多而胃气伤，故成中满，甚而水气浸渍，溢于皮肤，则为肿胀，所谓上热未除，中寒之证复生也。夫至痈疽胀满，亦与强中等证，皆为传变而不易治矣。

[脉法]《内经》曰：消渴脉实大，病久可治；脉悬小坚，病久不可治。仲景曰：趺阳脉数，胃中有热，即消谷引饮，大便必坚，小便即数。《脉经》曰：消渴脉，当得紧实而数，反得沉涩而微者死。又曰：心脉滑为渴，滑者，阳气胜也。心脉微小为消瘅。又曰：脉数大者生，沉小者死。

[消渴与脚气反]《本事》曰：消渴脚气，虽皆为肾虚所致，其为病则相反。脚气始发于二三月，盛于五六月，衰于七八月。消渴始发于七八月，盛于十一二月，衰于二三月。其故何也？盖脚气，壅疾也。消渴，宣疾也。春夏阳气上，故壅疾发，则宣疾愈。秋冬阳气下，故宣疾发，则壅疾愈。审此二者，疾可理也。

[消渴原由证治]《本事》曰：消渴之证，全由坎水衰少。何也？肺为五脏华盖，若下有暖气蒸，则肺润。若下冷极，则阳不能升，故肺干而渴。譬如釜中有水，以火暖之，又以板覆，则暖气上腾，故板能润。若无火力，则水气不能上升，此板终不能润。火力者，腰肾强盛，常须暖补肾气，饮食得火力则润上而易消，亦免干渴之患，宜肾气丸。又曰：消渴者肾虚所致，每发则小便必甜。以物理推之，淋炀醋酒作脯法，须臾即甜，足明人之食后，滋味皆甜，流在膀胱。若脾肾气盛，则上蒸炎气，化成精气，下入骨髓，其次为脂膏，又其次为血肉，其余则为小便，故小便色黄，血之余也。五脏之气咸润者，则下味也。若腰肾既虚冷，则不能蒸化

谷气，尽下为小便，故味甘不变，其色清冷，则肌肤枯槁也。《直指》曰：自肾消而析之，又有五石过度之人，真气既尽，石势独留，阳道兴强，不交精泄，名曰强中。消渴，轻也。消中，甚焉。消肾，又甚焉。若强中，则毙可立待。《类聚》曰：五脏六腑，皆有津液，热气在内，则津液竭少，故为渴。夫渴者，数饮水，其人必头目眩，背寒而呕，皆因里虚故也。《入门》曰：饮水而安者，实热也。饮水少顷即吐者，火邪假渴耳。丹溪曰：三消多属血虚不生津液，宜以四物汤为主。上消加人参、五味、麦冬、花粉煎，入藕汁、地黄汁、牛乳。酒客生葛根汁冲服。中消加知母、石膏、寒水石、滑石。下消加黄柏、知母、熟地、五味子。又曰：养肺降火生血为主，分上中下治之。又曰：消渴证，小便反多，如饮水一斗，小便亦一斗，宜肾气丸。徐忠可曰：仲景云：厥阴之为病消渴，气上冲心，心中疼热，饥而不欲食，食即吐，下之不肯止。夫厥阴之为病消渴七字，乃消渴之大原，然或单渴不止，或善食而渴，或渴而小便反多，后人乃有上中下之分，不知上中下虽似不同，其病原总属厥阴。厥阴者，风木之脏也，与风相得，故凡中风，必先中肝。然风善行而数变，故在经络，在血脉，在肌肉，各各不同。而又有郁于本脏者，则肝得邪而实，因而乘其所胜。阳明受之，乘其所生，少阴受之，于是上中下或有偏胜，现证稍殊，皆为消渴，皆由厥阴风郁火燔，故曰厥阴之为病消渴。《内经》亦有风消二字，消必兼风言之，亦此意也。又曰:《内经》云，二阳结，谓之消。仲景独言厥阴，似乎互异，不知邪气浸淫，病深肠胃，气聚不散，故曰结，其使肠胃之气不能健运而成三消，则厥阴实为病之本。如果病专肠胃，则下之为中病，消渴宜无不止矣。然多食而饥不止为中消，此又云饥不欲食，则知消渴之病，亦有不欲食者，但能食而渴者，全重二阳论治。饮一溲二，重在肾虚论治。其不能食而气冲者，重在厥阴论治。此又临证时微细之辨乎。缪仲淳曰：三消渴疾，以鲇鱼涎和黄连末为丸，每五七丸，乌梅下，日三服取效。又曰：用白芍、甘草等份为末，每一钱，水煎，日三服。有人患消渴九年，服药止而复作，得是方服之，七日顿愈。古人处方，殆不可晓，不可以平易而忽之。又方，用栝楼根、黄连各三两，为末蜜丸，每三十丸，麦冬汤下，日二服。其饮水无度，小便数者，用田螺五升，水一斗浸一夜，渴即饮之，每日一换水及螺，或煮食饮汁亦妙。其饮水无度，小便赤涩者，用秋麻子仁一升，水三升，煮三四沸饮，不过五升瘥。其肾消饮水，小便如膏油者，用茴香、苦楝子等份炒，为末，每食前酒服二钱。其消渴饮水，骨节烦热者，用芭蕉根捣汁，时饮一二合。其消渴不止，下元虚损者，用牛膝末五两，生地汁五升浸之，日晒夜浸，汁尽为度，蜜丸，空心酒下三十丸，久服壮筋骨，驻颜色，黑须发，津液自生。其胃虚消渴者，羊肚煮烂，空腹服之。其消渴烦乱者，干冬瓜瓤一两水煎服。其消渴羸瘦，小便不禁者，兔骨和大麦苗煮汁服极效。其消中易饥者，用苁蓉、山萸、五味，蜜丸，每盐酒下二十丸。其三消骨蒸者，以冬瓜自然汁浸晒黄连末七次，又以冬瓜汁和丸，每三四十丸，大麦汤下。寻常口渴，只一服见效。其强中消渴者，用猪肾一具，荠苨、石膏各三两，人参、茯苓、磁石、知母、葛根、黄芩、花粉、甘草各二两，黑大豆一升，水一斗半，先煮猪肾大豆取汁一斗，去渣，下药再煮三升，分三服，名猪肾荠苨汤，后人名为石子荠苨汤。

消瘅

肝心肾三经之阴虚而生内热病也。即经所谓热中，与三消异。《灵枢经》言：五脏皆柔弱者，善病消瘅。夫皆柔弱者，天元形体不充也。其本大气不足，五脏气馁，阴虚生内热，自是内热不解，而外消肌肉，故五脏之脉，皆以微小者为消瘅，是五脏之气，不能充满于荣分，而内有郁热以烁之也。故法以脉实大者为顺，虽病可治。若脉悬小而坚，则精枯血槁，必不能耐久矣。是知消瘅之病，本起于不足，必以滋阴平肝清热为主也（宜生地黄饮子、玉泉丸）。

[消瘅证治]《内经》注曰：瘅，谓消热病也。多饮数溲，谓之热中。多食数溲，谓之消中。《内经》曰：凡消瘅，肥实人则膏粱之疾也。此人因数食甘美而多肥，故其气上溢，转为消渴。注曰：食肥则腠理密，而阳气不得外泄，故肥令人内热。甘者，性气和缓而发散逆，故甘令人中满。然内热则阳气炎上，炎上则欲饮而嗌干，中满则阳气有余，有余则脾气上溢，故转为消渴。《入门》曰：消者，烧也，如火烹烧物者也。

鳌按：消为肌肉烁，瘅为内郁热，二字连读，为一证之名，非如《内经》言瘅成为消中，消为三消，瘅为瘅病也。即《内经》言肥甘之病，亦消渴之类，非消瘅，姑附于此。

治三消方四十四

六味丸（总治）

地黄、山药、山萸、丹皮、茯苓、泽泻。

八味丸（又）

熟地、山药、山萸、丹皮、茯苓、泽泻、附子、肉桂。

人参白术散（又）

人参、白术、当归、白芍、山栀、大黄、连翘、泽泻、花粉、葛根、茯苓各一钱，官桂、木香、藿香各五分，甘草六分，寒水石四钱，石膏八钱，磁石、芒硝各六钱。

共为末，每取五钱，加蜜少许服，渐加至两许，日二三服。

桑白皮汤（又）

桑白皮（新生者）二钱，茯苓、人参、麦冬、葛根、山药、肉桂各一钱，甘草五分。

水煎服。

大黄甘草饮子（又）

大黄两半，甘草（大者）四两，黑豆五升（另煮三沸去苦水）。

另用井水一桶同煮，豆烂，令病人食豆饮汁，无时，不三剂病去。

活血润燥生津饮（又）

天冬、麦冬、五味子、瓜蒌仁、火麻仁、生地、熟地、花粉、当归、甘草各一钱。

水煎服。

人参宁神汤（上消）

人参、生地、甘草、葛根、茯神、知母、花粉、竹叶、五味子。

人参白虎汤（又）

人参、石膏、甘草、知母。

止消润燥汤（又）

升麻钱半，杏仁、桃仁、麻仁、归身、荆芥、知母、黄柏、石膏各一钱，熟地二钱，柴胡七分，甘草五分，川椒、细辛各一分，红花二分半。

热服。

紫苏汤（又）

紫苏、桑皮、赤苓各一钱，郁李仁二钱，羚羊角七分半，槟榔七分，肉桂、木香、独活、枳壳各五分。

瞿麦饮（又）

瞿麦、泽泻、滑石各一钱，防己一钱半，黄芩、大黄各五分，桑螵蛸三个。

地黄饮（又）

熟地、生地、天冬、麦冬、人参、枇杷叶、枳壳、石斛、泽泻、黄芪、甘草。

加减地黄丸（又）

熟地、山药、山萸、丹皮、五味子、百药煎。

降心汤（又）

花粉二钱，人参、远志、当归、熟地、茯苓、蜜黄芪、五味子、甘草各一钱，枣二枚。

清心莲子饮（又）

莲子二钱，赤苓、人参、黄芪各一钱，黄芩、麦冬、车前子、地骨皮、甘草各七分。

人参石膏汤（又）

人参钱七分，石膏四钱，知母二钱三分，甘草钱三分。

和血益气汤（又）

酒黄柏、升麻各一钱，酒生地、酒黄连各八分，杏仁、桃仁、石膏各六分，知母、羌活、防己各五分，归梢四分，生甘草、炙甘草、麻黄根、柴胡各三分，红花分半。

麦门冬饮子（又）

麦冬二钱，知母、花粉、人参、五味子、葛根、茯神、生地、甘草各一钱，竹叶十片。

人参麦冬汤（又）

人参、茯苓、甘草、杞子、五味子、麦冬。

生津养血汤（通治上消）

当归、白芍、生地、麦冬各一钱，川芎、黄连各八分，花粉七分，蜜知母、蜜黄柏、莲肉、乌梅肉、薄荷、甘草各五分。

黄芩汤（又）

片芩、山栀、桔梗、麦冬、当归、生地、花粉、葛根、人参、白芍各一钱，乌梅一个。

水煎服。

清凉饮（中消）

甘草（冬用梢）、防风（梢）、羌活、龙胆草、柴胡、黄芪、茯苓、生地、酒知母、防己、桃仁、杏仁、当归、黄柏、石膏。

兰香饮子（又）

石膏三钱，知母钱半，生甘草、防风各一钱，炙甘草、人参、兰香叶、连翘、白豆蔻、桔梗、升麻各五分，半夏二分。

蒸饼糊调成饼，晒干为末，每二钱，淡姜汤下。

生津甘露汤（又）

石膏、龙胆草、黄柏各一钱，柴胡、羌活、黄芪、酒知母、酒黄芩、炙甘草各八分，归身六分，升麻四分，防风、防己、生地、生甘草各三分，杏仁六个，桃仁五个，红花少许。

水煎，加酒一匙，不拘时，稍热服，一名清凉饮子。

藕汁膏（又）

藕汁、生地汁、牛乳和黄连末、天花粉末，佐以姜汁，白蜜为膏，挑取留舌上，徐徐以白汤送下，日三四次。

加减白术散（又）

葛根二钱，人参、白术、茯苓各一钱，木香、知母、黄柏、甘草各五分，五味子九粒。

茯苓丸（又）

茯苓、黄连、花粉、熟地、覆盆子、萆薢、人参、元参、石斛、蛇床子、鸡肶皮。

磁石汤下。

调胃承气汤（通治中消）

加减三黄丸（又）

大黄、黄芩、黄连、生地。

黄连猪肚丸（又）

雄猪肚全具，黄连五两，麦冬、栝楼根、知母各四两。

将四味为末，入肚内线封口，蒸烂捣，入蜜少许丸，每百丸米饮下。

顺气散（又）

大黄、芒硝各二钱，炙甘草一钱。

元菟丹（下消）

菟丝子（酒浸，通软，乘湿研，焙干，别取末）十两，五味子（酒浸，别为末，净）七两，茯苓、莲肉各三两，别研干山药末六两。

将所浸酒添酒打糊丸，空心，食前米饮下。

双补丸（又）

鹿角胶、人参、茯苓、苡仁、熟地、苁蓉、归身、石斛、黄芪、木瓜、五味、菟丝子、覆盆子各一两，沉香、泽泻各五钱，麝香一钱。

肾沥丸（又）

鸡肶皮、人参、黄芪、肉桂、泽泻、熟地、远志、茯苓、归身、龙骨、桑螵蛸各一两，麦冬、川芎各二两，五味子、元参、炙草各五钱，磁石（研，淬去赤水）二两。

每末五钱，用羊肾煮汤代水煎，日二服。

加减肾气丸（又）

熟地二两，丹皮、茯苓、山萸、五味子、泽泻、山药、鹿茸各一两，肉桂、沉香各五钱。

蜜丸，空心下七八十丸。

人参茯苓散（又）

滑石、寒水石各钱半，甘草七分，赤苓、葛根、黄芩、薄荷、大黄各五分，连翘三分，人参、白术、泽泻、桔梗、天花粉、山栀、砂仁各二分。

一名人参散。

鹿茸丸（又）

麦冬二两，鹿茸、熟地、黄芪、五味子、鸡肫皮（麸炒）、酒浸肉苁蓉、破故纸、酒牛膝、山萸、人参各七钱半，地骨皮、茯苓、元参各五钱。

蜜丸，空心米饮下。

石子荠苨汤（又）

荠苨、石膏各钱半，人参、茯苓、花粉、磁石、知母、葛根、黄芩、甘草各一钱。

先以水三盏，煮猪腰一个、黑豆一合至半，去渣入药，煎七分，食后服，次服黄连猪肚丸。

补肾地黄元（通治下消）

黄柏（切）一斤，生地半斤（酒浸二日，蒸烂，研膏与黄柏拌，晒干），茯苓四两，天冬、熟地、人参、甘菊各二两，酒条芩、生片芩、当归、枳壳、麦冬各一两。

水丸，空心盐、酒下七八十丸。

加减八味丸（又）

熟地二两，山药、山萸各一两，酒蒸泽泻、茯苓、丹皮各八钱，五味子（略炒）一两半，肉桂五钱。

蜜丸，五更初未言语时，盐汤下五六十丸，临卧再服。此方有五味，最为得力，不唯止渴，亦免生痈疽，久服永除渴疾，气血加壮。

乌梅木瓜汤（酒渴）

乌梅（打碎）、木瓜各二钱，炒麦芽、草果、甘草各一钱，姜五片。

苦楝汤（虫渴）

苦楝根皮一握（切，焙），麝香少许。

水煎，空心饮之。

金匮肾气丸（补气）

熟地、山药、山萸、丹皮、茯苓、泽泻、附子、肉桂、牛膝、车前子。

四物汤（补血）

川芎、当归、白芍、地黄。

治消瘅诸药品及方二

滋阴清热平肝：地黄、元参、麦冬、鳖甲、沙参、山药、黄柏、枣仁、丹皮、知母、白芍、川续断、青蒿、牛膝、五味、山萸、阿胶珠、沙蒺藜、柏子仁、地骨皮、杞子、金石斛、车前子。

玉泉丸（消瘅）

花粉、葛根各两半，麦冬、人参、茯苓、乌梅、甘草各一两，生黄芪、蜜黄芪各五钱。

蜜丸，弹子大，每一丸，温水嚼下。

生地黄饮子（又）

人参、黄芪、生地、熟地、金石斛、天冬、麦冬、枳壳、枇杷叶、泽泻各一钱，甘草五分。

此方乃二黄元合甘露饮也，生精补血，润燥止渴，佐以泽泻、枳壳，疏导二腑，使心火下行，则小便清利，肺金润泽，火腑流畅，宿热既消，其渴自止，造化精深，妙无伦比。(《杂病源流犀烛·卷十七·三消源流（消瘅）》[18])

评议 《杂病源流犀烛》为清代医家沈金鳌撰就的一部内科杂病专著，全书共30卷，分为6门，每门介绍若干病症，每病症首设"源流"一篇，以究其渊源，审其发展变迁，究其原委，悉其形症，考其方治，以及病情之变幻，病势之缓急，病本之轻重。沈氏博采前人著述，结合个人见解整理编写，条理清楚，绪论得当。

本书中沈金鳌以三消为统一病名论述消渴病，在三消源流篇中指出"三消，燥病也"，其病因病机为"水火不交，偏胜用事，燥热伤阴"，将三消之证分为上、中、下3型，上消病位在肺和上焦，为肺家实火或上焦热所致；中消病位在脾胃，由脾家实火或伏阳蒸胃所致；下消病位在肾，为肾阴虚或火伏下焦所致。沈氏吸取罗美、赵献可等医家经验，主张三消总治法则为补肾水真阴之虚，泻心火燔灼之势，除肠胃燥热之邪，济心中津液之衰，可用清肺滋肾之药；然切脉合证，确为命门火衰者用附桂引火归原。

沈氏在三消分治中，按照上、中、下消具体症状列出相应方剂，如"有烦渴能食者（宜人参白虎汤）"，详举上消症状和相应方剂13种、中消7种、下消6种，以及通治上消方剂2首、中消方剂4首，下消方剂2首，并附治三消方44首，治消瘅诸药品及方2首。此外，沈氏指出消渴久病，津液竭则火邪胜可传变为痈疽背疮；上热未去，中寒复生可传变为中满臌胀，传变与强中等证皆不易治。沈氏对于类消病见解独到，认为《内经》中脾瘅、胆瘅与消病一致却非消病，但治法同三消，特加引经药使归于肝脾；消瘅为证名，消为肌肉烁，瘅为内郁热，乃"肝心肾三经之阴虚而生内热病也"，治以滋阴平肝清热为主；对食㑊、酒渴、虫渴等证亦阐明其病因病机，并附以方剂治之。

九、林珮琴《类证治裁》——水火不交，燥热伤阴而致三消

【原文】消分上中下三证，谓消渴、消谷、消肾也。皆水火不交，燥热伤阴所致。故经云：二阳结谓之消。手阳明大肠主津，足阳明胃主液，二经燥结失润，故为消。上消主肺，肺热化燥，渴饮无度，是为消渴，经所谓心移热于肺，传为膈消也。中消主胃，胃热善饥，能食而瘦，是为消谷，经所谓瘅成为消中也。下消主肾，虚阳烁阴，引水自救，溺浊如膏，精髓枯竭，是为肾消，经所谓肾热病苦渴数饮身热也。三消之证，上轻、中重、下危。然上中不甚，则不传下矣。故肾消者，乃上中消之传变，肺胃之热入肾，消烁肾脂，饮一溲二，溲如膏油。盖肺主气，肺病则不能管束津液，上朝咽嗌，而尽输于下，其精微亦随溲下也，且消之由于火盛者，阳消证也。亦有气血消乏而为阴消证者，如经曰：心移寒于肺，为肺消，饮一溲二，死不治。景岳以为元阳大衰，金寒水冷，水不化气，而气悉化为水也。《脉经》曰：心脉微小为消瘅，可知证多阳虚，而火多假火。故治三消者，必察其脉气、病气、形气。但见本源亏竭，及假火证，当速救根本以滋化源，勿专以清火为急。故《金匮》云：男子消渴，小便反多，饮一斗，小便一斗，八味丸主之。所以助气化，使津液得升也。赵养葵亦曰：治消证无分上中下，但滋肺肾。上消小剂，中消中剂，下消大剂。概用六味丸加麦冬、五味。或命门火不归原，游于肺为上消，游于胃为中消，唯引火归原，宜八味丸。使火归釜底，水火既济，气上熏蒸，肺受津润，消渴自止。若过用寒凉，恐内热未除，中寒又起。古法以人参白虎汤治上消，以调胃承气汤治中消者，非也。必右寸滑数，热伤肺气，乃可人参白虎汤。必右关数实，湿热内蕴，乃可调胃承气汤。又经云：二阳之病发心脾，有不得隐曲，其传为风消。谓忧伤心，思伤脾，郁结不遂，则营液暗耗，胃大肠俱失通润，而肌肉风消也。宜归脾汤送固本丸，或生脉散。此亦阴消之类，今统论之。消证气分渴者，喜饮冷水，宜寒凉渗剂以清热。血分渴者，喜饮热茶，宜甘温峻剂以和阴。须细诊脉之上下左右滑数沉细，以定其有余不足而审治之。如上消气分燥渴者，黄芩汤。血分燥热者，易简地黄饮之。气血燥热者，竹叶黄芪汤。肺火消渴，咽干便秘者，生津饮。心火消渴，小水赤涩者，清心莲子饮。心火上炎，肾水不济，气血日消者，降心汤。消渴夜甚者，加减地黄丸。消渴溺少身肿者，紫苏汤。消渴脉浮微热，小水不利者，五苓散。膈消胃满心烦者，麦门冬饮子。老人虚人消渴者，人参麦冬汤。通治上消，天花粉散。中消能食而瘦，渴饮便秘溺数者，兰香饮子。食已如饥，胃热脉盛，面黄肌瘦，胸满胁胀者，七味白术散。胃火易饥，热在肌肉者，泻黄散。胃热干渴，水亏火炎者，

玉女煎。心肺热渴者，丹溪藕汁膏。脾肺津干，不思饮食者，本事黄芪汤。通治中消，黄连猪肚丸。中消后，胃热传肾，消烁脂液，腿细足痿者，白茯苓丸。下消渴饮，溺如膏油者，治宜摄固，元菟丸、秘元煎。肾消虚涩者，通摄兼施，双补丸。肾消淋浊有火者，补而兼泻，六味丸加知、柏，或大补地黄丸。淋浊无火者，补而兼摄，左归饮，或大补元煎。火衰不能化气，气虚不能化液者，益火之源，加减肾气丸，或八味丸、右归饮。无火而滑，小溲无度者，益阳固阴，鹿茸丸。肾消强中，茎长而坚，精自出者，此孤阳外张，阴不内守，难治。由好色纵淫，或饵丹石，阳起石、钟乳粉之类。《直指》曰：服五石者，真气既尽，石性独留，阳道兴举，不交精泄，名曰强中，不可治。其饮食如汤沃雪，久则阳强精脱。石子荠苨汤。通治下消，加减八味丸。三消久，小水不臭反甜者，此脾气下脱，症最重。七味白术散。若溺后，溺面浮脂者，此膏液下流，肾不约制。白术散、肾气丸。外有脾热口甜，为消瘅。经谓数食肥甘，其气上溢，转为消渴，经用兰草汤效。肥令人内热，甘令人中满，治之以兰，除陈气也。此膏粱酿热涸津，即消中之渐，宜地黄饮子、玉泉丸。有食㑊，㑊，易也。饮食移易而过，不生肌肉也。经谓大肠移热于胃，善食而瘦，胃移热于胆，皆名食㑊，治同中消。有酒渴，由嗜酒积热烦渴，专嗜冷物，乌梅木瓜汤。有虫渴，脏腑生虫，耗津液而成消渴，苦楝子汤。其有渴饮一二口即厌，少顷复渴，但不若消渴者之无厌，此中气虚寒，寒水上泛，逼其浮游之火于喉舌间，故上焦欲得水救；水到中焦，以水遇水，即厌也。如面赤烦躁，宜理中汤送八味丸。凡渴而不能食者，末传。中满，臌胀，能食而渴者，必发脑疽、背痈，皆不治。此又消渴之传变，所必防者。《本事》曰：消渴全因坎水衰少，肾阳不升。肺为华盖，譬板覆釜，暖气上腾，则板能润。若肾气能蒸化，则饮食精液上升，自免干渴，宜八味丸。

徐忠可曰：消因肾虚，或因二阳结，或为厥阴病。其能食而渴者，宜重二阳论治。其饥不欲食，气撞心者，宜重厥阴论治。仲景《伤寒论》，厥阴之为病，消渴，气上撞心，饥而不欲食，皆由厥阴风郁火燔也。其饮一溲二者，宜重肾虚论治。此临证时所宜细辨也。

缪仲淳曰：三消渴疾，以鲇鱼涎和黄连末为丸，每五七丸，乌梅汤下，日三服，效。以白芍、甘草等份为末，每一钱水煎，日三服。有患消渴九年，服药止而复作，得是方服之，七日顿愈。不可以其平易而忽之。以栝楼根（即天花粉）、黄连各三两为末，蜜丸，每三十丸，麦冬汤下，日二服。其饮水无度，小便数者，用田螺五升，水一斗，浸一夜，渴即饮之，每日一换水及螺，或煮食饮汁亦妙。饮水无度，小便赤涩者，用秋麻子仁一升，水三升，煮三四沸，饮不过五升，瘥。肾消饮水，溺如膏油者，用茴香、苦楝子等份炒，研末，食前酒服二钱。消渴下元虚者，用牛膝末（酒蒸）五两，生地汁五升浸，日晒夜浸，汁尽为度，蜜丸，酒下三十丸，久服津液自生。胃虚消渴者，羊肚煮烂，空腹食之。消渴烦乱者，干冬瓜瓤一两，水煎服。消渴羸瘦，小便不禁者，兔骨和大麦苗煮汁服，极效。消中易饥者，用苁蓉、山萸、五味蜜丸，每盐、酒下三十丸。三消骨蒸者，以冬瓜自然汁，浸晒黄连末七次，又以冬瓜汁和丸，每三四十丸，大麦汤下，寻常口渴，一服效。（《类证治裁·三消·三消论治》[19]）

消渴脉实大，病久可治。脉悬小坚，病久不可治。（《内经》）趺阳脉数，胃中有热，即消谷引饮，大便必坚，小便即数。（仲景）消渴脉当紧实而数，反沉涩而微者死。心脉滑为渴，滑者阳气胜也。心脉微小为消瘅。凡消证，脉数大者生，沉小者死。（《脉经》）真阴耗竭，肾气不升，肺脏枯燥，寸口数盛，为上消。竭力房室，服食剽悍，火土太强，恣情肥美，气口动滑，为中消。虚阳不守，封藏不固，右尺数大，为下消。《张氏医通》消瘅诊论，宜参玩。（《类证治裁·三消·三消脉候》[19]）

何，六旬外，脉数，消谷善饥，动则气喘，是脂液内涸，火亢烁金之候，经所谓壮火食气。固本丸加生白芍、炒知母，效。

族女，频食易饥，手足瞤动，此消中证。经云：瘅成为消中。以初病胃热，消谷而瘦，煎熬日久，胃脂内消，水液不为宣布，下注直降，势必延为燥涸。局方甘露饮宜之。

朱，渴饮消水，日夜无度，自夏历冬，阅所服方，寒热互进，毫不一效。今饮一泄一，渴则饥嘈，明系肾阴竭于下，虚阳灼于上。脉转沉迟，沉为脏阴受病，迟则热极反有寒象也。思壮火销烁肾阴，肾液既涸，必饮水自救。证成下消，急滋化源，迟则难挽。仿易简地黄饮子加减，生地、熟地、人参、麦冬、石斛、花粉、阿胶、甘草，服之效。又令服六味丸加猪脊髓、龟胶、女贞子、杞子、五味，去泽泻、茯苓，得安。（《类证治裁·三消·三消脉案》[19]）

评议 《类证治裁》由清代医家林珮琴撰写。全书8卷，附录1卷，是林氏晚年总结自己多年临证经验，并向病家索回经其诊治之处方，择其要者整理而成的一部具有较高学术价值的综合性医书。林珮琴认为治病之难在于识证，识证之难在于辨证，而辨证的重点则是阴阳虚实、六淫七情及病机病位，因此纂写此书以明之。书中医论以《内经》为宗，卷首为"内景综要"，卷1至卷8论述病症，以内科杂病为主，列述中风、伤风、三消、泄泻等多种病症，先概述病因、脉症，然后分析重点证候及辨证要点，最后介绍治法、方药，并附以作者验案。

本篇中，林珮琴先概述消渴、消谷、消肾三消病机皆为水火不交、燥热伤阴，重点分析了三消证候，上消主肺，肺热化燥，渴饮无度，是为消渴；中消主胃，胃热善饥，能食而瘦，是为消谷；下消主肾，虚阳烁阴，引水自救，尿浊如膏，精髓枯竭，是为肾消；三消之中相互传变，上轻、中重、下危。林氏还详细阐述了三消的辨证要点，介绍了具体的治法方药；在脉案中记载脉案3则，均为消渴，但表现不同，分上中下消予对症治疗，如下消选用地黄饮子加减以滋肾阴。

第三节　论治消渴以清热养阴为重

一、刘完素《黄帝素问宣明论方》——将消渴归为燥门、以燥热为本论消渴

【原文】燥干者，金肺之本，燥金受热化以成燥涩也，兼火热致金衰耗液损血。郁而成燥者，由风能胜湿，热能耗液。故经云：风热火同阳也，寒湿燥同阴也，又燥湿小异也，金燥虽属秋阴，而其性异于寒湿，而反同于风热火也。又加大便干涩，乃大肠受热，化成燥涩。经云：诸涩枯涸。又如瘫痪中风，皆因火热耗损血液，玄府闭塞，不能浸润，金受火郁，不能发声。经云：肺主声。肢痛软戾者，风热湿相致，而遂以偏枯、语音涩、手足不遂也。然中寒吐泻，亡液而成燥，亦以鲜矣。亦有寒湿相郁，荣卫不能开发贯注，多成偏枯。经曰：诸涩枯涸，干劲皴揭，皆属于燥也。又如胃膈瘅热烦满，饥不欲食，或瘅成消中，善食而瘦，或燥热郁甚而成消渴，多饮而数小便或因热病，或恣食酒欲，误服热药，以致脾胃真阴阳损虚，肝心衰弱也。狂阳心火燥其三焦，肠胃燥热怫郁，而水液不能宣行也，周身不得润泽，故瘦悴黄黑也。而燥热消渴，然虽多饮，亦必水液不能浸润于肠胃之外，汤不能止渴，徒注为小便多出，俗未明，妄为下焦虚冷，误人多矣。又如周身热燥郁，故变为雀明，或内障、痈疽、疮疡，上为咳嗽喘，下为痔痢，或停积而湿热内甚，不能传化者，变为水肿、腹胀也。世传消渴病及消瘦弱，或小便有脂液者，为消肾也。此为三消病也。消渴，消中，消肾，经意但皆热之所致也。

［附方］

人参白术汤　治胃膈瘅热烦满，饥不欲食，瘅成为消中，善食而瘦，燥热郁甚而成消渴，多饮而数小便。兼疗一切阳实阴虚，风热燥郁，头目昏眩，风中偏枯，酒过积毒。一切肠胃燥涩，倦闷壅塞，疮疥痿痹，并伤寒杂病，产后

烦渴，气液不得宣通。

人参、白术、当归、芍药、大黄、山栀子、荆芥穗、薄荷、桔梗、知母、泽泻各半两，茯苓去皮、连翘、栝楼根、干葛各一两，甘草二两，藿香叶、青木香、官桂各一分，石膏四两，寒水石三两，滑石半斤。

上为细末，每服抄五钱，水一茶盏，入盆硝半两、生姜三片，煎至半盏，绞汁，入蜜少许，温服，渐加至十余钱，得脏腑流利取效。如常服，以意加减，兼服消痞丸、散，以散肠胃结滞，湿热内甚自利者，去了大黄、芒硝。

绛雪散　治消渴，饮水无度，小便数者，大有神效。

汉防己、栝楼实、黄芩、黄丹各等份。

上为细末。每服二钱，汤浆水调下，临卧时并进三二服，即止。

人参散　治肾消，善饮而食后数小便溺者。

人参三钱，白术、泽泻、瓜蒌、桔梗、栀子、连翘各半两，葛根、黄芩、大黄、薄荷、白茯苓各一两，甘草一两半，石膏二两，滑石、寒水石各三两。

上为末。入缩砂仁三钱，每服五钱，水一盏，煎至七分，入蜜少许，再煎三二沸，去滓，食前，食后服消痞丸。

大黄甘草饮子　治男子妇人一切消渴不能止者。

大豆五升（先煮三沸，出淘苦水，再煮），大黄一两半，甘草（大粗者）四两（长四指，打碎）。

上三味，用井水一桶，将前药同煮三五时，如稠糨水少，候大豆软，盛于盆中，放冷，令病人食豆，渴食豆汤，无时停止，脏腑自然清润。食尽，如渴尚不止，再服前药。不三五日自愈。(《黄帝素问宣明论方·卷十·燥门》[20])

评议　《黄帝素问宣明论方》为金代医家刘完素所撰，全书共 15 卷，分 18 门，载方剂 361 首，对《素问》所述六十一种杂病的病因、病机、诊断、治则、方药详细地进行了补充论述，治法多用寒凉，其寒凉剂在全书所占比重较大，为后世温病学派的形成奠定了基础。

在本篇中，刘完素将消渴归为燥门，以燥热为本论消渴，认为消渴乃各种原因导致"燥热郁甚"所致，并借助《内经》理论佐证燥热致病的观点，指出消渴、消中和消肾之候"经意但皆热之所致也"。消渴者火燥三焦，肠胃燥热怫郁，而水液不能宣行也，周身不得润泽，致瘦悴黄黑；燥热而致腠理致密，水液不能渗出濡养，从小便出，故小便增多；燥热盛于外，故口渴不止；周身热燥郁，则并发雀目、内障、痈疽、疮疡等；停积而湿热内甚，则并发为水肿、湿胀，皆为燥热所致。治疗方面，从本篇附方来看，以泻火养阴为主，一方面泻心火之实，清泻胃肠燥热；另一方面补肾水之虚，使津液充足，气血滑利。

二、李东垣《东垣试效方》——治消渴以滋阴清热为主，但防苦寒攻伐太过

【原文】《阴阳别论》云：二阳结谓之消。《脉要精微论》云：瘅成消中。夫二阳者，阳明也。手阳明大肠主津，病消则目黄口干，是津不足也；足阳明胃主血，热则消谷善饥，血中伏火，乃血不足也。结者，津液不足，结而不润，皆燥热为病也。此因数食甘美而多肥，故其气上溢，转为消渴，治之以兰，除陈气也。不可服膏粱、芳草、石药，其气慓悍，能助燥热也。越人云：邪在六腑则阳脉不和，阳脉不和则气留之，气留之则阳脉盛矣。阳脉大盛则阴气不得营也，故皮肤肌肉消削是也。经云：凡治消瘅、仆击、偏枯、痿厥、气满发逆，肥贵人，则膏粱之疾也。岐伯曰：脉实病久可治，脉弦小病久不可治。后分为三消，膈消者，舌上赤裂，大渴引饮。《逆调论》云，心移热于肺，传为膈消者是也。以白虎加人参汤治之。中消者，善饮而瘦，自汗，大便硬，小便数。叔和云，口干饮水，多食亦饥，虚瘅成消中者是也，以调胃承气、三黄丸治之。下消者，烦躁引饮，耳轮焦干，小便如膏。叔和云：焦烦水易亏，此肾消也，以六味地黄丸治之。《总录》所谓末传能食者，必发脑疽、背疮；不能食者，必得中满、臌胀，皆为不治之证。洁古老人分而治之，能食而渴者，白虎加人参汤；不能食而渴者，钱氏方白术散倍加葛根治之。上中既平，不复传下消矣。前人用药，厥有旨哉！或曰末传疮疽者何也？此火邪胜也，其疮痛甚而不溃，或赤水者是也。经云：有形而不痛，阳之类也，急攻其阳，勿攻其阴，治在下焦元气，得强者生，失强者死。末传中满者何也？以寒治热，虽方士不能废其绳墨而更其道也。然脏腑有远近，心肺位近，宜制小其服；肾肝位远，宜制大其服，皆适其至所为。故如过与不及，皆诛伐无过之地也。如膈消、中消，制之太急，速过病所，久而成中满之病。正谓上热未除，中寒复生者也。非药之罪，失其缓急之制也。处方之制，宜加意焉。

生津甘露饮子　治膈消，大渴饮水无度，舌上赤涩，上下齿皆麻，舌根强硬肿痛，食不下，腹时胀痛，浑身色黄，目白睛黄甚，四肢痿弱无力，面尘脱色，胁下急痛，善嚏，善怒，健忘，臀腰背寒，两丸冷甚。

石膏一钱二分，人参二钱，生甘草一钱，炙甘草二钱，山栀子一钱，荜澄茄一钱，白豆蔻一钱，白葵花五分，黄柏（酒拌炒）一钱半，香白芷一钱，连翘一钱，杏仁（去皮）一钱半，麦门冬五分，黄连三分，木香三分，桔梗三钱，升麻二钱，姜黄一钱，知母（酒制）二钱，当归身五分，全蝎二个，藿香二分，柴胡三分，兰香五分。

消之为病，燥热之气胜也。《内经》曰：热淫所胜，佐以甘苦，以甘泻之。热则伤气，气伤则无润。折热补气，非甘寒之气不能除，故以石膏、甘草之甘寒为主；启玄子云：滋水之源以镇阳也，故以黄连、黄柏、栀子、知母之苦寒泻热补水为臣；以当归、杏仁、麦门冬、全蝎、连翘、白芷、白葵、兰香、甘草甘寒和血润燥为佐；以升麻，柴胡苦平行阳明、少阳二经，白豆蔻、木香、藿香反佐以取之，又为因用。桔梗为舟楫，使浮而不下也。上件为细末，如法汤浸蒸饼和匀成剂，捻作饼子，晒半干，杵碎，筛如黄米大，食后每服二钱，抄于掌中，以舌舐之，随津唾下，或送以白汤少许亦可。此制之缓也，不唯不成中满，亦不传下消矣。戊申正月七日，叶律千户服之大效。

兰香饮子　治渴饮水极甚，善饮而瘦，自汗，大便结燥，小便频数。

石膏三钱，酒知母一钱，生甘草一钱，炙甘草半钱，人参半钱，防风一钱，半夏（汤洗）二分，兰香半钱，白豆蔻仁、连翘、桔梗、升麻各半钱。

上同为细末，汤浸蒸饼和匀成剂，捻作薄片子，日中晒半干，碎如米，每服二钱，食后，淡生姜汤送下。

地黄饮子　治口干舌干，小便数，舌上赤脉。此药生津液，长肌肉。

杏仁六个，生甘草三分，石膏一钱，黄连（酒制）八分，桃仁六个，生地黄（酒制）七分，黄柏（酒制）二钱，当归（酒制）四分，柴胡三分，炙甘草三分，升麻一钱，红花少许，知母（酒制）五分，麻黄根（三分），汉防己（酒制）五分，羌活五分。

上件锉，如麻豆大，都作一服，水二盏，煎至一盏，去渣，温服，食后。忌湿面、房事、盐、血。戊申仲冬，张安抚服此大效。

当归润燥汤　治消渴，舌上白，干燥，唇干，口干，眼涩，黑处见浮云，大便秘涩，干燥结硬，喜温饮，阴头短缩。

升麻一钱半，柴胡七分，甘草（半生半熟）六分，细辛一分，黄柏一钱，知母一钱，石膏一钱，杏仁六个，桃仁泥子一钱，麻仁泥子一钱，当归身一钱，红花少许，防风一钱，荆芥穗一钱，熟地黄三分，小椒三个。

上件咬咀，都作一服，水二碗，煎至一盏，去渣，食后温服，忌辛热物。

清凉饮子　治消中，能食而瘦，口干舌干，自汗，大便结燥，小便频数。

羌活一钱，柴胡一钱，升麻四分，防风五分，当归身六分，生甘草半钱，炙甘草一钱，石膏一钱半，酒知母一钱，汉防己半钱，草龙胆（酒制）一钱半，黄柏一钱半，红花少许，桃仁五个，杏仁十个，生地黄（酒制）半钱，黄芪一钱，黄芩（酒制）一钱

上件咬咀，麻豆大，都作一服，水二盏、酒一匙，煎至一盏，去渣，稍热服，食后。

清神补气汤　前消渴证皆愈，只有口干，腹不能努起。

升麻一钱半，柴胡七分，生甘草五分，黄柏（酒制）半钱，黄连（酒制）半钱，知母（酒制）半钱，石膏四分，杏仁六个，桃仁一钱，当归身一钱，红花少许，防风一钱，荆芥穗一钱，熟地黄三分，小椒二个，细辛一分，生地黄一分。

上件锉，如麻豆大，都作一服，水二盏，煎至一盏，去渣，稍热食后服。

甘草石膏汤　消病痊愈，再添舌白滑微肿，咽喉咽唾觉痛，嗌肿，时有渴，口中白沫如胶，饮冷则稍缓。

升麻一钱半，柴胡七分，甘草五分，黄柏一钱，知母一钱，石膏六分，杏仁六个，桃仁一钱，当归身一钱，熟地黄二分，小椒一个，细辛一分，黄连三分，红花少许，防风一钱，荆芥穗一钱，生地黄一分。

上件锉，如麻豆大，都作一服，水二盏，煎至一盏，去渣，稍热，食后服。

辨六经渴并治

太阳渴，脉浮无汗者，五苓散、滑石之类。阳明渴，脉长有汗者，白虎汤、凉膈散之类。少阳渴，脉弦而呕者，小柴胡加瓜蒌汤主之。太阴渴，脉细不欲饮，纵饮思汤不思水。少阴渴，脉沉自利者，猪苓汤、三黄汤之类。厥阴渴，脉微引饮者，少少与之。滑石治渴，本为窍不利而用之，以其燥而能亡津液也；天令湿气太过者当用之，无湿用之是为犯禁。假小便不利，或渴或不渴，知内有湿也；小便自利而渴者，知内有燥也。湿宜渗泻之，燥以润之则可矣。杂证汗而渴者，以辛润之；无汗而渴者，以苦坚之。伤寒食少而渴，当以和胃之药，不可用凉药止之，恐复损胃气，愈不能食也，白术、茯苓是也。太阳无汗而渴，不宜白虎汤；若汗后脉洪大而渴者，宜与之。阳明有汗而渴，不宜五苓散；若小便不利，汗少脉浮而渴者，宜与之。病者心肺热而不渴者，知不在太阴、少阴之本，而只在标也。在标则不渴矣，渴者是在本也。（《东垣试效方·卷第三·消渴门一六一》[21]）

评议　《东垣试效方》又名《东垣效验方》《东垣先生试效方》，是由罗天益整理其师李杲的经验、方药及验案汇编而成。全书9卷，下设24门，每门之下先有总论，以证候为主，详论各证候之病源、治法，后列诸方，较全面地反映了李东垣的理法及治验，为临床参考之宝贵借鉴。

在本篇中，李杲认为消渴乃燥热为病，与数食膏粱厚味有关，应根据消渴部位不同分高消、中消、下消治疗。高消以白虎加人参汤，中消以调胃承气、三黄丸，下消以六味地黄丸。治疗消渴虽以滋阴清热为主，但苦寒攻伐不可太过，否则易伤中气导致虚寒中满。东垣治消渴，常以甘寒之品泻热补气，如石膏、甘草之类；以苦寒泻火坚阴，如黄连、黄柏、知母、栀子之类；甘润之品养血润燥，如当归、杏仁、麦门冬、生地黄、熟地黄之类。同时，常用防风、荆芥疏散风热；柴胡、升麻行少阳、阳明二经；白豆蔻、木香、藿香反佐用之。本篇在消渴论最后从六经辨证治疗渴证，为后世医家治疗消渴提供了新思路。

三、陈士铎《辨证录》——以五行生克之理辨治消渴燥热

【原文】消渴之病，有气喘痰嗽，面红虚浮，口舌腐烂，咽喉肿痛，得水则解，每日饮水约得一斗，人以为上消之病也，谁知是肺消之证乎。夫肺属金，金宜清肃，何火炽如此？盖心火刑之也。肺为心火所刑，则肺金干燥，又因肾水之虚，欲下顾肾，肺气既燥，肺中津液自顾不遑，安得余津以下润夫肾乎。肺既无内水以润肾，乃索外水以济之。然救其本官之火炎，而终不能益肾中之真水，肾又不受外水，而与膀胱为表里，即将外水传于膀胱，故饮水而即溲也。治法似宜泻心中之火，以救肺金之热矣。然而肺因火热发渴，日饮外水，则水停心下者有之。水日侵心，则心火留于肺而不归，心中已成虚寒之窟，是寒凉之药，反为心之所恶。且寒凉之药，不能上存，势必下趋于脾胃。夫肺火之盛而不解者，正苦于脾胃之虚，土不能生金之故。苟再用寒凉，必至损伤脾胃之气，肺金何以养哉。必须仍治肺金，少加补土之味，则土旺而肺气自生，清肃之令行，而口渴自止。方用清上止消丹。

麦冬二两，天冬一两，人参三钱，生地五钱，茯苓五钱，金银花一两。水煎服。十剂渴尽减，二十剂痊愈。

此方重治肺，而轻治胃与脾。治肺而不损金，清火而不伤土。土生金而金生水，又何疑乎。唯方中加入金银花者，火刑金而多饮凉水，则寒热相击，热虽暂解于片刻，而毒必留积于平时，用清金之药，以解其热，不能解其毒也。与其日后毒发而用散毒之品，何若乘解热之时，即兼解其毒，先杜其患哉。况金银花不特解毒，且善滋阴，一味而两用之也。此证用二冬苓车汤亦效。

麦冬三两，天冬一两，茯苓五钱，车前子三钱。水煎服。

消渴之病，大渴恣饮，一饮数十碗，始觉胃中少快，否则胸中嘈杂如虫上钻，易于饥饿，得食渴减，不食渴尤甚，人以为中消之病也，谁知是胃消之病乎。胃消之病，大约成于膏粱之人者居多。燔熬烹炙之物，肥甘醇浓之味，过于贪饕，酿成内热，津液干涸，不得不求济于外水，水入胃中，不能游溢精气，上输于肺，而肺又因胃火之炽，不能通调水道，于是合内外之水建瓴而下，饮一溲二，不但外水难化，且平日素酝，水精竭绝，而尽输于下，较暴注、暴泄

为尤甚，此竭泽之火，不尽不止也。使肾水未亏，尚可制火，无如膏粱之人，肾水未有不素乏者也，保火之不烁干足矣，安望肾水之救援乎。内水既不可制，势必求外水之相济，而外水又不可以济也，于是思食以济之。食入胃中，止可解火于须臾，终不能生水于旦夕，不得不仍求水以救渴矣。治法宜少泻其胃中之火，而大补其肾中之水，肾水生而胃火息，肾有水，而关门不开，胃火何从而沸腾哉。方用闭关止渴汤。

石膏五钱，玄参二两，麦冬二两，熟地二两，青蒿五钱。水煎服。二剂而渴减，四剂而食减，十剂消渴尽除，二十剂痊愈。

此方少用石膏、青蒿以止胃火，多用玄参、熟地以填肾水，重用麦门冬以益肺气，未尝闭胃之关门也。然而胃火之开，由于肾水之开；肾水之开，由于肾火之动也；而肾火之动，又由于肾水之乏也。今补其肾水，则水旺而肾火无飞动之机，火静而肾水无沸腾之患。肾水既安守于肾宅，而胃火何能独开于胃关哉。此不闭之闭，真神于闭也。此证用止消汤亦效。

石膏、人参、茯神各五钱，玄参一两，生地二两，知母、麦芽、谷芽、神曲各三钱。水煎服。

消渴之证，小便甚多，饮一斗溲一斗，口吐清痰，投之水中，立时散开，化为清水，面热唇红，口舌不峭，人以为下消之病也，谁知是肾水泛上作消乎。夫肾水泛上，水升于咽喉口舌之间，宜乎不渴，何以渴之甚也？盖下寒之极，逼其火于上焦，故作渴耳。此火乃肾中之火，即龙雷之火也。一发而不可制，宜引而不宜逐，可于水中引之。论此等消渴，仲景张夫子肾气丸最妙。世传肾气丸，乃张夫子定之，以治汉帝之消渴者也。然而肾气丸止可治消渴已痊之证，不能治消渴初起之证也。当年汉帝乍患下消之时，张夫子实别有神方，未传于世，今独传于铎，铎何敢隐秘而不出，以救万世乎。方用引龙汤。

玄参三两，肉桂三钱，山茱萸四钱，北五味一钱，麦冬一两。水煎服。一剂渴减半，三剂痊愈。

龙火浮游干燥之极，非玄参三两，断不能止其焰，非肉桂三钱，必不能导其归。山茱萸、北五味非用之以益精，实取之以止渴。益之麦冬者，以龙火久居于上游，未免损肺，得麦冬以生其气，则肺金生水，火得水而易归也。或谓多用玄参是欲止焰矣，既恐少用不足以止之，何多用肉桂以增焰乎？盖用肉桂者，正引火归原也。引火而少用肉桂，又何不可？不知玄参善消浮游之火，但其性太凉，非多用肉桂则不足以制其寒，制其寒则寒变为温，而又非大热，正龙雷之所喜也。盖龙雷之性，恶大寒而又恶大热，大寒则愈激其怒，而火上炎，大热则愈助其横，而火上炽。今用肉桂三钱，入于玄参三两之中，则寒居其九，热居其一，调和于水火之中；又有山茱、五味、麦冬之助，正不见其热，唯见

153

其温也。龙雷喜温，所以随之直归于肾脏。火归于肾，命门不寒，蒸动肾水，下温而上热自除。此方较肾气丸治下消之证，效更神速。铎不惜传方，又阐扬其义，以见铎之论证，非无本之学也。此症用丹桂止氛汤亦效。

熟地三两，肉桂二钱，茯苓、丹皮各一两，麦冬二两。水煎服。

消渴之证，口干舌燥，吐痰如蟹涎白沫，气喘不能卧，但不甚大渴，渴时必须饮水，然既饮之后，即化为白沫，人亦以为下消之病也，谁知是肾火上沸之消证乎。夫肾中有火，乃水中之火也。火生水中，亦火藏于水内。火无水不养，亦无水不藏，明是水之制火也。然而水之不足，必至火之有余，而火反胜水，火欺水之不能相制，于是越出于肾宫，上腾于咽喉、口齿之间。火与水原不能离者也，火既上升，水必随之而上升矣。水即不欲上升，釜底火燃，安得不腾沸哉。唯是水涸以致沸腾，而烈火日炊，自成焦釜，不以外水济之得乎。然焦釜而沃之以水，仍沸腾而上，故吐如之蟹之涎沫耳。治法不必泻火，而纯补其水，使阴精之寒，自足以制阳光之热也。方用宁沸汤。

麦冬三两，山茱萸三两，茯苓一两。水煎服。一剂渴少止，再剂渴又止，饮半月痊愈。

此方用山茱萸三两，以大补肾水，尽人知之。更加入麦冬三两者，岂滋肺以生肾乎。不知久渴之后，日吐白沫，则熬干肺液。使但补肾水，火虽得水而下降，而肺中干燥无津，能保肺之不告急乎。肺痈肺痿之成未必不始于此。故补其肾而随滋其肺，不特子母相生，且防祸患于未形者也。加入茯苓者，因饮水过多，膀胱之间，必有积水，今骤用麦冬、山萸至六两之多，不分消之于下，则必因补而留滞，得茯苓利水之药，以疏通之，则补阴而无腻膈之忧，水下趋而火不上沸，水火既济，消渴自除矣。此证用解沫散亦神。

熟地二两，麦冬二两，山萸、丹皮各一两，车前子五钱。水煎服。

人有素健饮啖，忽得消渴疾，日饮水数斗，食倍而溺数，服消渴药益甚，人以为虫消也，谁知是脾气之虚热乎。夫消渴之证，皆脾坏而肾败。脾坏则土不胜水，肾败则水难敌火。二者相合而病成。倘脾又不坏，肾又不败，宜无消渴之证矣。不宜消渴而消渴者，必脾有热乘之，得之饮啖酒果而致之者也。夫酒能生热，热甚则饥，非饱餐则不能解其饥，然多食则愈动其火矣。火盛非水不能相济，饮水既多，不得不多溺也。此似消渴而非消渴之证。治法平脾中之虚热，佐之解酒消果之味，则火毒散，而消渴之病自除。方用蜜香散。

木蜜二钱，麝香三分，酒为丸。更用：黄连一钱，茯苓三钱，陈皮五分，神曲一钱，人参三钱，煎汤送丸药。日用三丸，丸尽而愈。

此丸用麝香者，取麝能散酒也。且麝香最克瓜果，瓜果闻麝香之气，即不结子，非明验耶。木蜜乃枳椇也，酿酒之房，苟留木蜜，酒化为水。故合用二味，以专消酒果之毒也。酒果之毒既消，用参、苓、连、曲之类，以平脾中之虚热，则腹中清凉，何消渴之有哉。此证用消饮散亦佳。

人参、天花粉、茯苓各三钱，枳壳、厚朴各一钱，山楂二十粒，麦冬二两，甘草一钱。水煎服。（《辨证录·卷之六·消渴门（五则）》[22]）

评议 《辨证录》为清代医家陈士铎撰就的综合性医学著作，内容包括内、外、儿、妇等各种病症，分伤寒、中寒、中风等126门，700余证。每证详列病状、病因、立法、处方及方剂配伍，辨证重视症状的鉴别分析，用药灵活切病，具有较高的临床价值。

本篇中，陈士铎运用五行生克之理，以三消辨治消渴燥热。陈氏指出上消实为肺消，表现为气喘痰嗽、咽喉肿痛、口渴多饮、得水则解等，乃"心火刑肺所致"，治宜"泻心中之火"，以清金为主，外当稍佐以补土之味，列举方药清上止消丹，阐明"治肺而不损金，清火而不伤土"。中消实为胃消，表现为大渴恣饮、易于饥饿、得食渴减等，乃"胃火之炽，不能通调水道"，治宜"少泻其胃中之火，而大补其肾中之水"，即少用石膏、青蒿以止胃火，多用玄参、熟地以填肾水，肾水生而胃火息。下消实为肾消，若表现为小便甚多、口吐清痰、面热唇红等，则为"肾水泛上"所作，乃因下寒之极，逼其火于上焦，治宜用肾气丸、引龙汤等引火归原。若表现为口干舌燥、吐痰如涎白沫、气喘不能卧，但不甚大渴，乃"肾火上沸之消证"，治宜用宁沸汤，壮水之主，以制阳光。

四、尤怡《金匮要略心典》——诊寸口趺阳，知为虚劳内热而成消渴

【原文】 问曰：热在上焦者，因咳为肺痿。肺痿之病，从何得之？师曰：或从汗出，或从呕吐，或从消渴，小便利数，或从便难，又被快药下利，重亡津液，故得之。曰：寸口脉数，其人咳，口中反有浊唾涎沫者何？师曰：为肺痿之病。若口中辟辟燥，咳即胸中隐隐痛，脉反滑数，此为肺痈，咳唾脓血。脉数虚者为肺痿，数实者为肺痈。

此设为问答，以辨肺痿、肺痈之异。热在上焦二句，见《五脏风寒积聚》篇，盖师有是语，而因之以为问也。汗出、呕吐、消渴、二便下多，皆足以亡津液而生燥热，肺虚且热，则为痿矣。口中反有浊唾涎沫者，肺中津液，为热所迫而上行也。或云肺既痿而不用，则饮食游溢之精气，不能分布诸经，而但上溢于口，亦通。口中辟辟燥者，魏氏以为肺痈之痰涎脓血，俱蕴蓄结聚于肺脏之内，故口中反干燥，而但辟辟作空响燥咳而已。然按下肺痈条亦云：其人

咳，咽燥不渴，多唾浊沫。则肺痿肺痈二证多同，唯胸中痛，脉滑数，唾脓血，则肺痈所独也。比而论之，痿者萎也，如草木之萎而不荣，为津烁而肺焦也；痈者壅也，如土之壅而不通，为热聚而肺溃也。故其脉有虚实不同，而其数则一也。

问曰：病咳逆，脉之何以知此为肺痈？当有脓血，吐之则死，其脉何类？师曰：寸口脉微而数，微则为风，数则为热，微则汗出，数则恶寒。风中于卫，呼气不入；热过于营，吸而不出。风伤皮毛，热伤血脉。风舍于肺，其人则咳，口干喘满，咽燥不渴，多唾浊沫，时时振寒。热之所过，血为之凝滞，蓄结痈脓，吐如米粥。始萌可救，脓成则死。

……

肺痿，吐涎沫而不咳者，其人不渴，必遗尿，小便数。所以然者，以上虚不能制下故也。此为肺中冷，必眩，多涎唾，甘草干姜汤以温之。若服汤已渴者，属消渴。

此举肺痿之属虚冷者，以见病变之不同。盖肺为娇脏，热则气烁，故不用而痿；冷则气沮，故亦不用而痿也。遗尿、小便数者，肺金不用而气化无权，斯膀胱无制而津液不藏也。头眩、多涎唾者，经云上虚则眩，又云上焦有寒，其口多涎也。甘草、干姜，甘辛合用，为温肺复气之剂。服后病不去而加渴者，则属消渴。盖小便数而渴者为消，不渴者，非下虚即肺冷也。（《金匮要略心典·卷上·肺痿肺痈咳嗽上气病脉证治第七》[23]）

厥阴之为病，消渴，气上冲心，心中疼热，饥而不欲食，食则吐蛔，下之利不止。

此邪热入厥阴而成消渴，成氏所谓邪愈深者热愈甚也。气上冲心，心中疼热者，火生于木，肝气通心也；饥而不欲食者，木喜攻土，胃虚求食，而客热复不能消谷也；食即吐蛔者，蛔无食而动，闻食臭而出也；下之利不止者，胃气重伤，而邪热下注也。夫厥阴风木之气，能生阳火而烁阴津，津虚火实，脏燥无液，求救于水，则为消渴。消渴者，水入不足以制火，而反为火所消也。

寸口脉浮而迟，浮即为虚，迟即为劳，虚则卫气不足，劳则营气竭，趺阳脉浮而数，浮即为气，数即消谷而大坚。气盛则溲数，溲数则坚，坚数相搏，即为消渴。

诊寸口而知营卫之并虚，诊趺阳而知胃气之独盛。合而观之，知为虚劳内热而成消渴也。夫所谓气盛者，非胃气盛也，胃中之火盛也。火盛则水谷去而胃乃坚，如土被火烧而坚硬如石也，故曰数即消谷而大坚。胃既坚硬，水入不能浸润，但从旁下转，而又为火气所迫而不留，故曰气盛则溲数，溲数则坚，愈数愈坚，愈坚愈数，是以饮水多而渴不解也。

男子消渴，小便反多，以饮一斗，小便亦一斗，肾气丸主之。

男子以肾为事，肾中有气，所以主气化，行津液，而润心肺者也。此气既虚，则不能上至，气不至，则水亦不至，而心肺失其润矣。盖水液属阴，非气不至，气虽属阳，中实含水，水之与气，未尝相离也。肾气丸中有桂、附，所以斡旋肾中颓堕之气，而使上行心肺之分，故名曰肾气。不然，则滋阴润燥之品，同于饮水无济，但益下趋之势而已。驯至阳气全消，有降无升，饮一溲二而死不治。夫岂知饮入于胃，非得肾中真阳，焉能游溢精气，而上输脾肺耶。

按：消渴证，有太阴、厥阴、阳明、少阴之异。系太阴者，心热移肺也；系厥阴者，风胜则干，抑火从木出也；系阳明者，火燔而土燥也；系少阴者，水虚不能制火也。然此不言水虚不能制火，而言火虚不能化水，则法之变而论之精也。唯火不化水，故饮一斗，水亦一斗，不然，未有不为火所消者矣。推而言之，厥阴内热之渴，水为热所消，其小便必不多。阳明内坚之渴，水入不能内润而从旁转，其小便虽数，而出亦必少也。

肾气丸　方见妇人杂病。

脉浮，小便不利，微热消渴者，宜利小便、发汗，五苓散主之。

热渴饮水，水入不能已其热，而热亦不能消其水，于是水与热结，而热浮水外，故小便不利，而微热消渴也。五苓散利其与热俱结之水，兼多饮暖水取汗，以去其水外浮溢之热，热除水去，渴当自止。

五苓散　方见痰饮。

渴欲饮水，水入则吐者，名曰水逆，五苓散主之。

热渴饮水，热已消而水不行，则逆而成呕，乃消渴之变证。曰水逆者，明非消渴而为水逆也，故亦宜五苓散，去其停水。

渴欲饮水不止者，文蛤散主之。

热渴饮水，水入不能消其热，而反为热所消，故渴不止。文蛤味咸性寒，寒能除热，咸能润下，用以折炎上之势，而除热渴之疾也。

文蛤散方

文蛤五两。

上一味，杵为散，以沸汤五合，和服方寸匕。

淋之为病，小便如粟状，小腹弦急，痛引脐中。

淋病有数证，云小便如粟状者，即后世所谓石淋是也。乃膀胱为火热燔灼，水液结为滓质，犹海水煎熬而成咸碱也。小腹弦急，痛引脐中者，病在肾与膀胱也。按：巢氏云："淋之为病，由肾虚而膀胱热也。"肾气通于阴，阴，水液下流之道也。膀胱为津液之腑，肾虚则小便数，膀胱热则水下涩，数而且涩，淋沥不宣，故谓之淋，其状小便出少起多，小腹弦急，痛引于脐。又有石淋、劳淋、血淋、气淋、膏淋之异，详见本论，其言颇为明晰，可补仲景之未备。

趺阳脉数，胃中有热，即消谷引饮，大便必坚，小便则数。

胃中有热，消谷引饮，即后世所谓消谷善饥，为中消者是也。胃热则液干，故大便坚。便坚则水液独走前阴，故小便数。亦即前条消渴胃坚之证，而列于淋病之下，疑错简也。

淋家不可发汗，发汗则便血。

淋家热结在下，而反发其汗，热气乘心之虚而内扰其阴，则必便血。

小便不利者，有水气，其人若渴，栝楼瞿麦丸主之。

此下焦阳弱气冷，而水气不行之证，故以附子益阳气，茯苓、瞿麦行水气。观方后云"腹中温为知"可以推矣。其人若渴，则是水寒偏结于下，而燥火独聚于上，故更以薯蓣、栝楼根，除热生津液也。夫上浮之焰，非滋不熄；下积之阴，非暖不消。而寒润辛温，并行不倍，此方为良法矣。欲求变通者，须于此三复焉。

栝楼瞿麦丸方

薯蓣、茯苓各三两，栝楼根二两，附子（炮）一枚，瞿麦一两。

上五味，末之，炼蜜丸如梧子大，饮服二丸，日三服，不知，增至七八丸，以小便利，腹中温为知。

小便不利，蒲灰散主之；滑石白鱼散、茯苓戎盐汤并主之。

蒲：香蒲也。宁原云："香蒲去湿热，利小便，合滑石为清利小便之正法也。"《别录》云："白鱼开胃下气，去水气，血余疗转胞，小便不通，合滑石为滋阴益气，以利其小便者也。"《纲目》："戎盐即青盐，咸寒入肾，以润下之性，而就渗利之职，为驱除阴分水湿之法也。"仲景不详见证，而并出三方，以听人之随证审用，殆所谓引而不发者欤。

蒲灰散方

蒲灰半分，滑石三分。

上二味，杵为散，饮服方寸匕，日三服。

滑石白鱼散方

滑石、乱发（烧）、白鱼各二分。

上三味，杵为散，饮服方寸匕，日三服。

茯苓戎盐汤方

茯苓半斤，白术二两，戎盐弹丸大一枚。

上三味，先将茯苓、白术煎成，入戎盐再煎，分温三服。

渴欲饮水，口干燥者，白虎加人参汤主之。

此肺胃热盛伤津，故以白虎清热，人参生津止渴。盖即所谓上消膈消之证，疑亦错简于此也。

白虎加人参汤 方见暍病。

脉浮发热，渴欲饮水，小便不利者，猪苓汤主之。

此与前五苓散病证同，而药则异。五苓散行阳之化，热初入者宜之；猪苓汤行阴之化，热入久而阴伤者宜之也。

按：渴欲饮水，本文共有五条：而脉浮发热，小便不利者，一用五苓，为其水与热结故也；一用猪苓，为其水与热结，而阴气复伤也；其水入则吐者，亦用五苓，为其热消而水停也；渴不止者，则用文蛤，为其水消而热在也；其口干燥者，则用白虎加人参，为其热甚而津伤也。此为同源而异流者，治法亦因之各异，如此，学人所当细审也。

猪苓汤方

猪苓（去皮）、茯苓、阿胶、滑石、泽泻各一两。

上五味，以水四升，先煮四味，取二升，去滓，纳胶烊消，温服七合，日三服。（《金匮要略心典·卷中·消渴小便不利淋病脉证治第十三》[24]）

脉缓渚沉，当责有水，身体肿重。水病脉出者死。

水为阴，阴盛故令脉沉。又水行皮肤，营卫被遏，亦令脉沉。若水病而脉出，则真气反出邪水之上，根本脱离，而病气独胜，故死。出与浮迥异，浮者盛于上而弱于下，出则上有而下绝无也。

夫水病患目下有卧蚕，面目鲜泽，脉伏，其人消渴，病水腹大，小便不利，其脉沉绝者有水，可下之。

目下有卧蚕者，目下微肿，如蚕之卧，经所谓水在腹者，必使目下肿也。水气足以润皮肤而壅营卫，故面目鲜泽，且脉伏不起也。消渴者，阳气被郁而生热也。病水，因水而为病也。夫始因水病而生渴，继因消渴而益病水，于是腹大，小便不利，其脉沉绝，水气瘀壅而不行，脉道被遏而不出，其势亦太甚矣，故必下其水，以通其脉。

问曰：病下利后渴饮水，小便不利，腹满因肿者，何也？答曰：此法当病水，若小便自利，及汗出者，自当愈。

下利后阴亡无液，故渴欲饮水，而土虚无气，不能制水，则又小便不利，腹满因肿，知其将聚水为病矣。

······

蒲灰散 方见消渴。

问曰：黄汗之为病，身体肿，发热汗出而渴，状如风水，汗沾衣，色正黄，如柏汁，脉自沉，何从得之？师曰：以汗出入水中浴，水从汗孔入得之，宜芪芍桂酒汤主之。

黄汗之病，与风水相似，但风水脉浮，而黄汗脉沉，风水恶风而黄汗不恶风为异，其汗沾衣色正黄如柏汁，则黄汗之所独也。风水为风气外合水气，黄汗为水气内遏热气，热被水遏，水与热得，交蒸互郁，汗液则黄。黄芪、桂枝、芍药，行阳益阴，得酒则气益和而行愈周，盖欲使营卫大行，而邪气毕达耳。云苦酒阻者，欲行而未得遽行，久积药力，乃自行耳，故曰服至六七日乃解。

按：前第二条云，小便通利，上焦有寒，其口多涎，此为黄汗。第四条云，身肿而冷，状如周痹。此云黄汗之病，身体肿，发热汗出而渴，后又云剧者不能食，身疼重，小便不利，何前后之不侔也，岂新久微甚之辨欤？夫病邪初受，其未郁为热者，则身冷，小便利，口多涎；其郁久而热甚者，则身热而渴，小便不利，亦自然之道也。(《金匮要略心典·卷中·水气病脉证并治第十四》[23])

评议 《金匮要略心典》为清代医家尤怡编纂，全书共22篇，为《金匮要略》注本，简称《金匮心典》。尤氏删除《金匮要略》中的最后三篇，编集了一部分前人对《金匮要略》的注释，结合自己的临床实践经验和学习心得，对《金匮要略》有所阐发。注文阐析仲景原文精义、蕴旨，文笔简练，条理通达，便于读者学习和领会《金匮要略》的辨证论治精神及难以诠解之深奥词句。

尤怡在《卷上·肺痿肺痈咳嗽上气病脉证治第七》从病因病机、临床表现等角度阐释了肺痈、肺痿的差异。痿者，萎也，如草木之萎而不荣，为津烁而肺焦也；痈者，壅也，如土之壅而不通，为热聚而肺溃也。并以甘草干姜汤加以治疗，如果服药后疾病未能去除而加渴，则属消渴。

《卷中·消渴小便不利淋病脉证治第十三》阐述了热邪入厥阴而成消渴者，邪愈深热愈甚，水入不足以制火，而反为火之所消也；结合脉诊寸口脉营卫虚实，趺阳脉胃气盛衰，可知晓是虚劳内热而为消渴，胃中火盛，水谷易消，犹如大火烧土坚硬如石，因此胃坚硬，水不能浸润，火气热盛而又不能停留，因此则小便频数，溲数则坚，愈数愈坚，愈坚愈数，所以饮水多亦不能解渴。同时，着重阐释男子消渴，另附肾气丸、五苓散、文蛤散、白虎加人参汤、猪苓汤等方剂的主治症状。

五、陈修园《医学三字经》——多用滋润养阴之药疗消渴液津干枯之证

【原文】消渴证，津液干。

口渴不止为上消，治以人参白虎汤。食入即饥为中消，治以调胃承气汤。饮一溲一，小便如膏为下消，治以肾气丸。其实皆津液干之病也，赵养葵变

其法。

七味饮，一服安。

赵养葵云：治消证无分上、中、下，但见大渴、大燥，须六味丸料一斤、肉桂一两、五味子一两，水煎六七碗。恣意冷饮之，睡熟而渴如失矣。白虎、承气汤皆非所治也。

《金匮》法，别三般。

能食而渴者，重在二阳论治。以手太阳主津液，足太阳主血也。饮一溲一者，重在少阴论治。以肾气虚不能收摄，则水直下趋，肾气虚不能蒸动，则水不上济也。不能食而气冲者，重在厥阴论治。以一身中唯肝火最横，燔灼无忌，耗伤津液，而为消渴也。《金匮》论消渴，开口即揭此旨，以补《内经》之未及，不必疑其错简也。

二阳病，治多端。

劳伤荣卫，渐郁而为热者，炙甘草汤可用，喻嘉言清燥汤即此汤变甘温为甘寒之用也。热气蒸胸者，人参白虎汤可用，《金匮》麦门冬汤即此汤变甘寒而为甘平之用也。消谷大坚者，麻仁丸加当归、甘草、人参可用，妙在滋液之中攻其坚也。盖坚则不能消水，如以水投石，水去而石自若也。消证属火，内郁之火本足以消水，所饮之水本足以济渴。只缘胃中坚燥，全不受水之浸润，转从火热之势，急走膀胱，故小便愈数而愈坚，愈坚而愈消矣。此论本喻嘉言最精。

少阴病，肾气寒。

饮水多小便少名上消，食谷多而大便坚名食消，亦名中消，上中二消属热。唯下消证饮一溲一，中无火化，可知肾气之寒也，故用肾气丸。

厥阴病，乌梅丸。

方中甘、辛、苦、酸并用。甘以缓之，所以遂肝之志也。辛以散之，所以悦肝之神也。苦以降之，则逆上之火顺而下行矣。酸以收之，以还其曲直作酸之本性，则率性而行所无事矣。故此丸为厥阴证之总剂。治此证除此丸外，皆不用苦药，恐苦从火化也。

变通妙，燥热餐。

有脾不能为胃行其津液，肺不能通调水道而为消渴者，人但知以清润治之，而不知脾喜燥而肺恶寒。试观泄泻者必渴，此因水精不能上输而唯下泄故尔。以燥脾之药治之，水液上升即不渴矣。余每用理中丸汤倍白术加栝楼根，神效。（《医学三字经·消渴第二十一》[25]）

评议 《医学三字经》为清代医家陈修园撰，全书以三言歌诀写成，附以注释。书中根据重要经典医籍所述，吸收各医家重要论述，并结合个人体会，附以小注写成，对历代名家名著的学术特点及临证诊治纲要做了高度概括。

本篇中陈氏认为消渴证是津液干枯的疾病，概括了三消的主要症状和治疗方药，如上消为口渴不止，治疗予人参白虎汤；中消为食入即饥，治疗应用六调胃承气汤；下消为饮一溲一，小便如膏，治以肾气丸。不能分出上、中、下消，只看到大渴、大燥的患者予七味饮，切勿予白虎汤或承气汤。《金匮》中将消渴分为三种类型来治疗，足阳明胃病治疗方法多种；少阴病，有肾气虚寒现象，可用肾气丸进行治疗；厥阴肝病可以用乌梅丸进行治疗。陈念祖认为消渴症治疗虽多用滋润养阴之药，但若遇脾虚致消型消渴，当变通治疗方法，服用燥性方药。

第四节　刺灸法治疗消渴病

一、孙思邈《千金翼方》——灸法治疗消渴

〔原文〕

消渴，咽喉干，灸胃下俞三穴各百壮，在背第八椎下，横三间寸灸之。

消渴，口干，不可忍，小肠俞百壮，横三间寸灸之。

消渴咳逆，灸手厥阴，随年壮。

消渴口干，灸胸堂五十壮。

又，灸足太阳五十壮。

消渴，口干烦闷，灸足厥阴百壮。

又，灸阳池五十壮。

建氏灸消渴法

初灸两手足小指头及项椎，随年壮。

又，灸膀胱俞，横三间寸，灸之各三十壮，五日一报之。

又，灸背脾俞下四寸，夹脊梁一寸半二穴，随年壮。

论曰：灸上诸穴讫，当煮白狗肉作羹汁，饮食不用姜、酱、豉，可用葱、薤随意。当煮肉骨汁作淡羹，可食肉，当稍渐进，忌食猪肉，法须二百日乃善。

又，灸肾俞二穴并腰目，在肾俞下三寸，夹脊两旁各一寸半，以指按陷中。

又，关元夹两旁各二寸一处。

又，阴市二穴，在膝上，当伏兔上三寸，临膝取之。

曲泉、阴谷、阴陵泉、复溜，凡此诸穴，断小便利大佳，不损阳气，亦云止遗尿也。太溪、中封、然谷、太白、大都、跌阳、行间、大敦、隐白、涌泉，凡此诸穴各一百壮，腹背两脚凡三十七穴，其肾俞、腰目、关元、水道可灸三十壮，五日一报之，各得一百五十壮佳。涌泉可灸十壮。大敦、隐白、行间可灸三壮，余者悉七壮，皆五日一报之。余三灸可止也。若灸诸阴不瘥，可灸诸阳。诸阳在脚表，宜审用之，无有不验，造次则并灸肺俞募，按流注孔穴，壮数如灸阴家法。

灸小便数而少且难，用力辄失精，此方万验也。令其人舒两手合掌并两大指令齐，急逼之，令两爪甲相近，以一炷灸两爪甲本肉际，际方后自然有角，令炷当两角中小侵入爪上，此两指共当一炷也。亦灸脚大趾，与手同法，各三炷。经三日又灸之，此法甚验。(《千金翼方·卷第二十八·针灸下·消渴第一一十二法论一首》[26])

评议 《千金翼方》是唐代孙思邈补充《备急千金要方》而作，共载消渴方23首，养阴清热之药用较少，较多方剂用于治兼症，如便秘、反胃、转筋、消瘦[27]。

《灵枢·官能》篇中记载："凡病，药之不及，针之不到，必灸之。"可见灸法是中医疗法中一种常用的治疗方式。"阴阳皆虚，火自当之"则说明了灸法的适应证。本篇提出了消渴灸法，如"消渴，咽喉干"当"灸胃下俞三穴各百壮"，若"消渴咳逆"可"灸手厥阴"等，所载疗法较为详细，可发现艾灸用于泻脏腑热的疗效较为优秀。

二、窦材《扁鹊心书》——中医外治法之灸法治消渴

【原文】上消病日饮水三五升，乃心肺壅热，又吃冷物，伤肺肾之气，灸关元一百壮，可以免死。或春灸气海，秋灸关元三百壮，口生津液。

中消病多食而四肢羸瘦，困倦无力，乃脾胃肾虚也，当灸关元五百壮。(《扁鹊心书·卷上·窦材灸法计五十条》[28])

此病由心肺气虚，多食生冷，冰脱肺气，或色欲过度，重伤于肾，致津不得上荣而成消渴。盖肾脉贯咽喉，系舌本，若肾水枯涸，不能上荣于口，令人多饮而小便反少，方书作热治之，损其肾元，误人甚多。正书，春灸气海三百壮，秋灸关元二百壮，日服延寿丹十丸，二月之后，肾气复生。若服降火药，暂时有效，日久肺气渐损，肾气渐衰，变成虚劳而死矣。此证大忌酒色，生冷硬物。若脾气有余，肾气不足，则成消中病，脾实有火，故善食而消，肾气不

足，故下部少力，或小便如疟。孙思邈作三焦积热而用凉药，损人不少。盖脾虽有热，而凉药泻之，热未去而脾先伤败。正法先灸关元二百壮，服金液丹一斤而愈。（消渴虽有上、中、下之分，总由于损耗津液所致，盖肾为津液之源，脾为津液之本，本原亏而消渴之证从此致矣。上消者，《素问》谓之鬲消，渴而多饮，小便频数。中消者《素问》谓之消中，消谷善饥，身体消瘦。下消者，《素问》谓之肺消，渴而便数有膏。饮一溲二；后人又谓之肾消，肾消之证则已重矣。若脉微而涩或细小，身体瘦瘁，溺出味甘者，皆不治之证也，大法以救津液，壮水火为生。）

［治验］一人频饮水而渴不止，余曰：君病是消渴也，乃脾肺气虚，非内热也。其人曰：前服凉药六剂，热虽退而渴不止，觉胸胁气痞而喘。余曰：前证止伤脾肺，因凉药复损元气，故不能健运而水停心下也。急灸关元、气海各三百壮，服四神丹，六十日津液复生。方书皆作三焦猛热，下以凉药，杀人甚于刀剑，慎之。（津液受伤，不唯消渴，亦兼杂病，而误用寒凉者不少，时医以此杀人，而人不悟奈何。）（《扁鹊心书·卷中·消渴》[28]）

金液丹（一名保元丹，一名壮阳丹）

余幼得王氏《博济方》云：此丹治百种欲死大病，窃尝笑之，恐无是理。比得扁鹊方，以此冠首，乃敢遵用，试之于人，屡有奇效，始信圣人立法非不神也，乃不信者自误耳。此方古今盛行，莫有疑议，及孙真人著《千金方》，乃言硫黄许多利害，后人畏之，遂不敢用。亦是后人该堕夭折，故弃大药而求诸草木，何能起大病哉。余观今人之病皆以温平药，养死而不知悔，余以此丹起数十年大病于顷刻，何有发疽之说，孙真人之过也。凡我同志请试验之，自见奇效。

此丹治二十种阴疽，三十种风疾，一切虚劳，水肿，脾泄，注下。休息痢，消渴，肺胀，大小便闭，吐衄，尿血，霍乱，吐泻，目中内障，尸厥，气厥，骨蒸潮热，阴证，阴毒，心腹疼痛，心下作痞，小腹两胁急痛，冒寒，水谷不化，日久膀胱疝气膨脶。女人子宫虚寒，久无子息，赤白带下，脐腹作痛，小儿急慢惊风，一切疑难大病，治之无不效验。

舶上硫黄十斤，用铜锅熬化。麻布滤净，倾入水中，再熬再倾，如此七次，研细，入阳城罐内，盖顶铁丝扎定，外以盐泥封固八分厚阴干。先慢火煅红，次加烈火，煅一炷香。寒炉取出，埋地中三日，去火毒，再研如粉，煮蒸饼为丸，梧子大。每服五十丸或三十丸，小儿十五丸。气虚人宜常服之，益寿延年功力最大。一切牛马六畜吐食者，灌硫末立愈，一切鸡鹅鸭瘦而欲死者，饲以硫末。可以立愈且易肥。

作蒸饼法：清明前一日，将干面打成薄饼，内放干面，包裹阴干。

......

服金液丹各证引药

虚劳，白汤下，或姜汤下。

骨蒸潮热，地骨皮汤或炒胡黄连五分煎汤，或丹皮汤下。

吐血，茅根汤或藕节汤下。

消渴，乌梅汤或石膏汤下。

肺胀，真苏子汤下。

中满，陈皮汤或木香汤或芥菜汤下。

水肿，车前子汤或木通汤下。

休息痢，白者用臭椿根皮汤下，红者用鸡冠花汤下。

脾泄，车前子炒焦煎汤下。

注下，木通汤下。

大便闭，芒硝煎汤下。

小便闭，木通汤下。

尿血，山栀木通汤下，或灯心竹叶汤下。

霍乱，藿香汤下。

吐泻，生姜灯心汤下。

尸厥，姜汤下。

气厥，真苏子汤下。

阴证，附子汤下。

阴毒，黄芪汤或附子汤下。

目中内障，木贼菊花汤下。

心下作痞，枳实桔梗汤下。

心胃痛，延胡索汤或酒下。

胃寒，米谷不化，干姜麦芽汤下。

两胁急痛，青皮汤下。

肚腹痛，甘草白芍汤下。

脐腹痛，麦芽汤下。

小腹痛，小茴香汤下。

膀胱疝气，小茴橘核汤下。

女人子宫虚冷，姜汤下。

赤带，地榆汤下。

白带，樗白皮汤或白果炒，煅煎酒下。

小儿急惊风，金银花汤下。

慢惊风，人参汤下。

一切疑难之证俱用姜汤下。(《扁鹊心书·卷下·神方·金液丹》[28])

评议 《扁鹊心书》为宋代医家窦材托名扁鹊所撰，是一本综合性医书，共3卷。此书以重视经络和针灸疗法为特点，卷上介绍"黄帝灸法""扁鹊灸法"及窦材灸法，在治法上比较强调扶阳、禁用寒凉之剂；卷中论及伤寒、阴毒、劳复、喉痹、虚劳、中风等100余种外感、内伤及临床各科杂病，附作者若干治验，多推崇针灸疗法，体现了窦氏在运用此法方面的发展与变化；卷下除续载部分病症外，"扁鹊神方"收有94方，分别介绍了其主治和服用法，其中相当数量的方剂不见于宋以前的医籍，并保留有我国较早的麻醉方剂——睡圣散，颇具参考价值。

本书中认为心肺气虚，多食生冷，冰脱肺气，色欲过度，重伤于肾，致津不得上荣而成消渴。病机乃脾肺气虚，非内热也。治以急灸关元、气海各三百壮，服四神丹，六十日。本书中记载的金液丹可治疗多种疾病，包括消渴，服药时用乌梅汤或石膏汤做药引服下。

三、王执中《针灸资生经》——不盲目施灸，初得者方刺灸

【原文】商丘：主烦中渴(《千》)。

意舍：主消渴。身热，面目黄(《明》同)。

承浆(《明下》云饮水不休)、意舍、关冲、然谷：主消渴嗜饮。

隐白：主饮渴。

劳宫：主苦渴食不下。

曲池：主寒热渴。

行间、太冲：主嗌干善渴(并《千》)。

意舍(见腹胀)、中膂俞：治肾虚消渴，汗不出(《明》作汗出)，腰脊不得俯仰，腹胀胁痛(《铜》)。

兑端：治小便黄，舌干消渴。

然谷：治舌纵烦满消渴。

水沟：治消渴饮水无度(《明》同)。

阳纲：疗消渴(《明下》见肠鸣)。

古方载渴病有三：曰消渴，曰消中，曰消肾。消肾最忌房事。李祠部必云肾虚则消渴，消中亦当忌也。张仲景云：宜服八味丸，或服之不效者，不去附子也。有同舍患此，人教服去附子加五味子八味丸，即效。有同官患此，予教

服《千金》枸杞汤，效。坡文载眉山张医治杨颖臣渴病（见坡），麝香当门子酒渍作十丸，取枳椇（俗谓鸡距子，亦曰癞汉指头）作汤，饮之愈。张云：消渴消中，皆脾衰而肾败，土不能胜水，肾液不上溯，乃成此疾。今诊杨脾极巨，脉热而肾衰，当由果实过度，虚热在脾，故饮食兼人，而多饮水，水多故溺多，非消渴也。麝香能败酒，瓜果近辄不植，屋外有枳椇木，屋中酿酒不熟，故以二物去酒果毒。其论渴有理。故载于此。

凡消渴经百日以上，不得灸刺，灸刺则于疮上漏脓水不歇，遂致痈疽羸瘦而死。亦忌有所误伤，初得患者，可如方刺灸。若灸诸阴而不愈，宜灸诸阳（详见《千金》有数十穴）。（《针灸资生经·卷三·消渴（消肾消中）》[29]）

评议 《针灸资生经》是南宋著名针灸学家王执中所撰的一本针灸专著，全书共7卷。本书收集宋代以前针灸文献，考订人体穴位，增收一些经外奇穴，着重介绍灸法，主张以方药辅助治疗，载录193种疾病的针灸治法，并附治验多则。

本篇记载了可用于治疗消渴的腧穴15个，消渴兼见不同症可选不同腧穴。如小便黄，舌干选用兑端；肾虚消渴，汗不出，腰脊不得俯仰，腹胀胁痛取意舍、中膂俞。在选用方药上，王氏多引用前人的处方，但不局限于此，仲景治疗消渴选用八味丸，王氏则选用去附子加五味子八味丸。对病机的认识则引用张云"脾衰而肾败……乃成此疾"。在治疗过程中，王氏提出要注意不能盲目施灸刺，应根据患者的病程长短进行治疗，消渴病久，百日以上者不得灸刺，易致痈疽，加重患者病情。

四、吴谦《医宗金鉴》——消渴病外科针灸相关要诀

【原文】心经络应刺病，消渴背腹引腰疼，眩仆咳吐下泄气，热烦好笑善忘惊。

［注］心经里之原穴神门，小肠表之络穴支正，二穴应刺之证：饮水即消，背腹引腰作痛，眩晕仆倒，上咳吐，下泄气，热而心烦，好笑善忘，多惊，皆心与小肠经病也。（《医宗金鉴·卷七十九·心经表里原络穴主治歌》[30]）

承浆主治男七疝，女子瘕聚儿紧唇，偏风不遂刺之效，消渴牙疳灸功深。

［注］承浆穴，主治男子诸疝，女子瘕聚，小儿撮口，及偏风半身不遂，口眼歪斜，口噤不开，消渴饮水不休，口齿疳蚀生疮等证。刺二分，留五呼，灸三壮。（《医宗金鉴·卷八十五·头部主病针灸要穴歌》[30]）

支正穴治七情郁，肘臂十指尽皆挛，兼治消渴饮不止，补泻分明自可安。

［注］支正穴，主治七情郁结不舒，肘臂十指筋挛疼痛，及消渴饮水不止等证。针三分，灸三壮。

阳池主治消渴病，口干烦闷疟热寒，兼治折伤手腕痛，持物不得举臂难。

［注］阳池穴，主治消渴，口干烦闷，寒热疟，或因折伤手腕，持物不得，臂不能举等证。针二分，禁灸。（《医宗金鉴·卷八十五·手部主病针灸要穴歌》[30]）

隐白主治心脾痛，筑宾能医气疝疼，照海穴治夜发痉，兼疗消渴便不通。

［注］隐白穴，主治心脾疼痛。针一分，灸三壮。

筑宾穴，主治气疝。针三分，灸五壮。

照海穴，主治夜发痉证，及消渴，大便闭。针三分，灸三壮。

太溪主治消渴病，兼治房劳不称情，妇人水蛊胸胁满，金针刺后自安宁。

［注］太溪穴，主治消渴，房劳，不称心意，及妇人水蛊，胸胁胀满等证。针三分，留七呼，灸三壮。（《医宗金鉴·卷八十五·足部主病针灸要穴歌》[30]）

评议 《医宗金鉴》是乾隆年间由政府组织编写，由清代医家吴谦等人编纂的大型医学丛书。本书简明扼要，切合实际，尤其切合临床实用，广为流传。

本篇论述了消渴病外科针灸相关要诀。消渴者，背腹引腰作痛，眩晕仆倒，上咳吐，下泄气，热而心烦，好笑善忘，多惊，是心与小肠经病也。针刺承浆、支正、阳池、太溪穴能够治疗消渴饮水不休，刺隐白穴能够兼疗消渴便不通。

五、张璐《千金方衍义》——灸刺之法适用于消渴病初期，日久则禁忌

【原文】

灸法

论曰：凡消渴病经百日以上，不得灸刺，灸刺则于疮上漏脓水不歇，遂至痈疽羸瘦而死。亦忌有所误伤，但作针许大疮，所饮之水，皆于疮中变成脓水而出。若水出不止必死，慎之慎之。初得患者，可如方灸刺之。

治消渴咽喉干，灸胃脘下俞三穴各百壮，穴在背第八椎下，横三寸。一云灸胸堂五十壮。又灸足太阳五十壮。

治消渴，口干不可忍者，灸小肠俞百壮，横三寸间灸之。

消渴口干烦闷，灸足厥阴百壮。

又灸阳池五十壮。

消渴咳逆，灸手厥阴，随年壮。

消渴小便数，灸两手小指头及两足小趾头，并灸项椎。

又灸当脊梁中央解间一处，与腰目上两处，凡三处。

又灸背上脾俞下四寸，当夹脊梁两处。凡诸灸，皆当随年壮。又灸肾俞二处。

又灸腰目，在肾俞下三寸，亦夹脊骨两旁各一寸半。左右以指按取关元一处。又两旁各二寸二处。又阴市二处，在膝上，当伏兔上行三寸，临膝取之，或三二列灸，相去一寸，名曰肾系者，黄帝经云：伏兔下一寸。曲泉、阴谷、阴陵泉、复溜，此诸穴断小便最佳，不损阳气。又云：止遗溺也。太溪、中封、然谷、太白、大都、跌阳、行间、大敦、隐白、涌泉，凡此诸穴各一百壮，腹背两脚凡四十七处。其肾俞、腰目、关元、水道，此可灸三十壮，五日一报，各得一百五十壮，佳。涌泉一处，可灸十壮，大敦、隐白、行间三处，可灸三壮，余悉七壮，皆五日一报，满三灸可止也，若发，灸诸阴而不愈，宜灸诸阳，诸阳在脚表。并灸肺俞募，按流注孔穴，壮数如灸阴家法。

小便数而少且难，用力辄失精者，令其人舒两手合掌，并两大指令齐急逼之，令两爪甲相近，以一炷灸两爪甲本肉际。肉际方后自然有角，令炷当角中，小侵入爪上，此两指共用一炷也。亦灸脚大趾，与手同法，各三炷而已。经三日又灸之。(《千金方衍义·卷二十一·消渴淋闭方消渴第一》[9])

评议 《千金方衍义》为清代医家张璐编撰。本篇中，张氏认为灸刺之法适用于消渴病初起，日久则禁忌，"消渴病经百日以上，不得灸刺"，灸刺部位皮肤易"漏脓水不歇"，最终发生"痈疽羸瘦"而亡，此与现代理念相似；若为消渴病初期，"可如方灸刺之"，并一一列举了治疗消渴病的腧穴和灸法。

第五节　食疗之法调治消渴病

一、《千金方衍义》所载食疗之药

【原文】莼菜，味甘温涩无毒，久食通利肠胃，除胸中烦，解消渴。

甜瓠，味甘平滑无毒，主消渴恶疮，鼻口中肉烂痛。扁鹊云：患脚气虚胀者，不得食之，患永不除。

竹笋，味甘微寒无毒，主消渴，利水道，益气力，可久食。患冷人，食之心痛。(《千金方衍义·卷二十六·食治方·菜蔬第三》[9])

青小豆，味甘咸温平涩无毒，主寒热热中消渴，止泄利，利小便，除吐逆，卒澼下腹胀满。黄帝云：青小豆合鲤鱼鲊食之，令人眼黄，五年成干痟病。

大麦，味感微寒滑无毒，宜心，主消渴，除热，久食令人多力健行。作糵温，消食和中。熬末令赤黑，捣作麨，止泄利，和清酢浆服之，日三夜一。

青粱米，味甘微寒无毒，主胃痹热中，除消渴，止泄利，利小便，益气力，补中轻身长年。

陈粟米，味苦寒无毒，主胃中热消渴，利小便。（《千金方衍义·卷二十六·食治方·谷米第四》[9]）

沙牛髓，味甘温无毒，安五脏，平中气，通十二经脉，理三焦约，温骨髓，补中，续绝伤，益气力，止泄利，去消渴，皆以清酒和，暖服之。肝，明目。胆，可丸百药。肉，主消渴，止唾涎出，安中益气力，养脾胃气。不可常食，发宿病。自死者，不可食。

鹿头肉，平，主消渴，多梦妄见，生血治痈肿。（《千金方衍义·卷二十六·食治方·鸟兽第五》[9]）

评议 《千金方衍义》为清代医家张璐编撰。其在《食治方·菜蔬第三》《食治方·谷米第四》《食治方·鸟兽第五》中，详细记载了对消渴病用食治方的治疗。菘菜、竹笋、甜瓠均能解消渴，其中甜瓠主治消渴恶疮；谷米中青小豆、大麦、青粱米、陈粟米都能对消渴病起到治疗作用，能够除消渴、止泄利、利小便；沙牛髓、鹿头肉同样也可作为食治方治疗消渴。

二、《圣济总录》所记食疗之方

【原文】 治消渴，饮水无度，沃焦散方。

泥鳅鱼一十头（阴干，去头尾，烧灰，碾细为末），干荷叶（碾细为末）。

上二味，末等份，每服各二钱匕，新汲水调下，遇渴时服，日三。候不思水即止。

……

治消渴，殊胜散方。

乌贼鱼骨（去甲）、海浮石、桔梗（锉，炒）、葛根（锉）、丹砂（研，水飞）、虎杖（烧过）各一分。

上六味，捣罗为散，渴时煎麦门冬汤调下二钱匕，空心日午夜卧各一服。

……

治消渴，亥骨饮方。

猪脊骨五寸，枣二十枚（擘碎），甘草（微炙，锉）、干姜（炮）各半分。

上四味，咬咀，以水三升，同煎至二升，发时量意加熟水服。

治消渴，竹龙散方。

五灵脂、黑豆（生，去皮）各半两。

上二味捣罗为散，每服二钱匕，煎冬瓜汤调下。无冬瓜，即用冬瓜苗、叶子煎汤俱可。一日二服，小可渴止，一服瘥。渴定后，不可服热药。唯宜服八味丸。仍更宜用五味子代附子。

……

治消渴及诸渴不止，冬瓜饮方。

大冬瓜一枚，黄连（去须）半斤。

上二味先捣黄连为末，将冬瓜三停中截去一停，取二停净去瓢子，纳黄连末于冬瓜中，却取截下一头盖却，搜白面厚裹冬瓜令遍，即更以黄土硬泥裹一重，候微干，坐瓜在灰火中，四面簇炭火，烧令泥赤即止，候冷，打去泥土，并剥去面，揭开瓜头里面，有黄连汁，不限多少滤过，每服一盏，渴即饮之，立瘥。未瘥更作一服。

治因好食热面炙肉及服补，治壅热药并乳石，三焦气隔，心肺干热，口干舌焦，饮水无度，小便日夜不知斗数，心欲狂乱，服此救急止渴，瓜蒌饮方。

瓜蒌一枚（黄熟者，去皮，用瓢并子），冬瓜一枚（中样者，割破头边，纳瓜蒌瓢子在冬瓜心内）。

上二味，用黄土泥裹冬瓜令匀，可半指厚，候干，簇炭火烧令泥通赤即止，去泥取瓜，就热碎切烂研，布绞取汁约七八合，更入白蜜两匙头，搅令调匀，候稍冷，即分三度服，脏腑热歇即不思水，自无小便。如不是瓜蒌熟时节，即独烧冬瓜服之。

……

治消渴方。

冬瓜一枚，削去皮。

上一味埋在湿地中，一月将出，破开，取清汁饮之，逾二三料遂愈。

治渴疾，饮水不止，甘露散方。

干猪胞十枚，剪破出却气去，却系着处，用干盆子一只烧胞，烟尽取出，研令极细。每服一钱匕，温酒调下，不拘时候。

治消渴，饮水不止，姜鱼丸方。

干生姜末一两。

上一味，用鲫鱼胆汁和丸如梧桐子大，每服七丸，米饮下，不拘时候。

治消渴，饮水不止，水骨丸方。

汤瓶内水碱一两。

上一味，研为细末，烧粟米饭和丸如梧桐子大，每服十五丸，人参汤下，不拘时候。

……

治消渴，能食而饮水多，小便如脂麸片，日夜无度，冬瓜饮方。

冬瓜一枚，黄连（去须）十两，别捣为细末。

上二味，先取冬瓜剖开，去瓤净，掺黄连末在瓜内，却用瓜顶盖，于热灰中煨熟，去皮细切烂研，布绞取汁，每服一盏至二盏，食前服，日三夜二。（《圣济总录·卷第五十九·消渴门》[31]）

评议 《圣济总录》又名《政和圣济总录》，宋徽宗时期由朝廷组织人员编纂，后经金大定年间、元大德年间（名为《大德重校圣济总录》）两次重刊，系采辑历代医籍并征集民间验方和医家献方整理汇编而成。本书内容有运气、叙例、治法及临床各科病证证治，包括内、外、妇、儿、五官等多科疾病，以及针灸杂治、养生等内容。本书共 200 卷，其中卷五十八和卷五十九专论消渴病，书中治疗消渴的方剂共 233 首，其中汤剂 120 首、丸剂 72 首、散剂 34 首、膏剂 7 首。

此期医家就已经注重饮食调控对消渴的重要性。本书中记载多个食疗方，如亥骨饮方可以治疗消渴，甘露散方可"治渴疾，饮水不止"，姜鱼丸方可以"治消渴，饮水不止"。冬瓜是常见食材，亦是疗消渴之药材，单一味冬瓜即可用于治消渴，也可与他药配伍，如冬瓜与黄连相伍之"冬瓜饮方"，可"治消渴及诸渴不止"以及"治消渴，能食而饮水多，小便如脂麸片，日夜无度"；冬瓜与瓜蒌相配之"瓜蒌饮方"，治"因好食热面炙肉及服补，治壅热药并乳石，三焦气隔，心肺干热，口干舌焦，饮水无度，小便日夜不知斗数，心欲狂乱"等。

第六节　消渴病并发症的治疗

一、消渴病焦虑抑郁状态

【原文】论曰：百合病者，百脉一宗，悉治其病也。意欲食复不能食，常默默，欲卧不能卧，欲行不能行，饮食或有美时，或有不欲闻食臭时，如寒无寒，如热无热，口苦，小便赤，诸药不能治，得药则剧吐利，如有神灵者，身形如和，其脉微数。

每溺时头痛者，六十日乃愈；若溺时头不痛，淅然者，四十日愈；若溺快然，但头去眩者，二十日愈。其证或未病而预见，或内病四五日而出，或病二十日，或一月微见者，各随证治之。

百合病，发汗后者，百合知母汤主之。

百合知母汤方

百合七枚（擘），知母三两（切）。

上先以水洗百合，渍一宿，当白沫出，去其水，更以泉水二升，煎取一升，去滓；别以泉水二升煎知母，取一升，去滓，后合和，煎取一升五合，分温再服。

百合病，下之后者，滑石代赭汤主之。

滑石代赭汤方

百合七枚（擘），滑石三两（碎，绵裹），代赭石如弹丸大一枚（碎，绵裹）。

上先以水洗百合，渍一宿，当白沫出，去其水，更以泉水二升，煎取一升，去滓；别以泉水二升煎滑石、代赭，取一升，去滓，后合和，重煎取一升五合，分温服。

百合病，吐之后者，用后方主之。

百合鸡子汤方

百合七枚（擘），鸡子黄一枚。

上先以水洗百合，渍一宿，当白沫出，去其水，更以泉水二升，煎取一升，去滓；纳鸡子黄，搅匀，煎五分，温服。

百合病不经吐、下、发汗，病形如初者，百合地黄汤主之。

百合地黄汤方

百合七枚（擘），生地黄（汁）一升。

上以水洗百合，渍一宿，当白沫出，去其水。更以泉水二升，煎取一升，去滓，纳地黄汁，煎取一升五合，分温再服，中病，勿更服，大便当如漆。

百合病一月不解，变成渴者，百合洗方主之。

百合洗方

上以百合一升，以水一斗，渍之一宿以洗身。洗已，食煮饼，勿以盐豉也。

百合病，渴不瘥者，用后方主之。

栝楼牡蛎散方

栝楼根、牡蛎熬，等份。

上为细末，饮服方寸匕，日三服

百合病，变发热者（一作发寒热）。百合滑石散主之。

百合滑石散方

百合一两（炙），滑石三两。

上为散，饮服方寸匕，日三服，当微利者，止服，热则除。

百合病见于阴者，以阳法救之；见于阳者，以阴法救之。见阳攻阴，复发其汗，此为逆，见阴攻阳，乃复下之，此亦为逆。

狐惑之为病，状如伤寒，默默欲眠，目不得闭，卧起不安，蚀于喉为惑，蚀于阴为狐，不欲饮食，恶闻食臭，其面目乍赤、乍黑、乍白。蚀于上部则声喝（一作嗄），甘草泻心汤主之。

甘草泻心汤方

甘草四两，黄芩三两，人参二两，干姜三两，黄连一两，大枣十二枚，半夏半升。

上七味，以水一斗，煮取六升，去滓，再煎，温服一升，日三服。

蚀于下部则咽干，苦参汤洗之。

苦参一升，以水一斗，煎取七升，去滓，熏洗，日三服。

蚀于肛者，雄黄熏之。

雄黄熏方

雄黄。

上一味，为末，筒瓦二枚合之，烧，向肛熏之。

《脉经》云：病人或从呼吸上蚀其咽，或从下焦蚀其肛阴，蚀上为惑，蚀下为狐。狐惑病者，猪苓散主之。

病者脉数，无热，微烦，默默但欲卧，汗出，初得之三四日，目赤如鸠眼；七八日，目四眦（一本此有黄字）。黑。若能食者，脓已成也，赤豆当归散主之。

赤豆当归散方

赤小豆三升（浸令芽出，曝干），当归。

上二味，杵为散，浆水服方寸匕，日三服。

阳毒之为病，面赤斑斑如锦纹，咽喉痛，唾脓血，五日可治，七日不可治，升麻鳖甲汤主之。

阴毒之为病，面目青，身痛如被杖，咽喉痛，五日可治，七日不可治，升麻鳖甲汤去雄黄、蜀椒主之。

升麻鳖甲汤方

升麻二两，当归一两，蜀椒（炒去汗）一两，甘草二两，雄黄半两（研），鳖甲手指大一片（炙）。

上六味，以水四升，煮取一升，顿服之，老小再服，取汗。

《肘后》《千金方》：阳毒用升麻汤，无鳖甲，有桂，阴毒用甘草汤，无雄

黄。(《金匮要略·百合狐惑阴阳毒病证治第三》[32])

评议 中国古代文献中并无抑郁症的病名，对于抑郁症的相关论述内容可以从"郁证""百合病"等部分看到。对于抑郁症的辨证论治，东汉张仲景早在其著作《伤寒杂病论》中就有论述。其中"百合病"的症状有"意欲食复不能食，常默然，欲卧不能卧，欲行不能行，欲食或有美时，或有不闻食臭时，如寒无寒，如热无热，口苦，小便赤，诸药不能治，得药则剧吐利，如有神灵者，身形如和，其脉微数"。这段文字概况了百合病的主要症状是精神、饮食、睡眠、行为、语言、感觉的失调，与西医学抑郁症的主要症状有极为相似之处，故今抑郁症有百合病症状者可依百合病论治。糖尿病抑郁焦虑状态与百合病症状相似，所以本篇内容可为糖尿病合并抑郁症的辨证论治提供指导。

二、消渴病并发血痹虚劳

【原文】

论一首 脉证九条 方九首

问曰：血痹病从何得之？

师曰：夫尊荣人，骨弱肌肤盛，重固疲劳汗出，卧不时动摇，加被微风，遂得之。但以脉自微涩，在寸口、关上小紧，宜针引阳气，令脉和，紧去则愈。

血痹，阴阳俱微，寸口关上微，尺中小紧，外症身体不仁，如风痹状，黄芪桂枝五物汤主之。

黄芪桂枝五物汤方

黄芪三两，芍药三两，桂枝三两，生姜六两，大枣十二枚。

上五味，以水六升，煮取二升，温服七合，日三服。一方有人参。

夫男子平人，脉大为劳，极虚亦为劳。

男子面色薄者，主渴及亡血，卒喘悸，脉浮者，里虚也。

男子脉虚沉弦，无寒热，短气里急，小便不利，面色白，时目瞑，兼衄，少腹满。此为老使之然。

劳之为病，其脉浮大，手足烦，春夏剧，秋冬瘥，阴寒精自出，酸削不能行。

男子脉浮弱而涩，为无子，精气清冷。（一作泠。）

夫失精家少腹弦急，阴头寒，目眩（一作目眶痛）。发落，脉极虚芤迟，为清谷，亡血，失精。脉得诸芤动微紧，男子失精，女子梦交，桂枝龙骨牡蛎汤主之。

桂枝加龙骨牡蛎汤方

《小品》云：虚弱浮热汗出者，除桂，加白薇、附子各三分，故曰二加龙骨汤。

桂枝、芍药、生姜各三两，甘草二两，大枣十二枚，龙骨、牡蛎各二两。

上七味，以水七升，煮取三升，分温三服。

天雄散方

天雄三两（炮），白术八两，桂枝六两，龙骨三两。

上四味，杵为散，酒服半钱匕，日三服，不知，稍增之。

男子平人，脉虚弱细微者，善盗汗也。

人年五六十，其病脉大者，痹侠背行，苦肠鸣，马刀侠瘿者，皆为劳得之。

脉沉小迟，名脱气，其人疾行则喘喝，手足逆寒，腹满，甚则溏泄，食不消化也。

脉弦而大，弦则为减，大则为芤，减则为寒，芤则为虚，虚寒相搏，此名为革。妇人则半产漏下，男子则亡血失精。

虚劳里急，悸，衄，腹中痛，梦失精，四肢酸疼，手足烦热，咽干口燥，小建中汤主之。

小建中汤方

桂枝三两（去皮），甘草三两（炙），大枣十二枚，芍药六两，生姜二两，胶饴一升。

上六味，以水七升，煮取三升，去滓，纳胶饴，更上微火消解，温服一升，日三升。呕家不可用建中汤，以甜故也。

《千金》疗男女因积冷气滞，或大病后不复常，苦四肢沉重，骨肉酸疼，吸吸少气，行动喘乏，胸满气急，腰背强痛，心中虚悸，咽干唇燥，面体少色，或饮食无味，胁肋腹胀，头重不举，多卧少起，甚者积年，轻者百日，渐致瘦弱，五脏气竭，则难可复常，六脉俱不足，虚寒乏气，少腹拘急，羸瘠百病，名曰黄芪建中汤，又有人参二两。

虚劳里急，诸不足，黄芪建中汤主之。于小建中汤内加黄芪一两半，余依上法。气短胸满者加生姜；腹满者去枣，加茯苓一两半；及疗肺虚损不足，补气加半夏三两。

虚劳腰痛，少腹拘急，小便不利者，八味肾气丸主之。（方见脚气中。）

虚劳诸不足，风气百疾，薯蓣丸主之。

薯蓣丸方

薯蓣三十分，当归、桂枝、干地黄、曲、豆黄卷各十分，甘草二十八分，芎劳、麦门冬、芍药、白术、杏仁各六分，人参七分，柴胡、桔梗、茯苓各五分，阿胶七分，干姜三分，白蔹二分，防风六分，大枣百枚（为膏）。

上二十一味，末之，炼蜜和丸如弹子大，空腹酒服一丸，一百丸为剂。

虚劳虚烦不得眠，酸枣汤主之。

酸枣汤方

酸枣仁二升，甘草一两，知母二两，茯苓二两，芎劳二两。（《深师》有生姜二两。）

上五味，以水八升，煮酸枣仁，得六升，纳诸药，煮取三升，分温三服。

五劳虚极羸瘦，腹满不能饮食，食伤、忧伤、饮伤、房室伤、饥伤、劳伤，经络荣卫气伤，内有干血，肌肤甲错，两目黯黑。缓中补虚，大黄䗪虫丸主之。

大黄䗪虫丸方

大黄十分（蒸），黄芩二两，甘草三两，桃仁一升，杏仁一升，芍药四两，干地黄十两，干漆一两，虻虫一升，水蛭百枚，蛴螬一升，䗪虫半升。

上十二味，末之，炼蜜和丸小豆大，酒饮服五丸，日三服。

附方：《千金翼》炙甘草汤（一云复脉汤）

治虚劳不足，汗出而闷，脉结悸，行动如常，不出百日，危急者，十一日死。

甘草四两（炙），桂枝、生姜各三两，麦门冬半升，麻仁半升，人参、阿胶各二两，大枣三十枚，生地黄一斤。

上九味，以酒七升，水八升，先煮八味，取三升，去滓，纳胶消尽，温服一升，日三服。

《肘后》獭肝散治冷劳，又主鬼疰，一门相染。

獭肝一具，炙干末之，水服方寸匕，日三服。（《金匮要略·血痹虚劳病脉证并治第六》[32]）

评议 本篇论述了血痹、虚劳的辨证论治。血痹病以肢体局部麻木为主症，是由气血不足、感受风邪引起的疾病，与痹证不同。《素问·五脏生成篇》曰："卧出而风吹之，血凝于肤者为痹。"明确论述了血痹的成因，血痹以肢体局部麻木无痛感，甚或伴有酸痛为特点；而痹证是因风、寒、湿三气杂感所致，以肢节筋骨疼痛为特点。虚劳病是对慢性衰弱性疾患的总称。本篇所论虚劳以五脏气血阴阳虚损为主，以补益脾肾、甘温扶阳为论治原则。

糖尿病属于中医学"消渴病"范畴，糖尿病的总病机为阴虚为本、燥热为标，随着病情发展，阴虚及气，气虚血运不畅，且阴虚内热，耗津灼液，亦致血行不畅而血脉瘀滞，即久病入络，络脉痹阻，糖尿病周围神经病变是在气阴两虚的基础上合并有瘀血阻络，从而造成营养循环障碍，"不通则痛"，引起肢体麻木、疼痛等感觉异常，即"血痹"，也就是现今所指糖尿病周围神经病变。

对于文中的口渴，注家多释为阴血不足，津液不能上承而口渴。细研之，无论从其论述的形式还是整个条文的含义，都应指消渴病而言。消渴病是慢性消耗性疾病，其上有营气虚少，燥热内生；在中胃热亢盛，津液不足；在下则肾气虚损，精脂下泄。凡此种种，皆可致正气亏损，脏腑功能不足，日久则必然引发虚劳病[33]。

三、消渴病并发肺痿

【原文】问曰：热在上焦者，因咳而为肺痿。肺痿之病，从何得之？

师曰：或从汗出，或从呕吐，或从消渴，小便利数，或从便难，又被快药下利，重亡津液，故得之。

……

肺痿吐涎沫而不咳者，其人不渴，必遗尿、小便数。所以然者，以上虚不能制下故也。此为肺中冷，必眩、多涎唾，甘草干姜汤以温之。若服汤已，渴者，属消渴。（《金匮要略·肺痿肺痈咳嗽上气病脉证治第七》[32]）

评议 消渴日久变证多端，肺痿是指肺气萎弱不振，是由于肺脏津气亏虚，失于濡养，以致肺叶枯槁而萎弱，以多唾涎沫、短气、反复发作为主要特征的一种慢性肺脏虚损性疾病，主要由肺脏多种疾病久延而成。"热在上焦者，因咳为肺痿，肺痿之病，从何得之？师曰：或从汗出，或从呕吐，或从消渴，小便利数"，明确指出消渴病可并发肺痿。究其原因，不外乎消渴病小便频多，反复耗损津液，最终导致本病。津液属阴，阴虚者易生内热，肺为娇脏，不耐寒热。虚热上灼于肺，肺失清肃，其气萎弱不振，不能主气、布津，则发为肺痿。虚热肺痿的主要临床表现为气短乏力，咽喉不利，吐浊唾涎沫，胶黏难出，或痰中带血，午后潮热，脉虚数。对虚热肺痿，仲景指出："大逆上气，咽喉不利，止逆下气者，麦门冬汤主之。"麦门冬汤在临床上是治疗肺结核干咳少痰、手足心热，或潮热盗汗、神疲乏力、口燥舌红、脉细数无力的常用有效方剂。

四、消渴病并发水肿

【原文】太阳病脉浮而紧……恶寒者，此为极虚发汗得之。渴而不恶寒者，此为皮水……然诸病此者，渴而下利，小便数者，不可发汗。

里水者，一身面目黄肿，其脉沉，小便不利，故令病水。假如小便自利，此亡津液，故令渴也，越婢加术汤主之。

……

夫水病人，目下有卧蚕，面目鲜泽，脉伏，其人消渴，病水腹大，小便不利，其脉沉绝者，有水，可下之。

问曰：病下利后，渴饮水，小便不利，腹满因肿者，何也？答曰：此法当病水，若小便自利及汗出者，自当愈。

……

问曰：黄汗之为病，身体肿，发热汗出而渴，状如风水，汗沾衣，色正黄如柏汁，脉自沉，何从得之？师曰：以汗出入水中浴，水从汗孔入得之，宜芪芍桂酒汤主之。(《金匮要略·水气病脉证并治第十四》[32])

评议 水肿是消渴病中期或后期常见的并发症，其病变部位主要在肾，随着病情进展，可累及心、肝、脾等多个脏腑。病变期以肝肾阴虚为本，后期则表现为阴损及阳，脾肾衰败。症见全身浮肿，腰以下为甚，按之没指，面色苍白，纳谷不香，脘腹胀满，便溏尿少，畏寒肢冷，神疲乏力，舌淡苔白，脉沉细无力等，此与本篇"病下利后，渴饮水，小便不利，腹满因肿"的表述完全一致。故《医宗金鉴》在注释此条时指出："于此推之，凡病后伤津，渴欲饮水，小便不利者，皆当防病水也。"[34]

五、消渴病并发脱疽

【原文】此证发生于手指或足趾之端，先痒而后痛，甲现暗色，久则溃败，节节脱落。宜用：极大生甘草研成细末，麻油调敷极厚，逐日更换，十日而愈。内服：金银花三两，玄参三两，当归二两，甘草一两。水煎服，连服十剂，当愈。(《华佗神方·五〇一五华佗治脱骨痕神方》[35])

评议 本篇提及消渴病脱疽多由皮表受邪而起。《素问·皮部论篇》云："是故百病之始生也，必先于皮毛，邪中之则腠理开。"邪气从皮毛而入，随之入经络、血脉、脏腑等，疾病早期若能阻断邪气深入，方可阻断病势，及时转归痊愈。消渴病脱疽病位在局部皮肤，可损及肌肉、血脉。《素问·五常政大论篇》云："汗之则疮已。"消渴病脱疽早期若稍加发表之药宣通营卫，开其腠理，一可逐邪外出，二可使之不继续侵袭肌肉血脉以致传变入营血分，邪毒内陷，损及脏腑。本篇中用金银花，发表开腠理，又用玄参、当归养血调血，使邪去瘀血自消，新肌立长。

六、"渴"与"疮"之间的关系

【原文】夫渴证非一端，世以消渴、消中、消肾为最重，三因方议论之颇详。然而伤寒、瘅疾作大渴，亦未尝不重也。况痈疽科谓有先渴而后疮者，先疮而后渴者，或有二证俱发，其危尤甚焉。愚且尝亲见有不幸而遭此者，故每疗渴为之防疮，疗疮为之防渴，不过用八味丸、忍冬丸之类。乃若三消之病源，《本事方》摘《千金》之说尽之矣，录于下方，学者详味之。消渴有三种：一者渴而饮水多，小便数，脂似麸片甜者，消渴病也；二者吃食多，不甚渴，小便少，似有油而数者，消中病也；三者渴饮水不能多，腿肿，脚先瘦小，阴萎茎弱，小便数，此肾消病也，特忌房劳。《千金》云：消渴所慎者有三：一饮酒、二房室、三咸食及面，能慎此，虽不服药亦可。消渴之人，愈与未愈，常须虑患大痈，多于骨节间忽发痈疽而卒。亲见友人邵任道患渴数年，果以痈疽而死。唐祠部李郎中论消渴者，肾虚所致，每发则小便甜，医者多不知其疾，故古今亦阙而不言。《洪范》言稼穑作甘，以物理推之，淋饧醋酒作脯法，须臾即皆能甜也。是以人食之后，滋味皆甜，流在膀胱，若腰肾气盛，是为真火蒸脾胃，变化饮食，分流水谷，从二阴出，精气入骨髓，合荣卫，行血脉，荣养一身，其次以为脂膏，其次以为血肉也，其余则为小便，故小便色黄，血之余也。臊气者，五脏之气，咸润者，则下味也。腰肾既虚冷，则不能蒸于谷气，则尽下为小便。故甘味不变，其色清冷，则肤枯槁也，犹如乳母谷气上泄，皆为乳汁。消渴病者，下泄为小便，皆精气不实于内，则小便数而溲溺也。又肺为五脏华盖，若下有暖气蒸则肺润，若下冷极，阳气不能升，故肺干则渴。《易》于否卦，乾上坤下，阳无阴而不降，阴无阳而不升，上下不交，故成否也。譬如釜中有水，以火暖之，其釜若以板覆之，暖气上腾，故板能润也。若不以火力，水气则不能上，此板则终不得润也。火力者，则是腰肾强盛也，常须服暖补肾气，饮食得火力，则润上而易消，亦免干渴也。故张仲景云：宜服肾气八味丸。此疾与脚气，虽同为肾虚所致，其脚气始发于二、三月，盛于五、六月，衰于七、八月；凡消渴，始发于七、八月，盛于十一、十二月，衰于二月、三月，其故何也？夫脚气，壅疾也；消渴，宣疾也。春夏阳气上，故壅疾发则宣疾愈；秋冬阳气下，故宣疾发则壅疾愈也。审此二者，疾可理也。犹如善为政者，宽以济猛，猛以济宽，随事制度尔。仲景云：足太阳者，膀胱之经也。膀胱者，肾之腑，小便不数，此为气盛，气盛则消谷，大便硬，气衰则为消渴也。男子消渴，饮一斗，小便亦得一斗，宜八味肾气丸。(《本事方》)眉山有揭颖臣者，长七尺，健饮啖，倜傥人也。忽得消渴疾，日饮水数斗，食倍常而数溺，消渴药服之逾年，疾日甚，自度必死，治棺衾，属其子于人。蜀有良医张肱隐之子，为之诊脉，笑曰：君几误死矣！取麝香当门子以酒濡之，作十许丸，取枳椇子为汤，饮之遂愈。问其故，张曰：消渴、消中，皆脾衰而肾败，土不能胜水，肾液不上溯，乃成此疾。今诊颖臣脾脉极巨，脉热而肾不衰，当由果实与酒过度，虚热在脾，故饮食兼人而多饮，饮水既多，不得不多溺也，非消渴也。麝香能败酒，瓜果近辄不结，而枳椇亦胜酒，屋外有此木，屋中酿酒不熟，以其木为屋，其下亦不可酿酒，故以二物为药，以去酒果之毒。宋玉云：枳椇来巢，以其实如鸟乳，故能来巢。今俗讹谓之鸡矩子，亦谓之懒汉指头，盖取其似也。嚼之如牛乳，小儿喜啖之。《大全集》昔有仕宦患消渴，医官谓其不过三十日，弃官而归，半途遇一医人，令急遣人致北梨二担，食尽则瘥。仕宦如其言，得之才渴即食，未及五六十枚而病止。《医说》后痈疽门，亦用梨，其说尤详。

鹿菟煎 治三消渴利，神药。常服，禁遗精，止白浊，延年。

菟丝子、北五味各五两，白茯苓二两半，并如玄菟丹法制度，鹿茸一两半，盐酒浸，炙。

上为末，生地黄汁搜和为丸，梧子大。每服五十丸，空心，盐酒下。

渴消方

浮石、舶上青黛各等份，麝香少许。

上细末，每服一钱，温汤调下。

黄芪六一汤 大治渴疾，免患痈疽。

绵黄芪（去叉股者，用箭簳者，六两，一半细锉，焙干，生用，一半用盐水润湿，瓷器盛，饭上蒸三次，焙干，细锉用），粉草一两（一半生，细锉，一半炙，细锉）。

上为细末，每服二钱，早晨日午，以白汤点服。患痈疽者，亦可用酒调。（《澹寮方·卷十·消渴》[36-37]）

评议 《澹寮方》全称《澹寮集验秘方》，为金代僧人继洪（号澹寮）编著。本书收集50余种医书中的验方，编次门类为15卷46门，载方约770首。以病症为门，每门前简论病候及治法，中间归纳和叙述病症，后附验案。

在本篇中，继洪指出"渴证非一端"，涵盖了"消渴、消中、消肾""伤寒""瘴疾""痈疽"等多种致病因素，尤其明确提出了"渴"与"疮"之间的密切联系，有"先渴而后疮"，或"先疮而后渴"，甚则"二证俱发"危及患者生命，并引用《千金方》"消渴之人，愈与未愈，常须虑患大痈，多于骨节间忽发痈疽而卒"，加以"亲见友人邵任道患渴数年，果以痈疽而死"等言加以论证，认为患渴之人，多由患痈而命终。故其在临床诊治时常"疗渴为之防疮，疗疮为之防渴"，如用黄芪六一汤治渴疾，以免患痈疽。

七、地黄丸类方剂治疗消渴眼疾

【原文】

瞻视昏渺证

瞻视昏渺有多端，血少神劳与损元，若是人年过五十，要明须是觅仙丹，会经病目后，昏渺各寻缘。

此证谓目内外无证候，但自视昏渺蒙昧不清也。有神劳，有血少，有元气弱，有元精亏，而昏渺者。若人年五十以外而昏者，虽治不复光明，其时犹月之过望，天真日衰，自然目光渐衰，不知一元还返之道，虽妙药难回，故曰不复愈矣。此章专言平人之昏视，非若因目病昏渺之比，各有缘故，须当分别。凡目病外障而昏者，由障遮之故。欲成内障而昏者，细视瞳内，必有气色。若有障治愈后而昏渺者，因障遮久，滞涩其气，故光隐耗，当培其本而光自发。有因目病渐发渐生，痛损经络，血液涩少，故光华亏耗而昏。有因目病失治，其中寒热过伤，及开导针烙炮熨失当，而因损伤其血气，耗其精华而昏者。以上皆宜培养根本，乘其初时而治之，久则气脉定，虽治不愈。若目因痛暗而昏者，此因气滞火壅，络不和畅而光涩，譬之烟不得透彻，故火乃不明。如目暴痛，愈后尚昏者，血未充足，气未和畅也，宜慎养以免后患。若目病久愈，而昏渺不醒者，必因六欲七情、五味四气、瞻视哭泣等故，有伤目中气血精液脉络也，宜早调治。若人未五十，目又无痛赤内障之病，及斫丧精元之因，而昏渺无精彩者，其人不寿。凡人年在精强，而多丧失其真元，或苦思劳形纵味，久患头风，素多哭泣，妇女经产损血，而目内外别无证候，日觉昏花，月复月而年复年，渐渐昏渺者，非青盲即内障也。宜服。

明目地黄丸 治肾虚目暗不明。

熟地黄（焙干）四两，生地黄（酒洗），山药、泽泻、山茱萸（去核，酒洗）、牡丹皮（酒洗）、柴胡、茯神（乳蒸，晒干）、当归身（酒洗）、五味子（烘干）各二两。

上为细末，炼蜜为丸，如桐子大。每服三钱，空心淡盐汤送下。忌萝卜。

精生气，气生神，故肾精一虚，则阳光独治。阳光独治，则壮火食气，无以生神，令人目暗不明。王冰曰：壮水之主，以制阳光。故用生熟地黄、山萸、五味、当归、丹皮、泽泻味厚之属，以滋阴养肾，滋阴则火自降，养肾则精自生。乃山药者，所以益脾而培万物之母；茯神者，所以养神而生明照之精；柴胡者，所以升阳而致神明之气于精明之窍也。孙思邈曰：中年之后，有目疾

者，宜补不宜泻。可谓开万世之蒙矣。(《审视瑶函·卷之五·运气原证·目病三十四症·目昏》[38])

因风症

风兮风兮祸何多，未伤人身先损目。有因睥反烂弦红，有致偏歪并振搐，有成内障目昏盲，有生外障多胬肉，内外轻重皆不同。比之常症犹难逐，祛风活血养阴精，胜似求仙去问卜。

此症谓患风病人而目病也。盖风属木，木为肝，肝之窍在目，本乎一气，久病则热盛，何也？木能生火也。火盛则血因风火久而不熄，遂致耗损矣。况久病必生郁，郁则又生火，火性上炎，火热极而又生风。辗转相生，内外障翳皆起于此。故患风木之病，各因其故而发之，有日浅而郁未深，为偏歪歪斜者，有入睥而睥反湿赤胜烂者；有血虚筋弱而振搐者，有恣燥嗜热，火邪乖乱清和融纯之气，因郁而为内障者；有风胜血滞，结为外障，如胬肉等症者。再加以服饵香燥之药，耽酒纵辛，不善保养，以致阴愈亏而火愈燥，火愈燥而风愈胜，病变为凝瘀之重者。治当各因其证，而伐其本。且外内常劫不同，大抵若因风病目者，当去风为先清火次之。不然，源既不清，流何能止？目病今虽暂退，后必复来，治之虽至再至三，风不除而火不熄，目终无不发之理矣。宜服。

……

加减地黄丸 治男妇肝脏积热，肝虚目暗，膜入水轮，漏睛眵泪，眼见黑花，视物不明，混睛冷泪，翳膜遮障。及肾脏虚惫，肝受虚热，及远年近日，暴热赤眼，风毒气眼，并治之。兼治干湿脚气，消中消渴，及诸风气等疾。由肾气虚败者，但服此能补肝益肾，祛风明目，神效。

生地（干者）一斤，熟地（干者）一斤，石斛（去苗）、防风（去芦）、枳壳（麸炒）、牛膝（酒洗）、杏仁（泡去皮、尖，麸炒黄，入瓦器研去油）各四两。

上为细末，除杏霜另入，勿犯铁器，炼蜜为丸，如梧桐子大。每服五十丸，空心以豆淋酒送下，或饭饮及青盐汤亦可。忌一切动风毒等物。

豆淋酒法

黑豆半升，拣簸，炒令烟出，以酒三斤浸之。不用黑豆，用此酒煮独活，即是紫汤也。

唐丞相李恭，公在厦从蜀中日患眼。或涩，或生翳膜，或疼痛，或见黑花如豆大，云气缠绕不断，或见如飞虫翅羽，百方治之不效。有僧智深云：相公此病，由受风毒。夫五脏实则泻其子，虚则补其母，母能令子实，子能令母虚。肾是肝之母，今肾受风毒，故致肝虚，肝虚则目中恍惚，五脏亦然。脚气、消

中、消渴、诸风等证，皆由肾虚，地黄丸主之。(《审视瑶函·卷之六·运气原证·目病十三症·诸因》[38])

评议 《审视瑶函》又名《傅氏眼科审视瑶函》《眼科大全》《审视瑶函眼科大全》等，是明代医家傅仁宇撰写的一部眼科专著。全书 6 卷，共列 108 证，经验汤剂丸散方 300 余首，内容博而不杂，全而有要，是眼科史上重要的古籍文献。

糖尿病血糖控制不佳能导致多种眼疾，如白内障、视网膜和眼底病变等，属中医"瞻视昏渺""暴盲""雀目"等范畴。在《卷之五·运气原证·目病三十四症·目昏》篇中，傅仁宇虽未提消渴二字，但阐释了"血少神劳与损元"之候，并附明目地黄丸，以治肾虚目暗不明的"瞻视昏渺证"；而消渴眼病的根本病机为肾虚，故近现代医家多用此方治疗糖尿病视网膜病变。在《卷之六·运气原证·目病十三症·诸因》篇中，傅氏认为除"肾脏虚惫，肝受虚热"所致的"目暗""漏睛眵泪""视物不明"等症外，"消中消渴"一病乃由肾气虚败而成，应服"加减地黄丸"以补肝益肾，祛风明目，神效。此外，还明确指出"脚气、消中、消渴、诸风等证，皆由肾虚，地黄丸主之"，为后世医家治疗消渴、消渴病眼疾提供了重要参考。

参考文献

［1］严用和. 中医非物质文化遗产临床经典读本 严氏济生方［M］. 刘阳，校注. 北京：中国医药科技出版社，2012.

［2］李东垣. 兰室秘藏［M］. 北京：中国中医药出版社，2007.

［3］皇甫中. 明医指掌［M］. 北京：中国医药科技出版社，2020.

［4］虞抟. 医学正传［M］. 北京：人民卫生出版社，1981.

［5］赵献可. 医贯［M］. 北京：中国中医药出版社，2009.

［6］孙文胤. 丹台玉案［M］. 北京：中国中医药出版社，2016.

［7］徐彦纯. 玉机微义［M］. 刘洋，校注. 北京：中国医药科技出版社，2011.

［8］方谷. 临证综合 01 医林绳墨［M］. 周坚，林士毅，刘时觉，校注. 北京：中国中医药出版社，2015.

［9］张璐. 千金方衍义［M］. 北京：中国中医药出版社，1995.

［10］尤怡. 金匮翼［M］. 许有玲，校注. 北京：中国中医药出版社，1996.

［11］杨士瀛. 仁斋直指［M］. 北京：中医古籍出版社，2016.

［12］朱丹溪，何清湖. 丹溪心法［M］. 太原：山西科学技术出版社，2013.

［13］汪机. 医学原理［M］. 王键，主编. 褚全根，万四妹，校注. 北京：中国中医药出版社，2009.

［14］孙一奎. 赤水玄珠［M］. 叶川，建一，校注. 北京：中国中医药出版社，1996.

［15］张介宾. 景岳全书［M］. 北京：中国中医药出版社，1994.

［16］武之望. 济阴济阳纲目［M］. 苏礼，等校注. 北京：中国中医药出版社，1996.

［17］李用粹. 证治汇补［M］. 竹剑平，点评. 北京：中国医药科技出版社，2020.

［18］沈金鳌. 杂病源流犀烛［M］. 李占永，李晓林，校注. 北京：中国中医药出版社，1994.

［19］林珮琴. 类证治裁［M］. 王雅丽，校注. 北京：中国医药科技出版社，2011.

［20］刘完素. 黄帝素问宣明论方［M］. 北京：中国中医药出版社，2007.

［21］张年顺. 唐宋金元名医全书大成 李东垣医学全书［M］. 北京：中国中医药出版社，2015.

［22］陈士铎. 辨证录［M］. 柳璇，宋白杨，校注. 北京：中国医药科技出版社，2011.

［23］尤在泾. 医宗金鉴［M］. 叶进，点评. 北京：中国医药科技出版社，2018.

［24］江瓘. 名医类案［M］. 北京：人民卫生出版社，2018.

［25］陈修园. 医学三字经［M］. 北京：中国医药科技出版社，2022.

［26］孙思邈. 千金翼方［M］. 北京：人民卫生出版社，2014.

［27］闻一名. 通阳固本灸法治疗糖尿病末梢神经炎的临床疗效观察［D］. 黑龙江中医药大学，2022.

［28］窦材. 扁鹊心书［M］. 李晓露，于振宣，点校. 北京：中医古籍出版社，1992.

［29］王执中. 针灸资生经［M］. 北京：中国医药科技出版社，2021.

［30］吴谦等. 医宗金鉴［M］. 郑金生，整理. 北京：人民卫生出版社，2006.

［31］赵佶，敕编. 圣济总录 第4册［M］. 王振国，杨金萍，主校. 北京：中国中医药出版社，2018.

［32］张仲景. 金匮要略［M］. 北京：人民卫生出版社，2017.

［33］杨世兴，苏荣彪. 陕西省名老中医经验荟萃第6辑［M］. 陕西科学技术出版社，2005.

[34] 张甦颖.《金匮要略》对消渴病并发症的认识［J］. 河南中医，2005（10）：6-7.

[35] 华佗. 华佗神方［M］. 孙思邈，编集. 杨金生，等点校. 北京：中医古籍出版社，1992.

[36] 浙江省中医研究所，湖州中医院校. 医方类聚 校点本 第6分册［M］. 北京：人民卫生出版社，1982.

[37] 朱平生，杜彩霞. 消渴方剂证治［M］. 北京：人民军医出版社，2014.

[38] 傅仁宇. 审视瑶函［M］. 郭君双，赵艳，整理. 北京：人民卫生出版社，2006.

第一节　消渴病的预防与治疗功法

【原文】一法：睡卧，勿张口，久成消渴及失血。赤松子云：卧闭目不息，十二通，治饮食不消。

一法：解衣偃卧，伸腰，瞑，小腹，五息止。引肾，去消渴，利阴阳。解衣者，使无挂碍；偃卧者，无外想，使气易行；伸腰，使肾无逼蹙；瞑者，大努使气满；小腹者，即膪腹牵气；使五息，即为之。引肾者，引水来咽，唯润上部，去消渴枯槁病；利阴阳者，饶气力。此中数虚要与时节而为避。初食后，大饥时，此二时不得导引，伤人。亦避恶日，时节不和时亦避。导以，先行一百二十步，多者千步，然后食之。法：不使大冷大热，五味调和，陈秽、宿食、虫蝎、余残不得食。少眇着口中数嚼，少湍咽。食已，亦勿眠。此名谷与气和，即真良药也。（《养生导引秘籍·养生导引法全卷十五消渴门》[1]）

评议　《养生导引秘籍》由南北朝时期陶弘景等撰，全书以《道藏》为主，兼及医典，选录《养性延命录》《修龄要指》《太清导引养生经》等十二种著作编校成集。本书重视疾病的预防调护以及使用养生功法治疗疾病，对于消渴病不仅重视药物治疗，而且注意饮食、生活、精神等方面的调摄，提出了许多行之有效的方法，至今仍有重要的使用价值。

本篇论述消渴病的预防和治疗功法，文中"解衣者，使无挂碍；偃卧者，无外想，使气易行；伸腰者，使肾无逼蹙……小腹者，即䐜腹牵气；使五息，即为之。引肾者，引水来咽，唯润上部，去消渴枯槁病；利阴阳者，饶气力。"说明其功法主要为静卧，并配合不息法、腹式呼吸。经过练功后，可使肾水旺盛，肾水上济，可解除阴虚火旺等症状。[2]

第二节　消瘅治疗注重顾护胃气针药结合

【原文】黄帝问曰：人之善病消瘅者，何以候之？岐伯对曰：五脏皆柔弱者，善病消瘅。夫柔弱者必刚强，刚强多怒，柔者易伤也。此人薄皮肤而目坚固以深者，长冲直扬，其心刚，刚则多怒，怒则气上逆，胸中蓄积，血气逆留（《太素》作留积），腹皮充胀（《太素》作髓皮充肌），血脉不行，转而为热，热则消肌，故为消瘅，此言其刚暴而肌肉弱者也。

面色微黄，齿垢黄，爪甲上黄，黄瘅也。安卧小便黄赤，脉小而涩者，不嗜食。

问曰：有病口甘者，病名曰何，何以得之？对曰：此五气之溢也，名曰脾瘅。夫五味入口，发于脾，胃为之行其精气，津液在脾，故令人口甘，此肥美之所发也。此人必数食美而多食甘肥，肥令人内热，甘令人中满，故其气上溢，转为消瘅（《素问》作渴）。治之以兰，除陈气也。

凡治消瘅，治偏枯、厥气逆满，肥贵人则膏粱之病也。膈塞闭绝，上下不通，暴忧之病也。消瘅，脉实大，病久可治；脉悬绝小坚，病久不可治也。

问曰：热中消中，不可服膏粱、芳草、石药，石药发疽（《素问》作癫），芳草发狂。夫热中消中者，皆富贵人也。今禁膏粱，是不合其心；禁芳草石药，是病不愈，愿闻其说。对曰：夫芳草之气美，石药之气悍，二者其气急疾坚劲，故非缓心和人，不可以服此二者。夫热气慓悍，药气亦然，二者相遇，恐内伤脾，脾者，土也而恶木，服此药也，至甲乙日当愈甚（《素问》作当更论）。

瘅成为消中。

黄瘅，刺脊中。（《千金》云腹满不能食）

黄瘅善欠，胁下满欲吐，身重不欲动，脾俞主之。（《千金》云身重不动作）

消渴身热，面（《千金》作目）赤黄，意舍主之。

消渴嗜饮，承浆主之。

黄瘅目黄，劳宫主之。

嗜卧，四肢不欲动摇，身体黄，灸手五里，左取右，右取左。

消渴，腕骨主之。

黄瘅热中善渴，太冲主之。

身黄时有微热，不嗜食，膝内廉内踝前痛，少气，身体重，中封主之。

消瘅，善喘，气走喉咽而不能言，手足清（一作青），溺黄，大便难，嗌中肿痛，唾血，口中热，唾如胶，太溪主之。

消渴黄瘅，足一寒一热，舌纵烦满，然谷主之。

阴气不足，热中消谷善饥，腹热身烦，狂言，三里主之。（《针灸甲乙经·卷十一·五气溢发消渴黄瘅第六》[3]）

评议 《针灸甲乙经》在治疗消瘅上不论是药物还是针刺，都顾护到后天脾胃。脾胃是后天之本，气血生化之源。脾胃在疾病的发生、发展以及预后过程中都非常的重要。本篇认为治疗消瘅时如果服用辛香之品和锻炼金石之类的药物，与疾病本身阴虚燥热的性质一致，会助热伤阴，损伤脾胃，影响疾病的治疗。在针刺上，本篇认为对于中消病症应该针刺足三里以调补脾胃，顾护后天，只有后天脾胃功能正常，消瘅的预后才算良好；另外也非常注重针灸结合的治疗原则。

参考文献

［1］胡文焕.《养生导引秘籍》释义［M］. 太原：山西科学技术出版社，2010.

［2］冯世纶. 中医传统运动健身疗法［M］. 北京：人民军医出版社，2011.

［3］皇甫谧. 针灸甲乙经［M］. 北京：人民卫生出版社，2006.

一、《小品方》

《小品方》又名《经方小品》，共十二卷，东晋陈延之撰。《小品方·卷第三·治渴利诸方》开篇即言："消渴者，原其发动，此则肾虚所致，每发即小便至甜……消渴疾者，下泄为小便，此皆精气不实于内，则便羸瘦也……"文中所载是糖尿病的临床表现无疑。《小品方》与《近效方》应是首载"尿甜"之书，书中出现的消渴相关病名有：消渴、渴利、消利、内消、强中，本书在消渴分型论治及对糖尿病并发症的认识上也有贡献。

【原文】论曰：消渴者，原其发动，此则肾虚所致，每发即小便至甜，医者多不知其疾，所以古方论亦阙而不言，今略陈其要。按《洪范》稼穑作甘。以物理推之，淋饧醋酒作脯法，须臾即皆能甜也。足明人食之后，滋味皆甜，流在膀胱，若腰肾气盛，则上蒸精气，气则下入骨髓，其次以为脂膏，其次为血肉也。其余别为小便，故小便色黄，血之余也。臊气者，五脏之气；咸润者，则下味也。腰肾既虚冷，则不能蒸于上，谷气则尽下为小便者也。故甘味不变，其色清冷，则肌肤枯槁也。由如乳母，谷气上泄，皆为乳汁。消渴疾者，下泄为小便，此皆精气不实于内，则便羸瘦也。

又肺为五脏之华盖，若下有暖气蒸即肺润，若下冷极，即阳气不能升，故肺干则热，敌《周易》有否卦，乾上坤下，阳阻阴而不降，阴无阳而不升，上下不交，故成否也。譬如釜中有水，以火暖之，其釜若以板盖之，则暖气上腾，故板能润也。若无火力，水气则不上，此板终不可得润也。火力者，则为腰肾强盛也。常须暖将息，其水气即为食气，食气若得暖气，即润上而易消下，亦免干渴也。是故张仲景云：宜服此八味肾气丸，并不食冷物及饮冷水，今亦不复渴，比频得效，故录正方于后耳。

凡此疾与脚气，虽同为肾虚所致，其脚气始发于二、三月，盛于五、六月，衰于七、八月。凡消渴，始发于七、八月，盛于十一月、十二月，衰于二月、三月，其故何也？夫脚气者，拥疾也，消渴者，宣疾也，春夏阳气上，故拥疾发，即宣疾愈也。秋冬阳气下，故宣疾发，即拥疾愈也。审此二者，疾可理也。又宜食者，每间五六日空腹一食饼，以精羊肉及黄雌鸡为臛，此可温也。若取下气，不食肉，菜食者，宜煮牛膝、韭、蔓菁，又宜食鸡子、马肉，此物微拥，亦可疗宣疾也。拥之过度，便发脚气，犹如善为政者，宽以济猛，猛以济宽，随事制度，使宽猛得所，定之于心，口不能言也。

又庸医或令吃栝楼粉，往往经服之，都无一效。又每至椹熟之时，取烂美者，水淘去浮者餐之，候心胸间气为度，此亦甚佳。生牛乳暖如人体，渴即细细呷之亦佳。

张仲景云：足太阳者，是膀胱之经也，膀胱者是肾之腑也，而小便数，此为气盛，气盛则消谷，大便硬；衰则为消渴也。

男子消渴，饮一斗水，小便亦得一斗，宜八味肾气丸主之，神方。消渴人宜常服之。

干地黄八两，薯蓣四两，茯苓三两，山茱萸五两，泽泻四两，牡丹皮三两，附子（炮）三两，桂心三两。

上药捣筛，蜜和丸，如梧子大，酒下十丸，少少加，以知为度，忌猪肉、冷水、芜荑、胡荽、酢物、生葱。

说曰：少时服五石诸丸散者，积经年岁，人转虚耗，石热结于肾中，使人下焦虚热，小便数利，则作消利。消利之病，不渴而小便自利也。亦作消渴，消渴之疾，但渴不利也。又作渴利，渴利之病，随饮小便也。又作强中病，强中病者，茎长兴，终不痿，溺液自出。亦作痈疽之病。凡如此等，宜服猪肾荠苨汤，制其肾中石势，将饵鸭通丸便差也。

猪肾荠苨汤

猪肾一具，大豆一升，荠苨、石膏各三两，人参、茯神（一作茯苓）、磁石（绵裹）、知母、葛根、黄芩、栝楼根、甘草各二两。

上十二味，㕮咀，以水一斗五升，先煮猪肾、大豆取一斗，去滓下药，煮取三升，分三服，渴乃饮之，下焦热者，夜辄合一剂，病势渐歇即止。

鸭通汤方

白鸭通五升（沸汤二斗半淋之，澄清取二斗汁），麻黄八两，豉三升，冷石二两，甘草五两，石膏三两，栀子仁二十枚。

上六味，㕮咀，以鸭通汁煮六升，去滓，纳豉三沸，分服五合，若觉体冷小便快，阔其间。若热犹盛，小便赤促，服之不限五合。宜小劳之，渐进食，不可令食少，但勿便多耳。

铅丹散 治消渴，止小便方。

铅丹二分，栝楼十分，泽泻五分，石膏五分，赤石脂五分，白石脂五分，胡粉二分，甘草十分。

凡八物，治下筛，酒服方寸匕，日三。不知稍增，年壮服半匕得病一年，服药一日愈，二年二日瘥。甚者夜以水服，勿用酒。

栝楼丸方 治日饮一石许，小便不通。

栝楼三分，铅丹三分，葛根三分，附子一分。

炮凡四物，冶下筛，蜜丸如梧子，饮服十丸，日三。

治消渴方。

取活螺三斗，以江水一石养之，倾取冷汁，饱饮之。经日放去，更取新者渍之。

夫内消之为病，皆热中所作也，小便多于所饮，令人虚极短气。内消者，食物皆消作小便去，而不渴也，治之枸杞汤。

枸杞枝叶一斤，冬根三两，栝楼根三两，石膏三两（一方无），黄连三两，甘草二两。

凡五物，切，以水一斗，煮取三升，一服五合，日三。

治小便多，昼夜数十起方。

小豆生藿一把。

凡一物，捣绞取汁，顿饮三升便愈。亦治小儿利。

消渴家忌食猪肉。（《小品方·要方第三卷治渴利诸方》[1]）

评议 本书所载"每发即小便至甜……"之因，即人食之后，滋味皆甜，流在膀胱，若腰肾气盛，则上蒸精气，气则下入骨髓，其次以为脂膏，其次为血肉也，其余别为小便，故小便色黄，血之余也。陈延之认为消渴尿甜的病机是肾气虚冷，症见尿多、尿至甜、干渴、羸瘦，其药物治疗宜服八味肾气丸。另外，陈氏认为消渴服栝楼粉无效，而宜服桑椹、牛乳及温性食物，主张以温性食材补消渴之肾阳虚衰。本篇还强调食温补食物的频率是 5~6 日 1 次，如过度食用，则会发生脚气。这些药物及食疗理论与后世认识的下消相同[2]。

二、《集验方》

《集验方》亦称《姚大夫集验方》，或云姚公《集验》，北周姚僧垣撰。全书 12 卷，系姚僧垣在家传医验的基础上，积本人 60 年临证经验，"搜采奇异，参校征效者"而成。书中记载治疗消渴的方剂宣补丸方、肾沥汤方、黄连丸等对后世影响颇深。

【原文】

治消渴方

治肾消渴，小便数，宣补丸方。

黄芪三两，瓜蒌三两，茯神三两，人参三两，麦门冬三两（去心），甘草三两（炙），黄连三两，知母三两，干地黄六两，石膏六两（研），菟丝子三两，肉苁蓉四两。

上十二味，末之，以牛胆汁三合，共蜜和丸梧子大，以茅根汁服三十丸，日二服，渐加至五十丸，一名茯神丸。《外台》卷十一

治肾气不足，虚损消渴，小便数，腰痛，宜服肾沥汤方。

羊肾一具（去脂膜，切），远志二两（去心），人参二两，泽泻二两，干地黄二两，桂心二两，当归二两，龙骨二两，甘草二两（炙），麦门冬一升（去心），五味子五合，茯苓一两，芎䓖二两，黄芩一两，生姜六两，大枣二十枚。

上十六味，切，以水一斗五升，煮羊肾取一斗二升，纳药取三升，分三服。忌海藻、菘菜、生葱、酢物、芜荑。《外台》卷十一

黄连丸　主肾消渴方。

黄连一斤（去毛），生地黄十斤。

上二味，捣绞地黄取汁渍黄连，出曝之燥，复纳之，令汁尽，干捣之下筛，蜜和丸如梧子，服二十丸，日三服。亦可散，以酒服方寸匕，日三服，尽更令作，即瘥止。忌猪肉芜荑。《外台》卷十一

治渴日饮一斛者方。

入地三尺取桑根白皮，炙令黄黑，细切，以水令相淹煮之，以味浓为度，热饮之，勿与盐，与米非嫌，大验。《医心方》卷十二

治消渴引饮方。

用人参、栝楼根等份，生研为末，炼蜜丸梧子大。每服百丸，食前麦门冬汤下，日二服，以愈为度，名玉壶丸。忌酒面炙煿。《本草纲目》卷十二（《集验方·卷第五·治消渴方》[3]）

评议 本书记载了治疗消渴的肾沥汤，疗肾气不足，消渴引饮，小便过多，腰背疼痛；并有加减肾沥汤，疗大虚内不足，小便数，虚焦焗引水浆，膀胱引急，诸方用药互有出入，而皆以"肾沥"为名，是因方中皆用羊肾煮水，然后去肾入诸药。此外，书中方剂大多用黄芪、当归、麦冬、黄连、生地黄、黄芩等药物，其中黄芪是补气药的代表药物之一，具有补气升阳、益卫固表等功效；黄连具有清热燥湿、泻火解毒的功效；人参是补虚药的代表，其有效成分能有效改善胰岛素抵抗。以上内容为后世医家治疗消渴病提供了临床药物指导[4]。

三、《附广肘后方》

《附广肘后方》又名《肘后救卒方》，是我国现存较早、实用价值较高的一部方书。全书共八卷，内容涉及内、外、妇、儿、五官等各科，所载方药治法简便易行，使"贫家野居所能立办"，临床上颇有实用价值。

【原文】

治患消渴小便利数方

卒消渴小便多方。

入地三尺取桑根，剥取白皮，炙令黄黑，锉，以水煮之令浓，随意饮之。亦可纳小米，勿入盐。姚云：热饮之同。此药治渴饮一斗者，瘥。

［按］《外台秘要》作"桑根白皮，新掘，入地三尺者佳，炙令黄黑色，切，以水煮之，无问多少，但令浓，随意饮之无多少。亦可纳少粟米，勿与盐。""亦可纳小米"，《备预百要方》作"粳米同煮"。

又方，麦门冬一两，土瓜根二两，小麦二两，竹叶一把，水七升，煮取三升半，再服。姚云：小麦、麦门冬、瓜蒌并一升，竹叶三升。

大渴，日饮数斗，小便亦尔者，瓜蒌、汉防己、黄连、铅丹等份捣末，以苦酒水各一合，和服方寸匕，日三。服讫，当强饮水，须臾，恶之不复饮。

此病须检大方。姚氏云：消渴为病，皆中热所作，小便多，多所饮冷，虚极短气，内消者，食物皆消作小便而不渴。经言：肾实则消。消者，渴而利是也。所以服石之人，其小便利者，石性归肾，肾得石则实，实则消水浆，故利，利则不得润养五脏，人衰则百病生。

消渴方

煮竹根汁，若煮粱米汁饮之，并取止，又须鸡子吞之，饮豉汁，各随多少。

又消渴内消，小便热中，六物丸。

瓜蒌六分，麦门冬六分，知母五分，人参、土瓜根、苦参各四分。

捣下，以牛胆和为丸，服如小豆二十丸，溺下之，日三，不止，稍加之。咽干，加麦门冬；舌干，加知母；胁下满，加人参；小便难，加苦参；数者，加土瓜根，随病所在，倍一分加之。

渴，喉口燥涩，濡咽煎。

甘草三两（炙），羊髓一升（无，用酥亦可），白蜜一升。

纳蜜等煎如薄糜，含咽。

葛氏疗小便，卒大数，非淋，令人瘦：不中水猪脂如鸡子炙之，下取肥汁尽服之，不过此方，并疗遗尿。

又方，石膏半斤，捣碎，以水一斗，煮取五升，稍饮之。

又消渴传效，取乌豆置牛胆中阴干，百日吞之。

少小眠中遗尿不自觉方：取燕窠中蓐，烧取一钱，即瘥。又主消渴饮水，日夜不止，口干，小便数。田中螺五升，水一升。浸经宿，渴即饮之，每日一度易水换生螺为妙。

按："一升"，《卫生易简方》作"一斗"。（《附广肘后方·治患消渴小便利数方》[5]）

评议　本书补充了《肘后备急方》中的许多重要内容，且将《备急千金要方》《外台秘要》《医心方》以及《证类本草》等书中有关葛氏医药学的散佚内容悉加汇辑。书中记载的治疗消渴的方剂用药简、疗效佳，正如书中所言："方虽简要，而该病则众，药多易求，而论效则远，将使家自能医，人无天横，以溥济斯民于仁寿之域，以上广国家博施爱物之德，其为利岂小补哉！[6]"

四、《补辑肘后方》

《补辑肘后方》是晋代葛洪原著，南北朝时期陶弘景增补，尚志钧辑校的一部方书类中医著作，从唐、宋诸医书及类书中辑得佚文，悉依现存本体例编排，复现陶氏增补肘后百一方，计百一篇。

【原文】

治消渴小便多太数方

治卒消渴小便多方：猪脂未中水者，如鸡子一枚，炙，承取肥汁，尽服之，不过三剂，瘥。

又方：羊肺一具，作羹，内少肉和盐、豉，如食法，任意进之，不过三具，瘥。

上二方主小便卒太数，复非淋，一日数十过，令人瘦。

又方：取乌豆，置牛胆中，阴干百日，吞之，即瘥。

又方：豉一升，纳于盐中绵裹之，以白矾好者半斤，置绵上，令蒸之三斗米许时，即下白矾，得消入豉中，出曝干，捣末，服方寸匕。

又方：熬胡麻令变色，研淘取汁，饮半合，日可三四服。不过五升，即瘥。

又方：秋麻子一升，以水三升，煮三四沸，取汁饮之，无限，不过五升，瘥。

又方：青粱米煮汁饮之，瘥，止。

又方：桑根白皮，新掘，入地三尺者佳，炙令黄黑色，切，以水煮之。无问多少，但令浓，随意饮之无多少。亦可纳少粟米，勿与盐。

又方：浓煮竹根汁饮之，取瘥止。

又方：多作竹沥，饮之恣口，数日愈，忌面、炙肉。

又方：石膏半斤，捣碎，水一斗，煮取五升，稍饮五合。

又方：酒煎黄柏汁，取性饮之。

又方：捣黄连，绢筛，蜜和，服三十九，治渴延年。

又方：黄连末三斤，猪肚一枚，洗去脂膜。取黄连末纳猪肚中蒸之。一石米熟即出之。曝干，捣，丸如梧子，服三十丸，日再服。渐渐加之，以瘥为度。忌猪肉。

又方：黄连一斤，去毛，生地黄十斤。上二味捣，绞地黄取汁，渍黄连，出曝之燥，复纳之，令汁尽，干捣之，下筛，蜜和，丸如梧子，服二十九，日三服。亦可为散，以酒服方寸匕，日三服。尽更今作，即瘥止。忌猪肉、芜荑。

又方：黄连末一斤，生地黄汁二升，生栝楼汁二升，生羊脂三升（牛脂亦得），好蜜四升。上五味捣合，银锅中熬，成煎，可丸如梧子，饮汁送五丸，日三服，加至十丸。主面黄，咽中干燥，手足俱黄，短气，脉如连珠，除热，止渴利。若苦冷而渴，瘥，即令别服温药。忌猪肉、芜荑。

又方：黄连不限多少，生地黄汁，生栝楼汁，羊乳（无即用牛乳及人乳亦得）。上四味，取三般汁乳和黄连末，任多少，众手捻为丸，如梧子大，麦饮服三十丸。渐加至四十丸、五十丸。日三服。主岭南山瘴气，兼风热毒气入肾中，变成寒热，脚弱虚满而渴。轻者三日愈，重者五日愈。若药苦难服，即煮麦饮汁下亦得。

又方：黄连六分，栝楼六分，汉防己六分，铅丹六分，研。上四味捣筛为散，每食后取醋一合，水二合，和服方寸匕，日三服。主消渴，肌肤羸瘦，或虚热转筋，不能自止，小便数。服药后，当强饮水，须臾恶水，不复饮矣。

又方：栝楼根五两，薄切，炙，以水五升，煮取四升，随意饮之，良。

又方：栝楼根、浮萍等份。上二味捣筛，以人乳汁和为丸如梧子，麦饮服二十丸。日三服，三年病，三日瘥。

又方：铅丹、胡粉各二分，栝楼根、甘草各十分，泽泻、石膏、赤石脂、贝母各五分。上八味，冶，下筛，水服方寸匕，日三，壮人一匕半。

又方：栝楼一斤，知母六分，茯苓四分，铅丹一分，鸡肶胵中黄皮十四枚。上五味为散，饮服方寸匕。日三，禁酒、生菜、肉。瘥后去铅丹，以蜜和之，以麦饮，长服勿绝，良。忌醋物。

又方：栝楼根八分，知母五分，麦门冬六分，去心，土瓜根四分，人参四分；苦参四分。上六味捣筛，以牛胆和为丸，如小豆，服二十丸，日三服，麦粥汁下。未知，稍加至三十丸。咽干者加麦冬；舌干加知母；胁下满加人参；小便难加苦参；小便数加土瓜根。随患加之一分。

又方：破故屋瓦，煮之，多饮汁。

治渴、小便利、复非淋方：小豆藿一把，捣取汁，顿服，日三。

葛氏治小便卒太数，复非淋，一日数十过，令人疲瘦方：灸两足下第二指本节第一理七壮。

又方：鸡肠草一把，熟捣，酒一升，渍一时，绞去滓，分再服。

治患消渴小便利数方

卒消渴小便多方：入地三尺取桑根，剥取白皮，炙令黄黑，锉，以水煮之令浓，随意饮之。亦可纳小米，勿入盐。姚云：热饮之同。此药治渴饮一斗者，瘥。

又方：麦门冬一两，土瓜根二两，小麦二两，竹叶一把，水七升，煮取三升半，再服。姚云：小麦、麦门冬、栝楼并一升，竹叶三升。

大渴，日饮数斗，小便亦尔者，栝楼、汉防己、黄连、铅丹分等捣末，以苦酒水各一合，和服方寸匕，日三。服讫，当强饮水，须臾，恶之不复饮。

此病须检大方。姚氏云：消渴为病，皆中热所作，小便多，多所饮冷，虚极短气，内消者，食物皆消作小便而不褐。经言：肾实则消。消者，渴而利是也。所以服石之人，其小便利者，石性归肾，肾得石则实，实则消水浆，故利，利则不得润养五脏，人衰则百病生。

消渴方

煮竹根汁，若煮粱米汁饮之，并取止，又须鸡子吞之，饮豉汁，各随多少。

又消渴内消，小便热中，六物丸。

栝楼六分，麦门冬六分，知母五分，人参、土瓜根、苦参各四分。

捣下，以牛胆和为丸，服如小豆二十丸，溺下之，日三，不止，稍加之。咽干，加麦门冬；舌干，加知母；胁下满，加人参；小便难，加苦参；数者，加土瓜根，随病所在，倍一分加之。

渴，喉口燥涩，濡咽煎。

甘草三两（炙），羊髓一升（无，用酥亦可），白蜜一升。

纳蜜等煎如薄糜，含咽。

葛氏疗小便，卒大数，非淋，令人瘦：不中水猪脂如鸡子炙之，下取肥汁尽服之，不过此方，并疗遗尿。

又方：石膏半斤，捣碎，以水一斗，煮取五升，稍饮之。

又：消渴传效，取乌豆置牛胆中阴干，百日吞之。

少小眠中遗尿不自觉方：取燕窠中蓐，烧取一钱，即瘥。

又：主消渴饮水，日夜不止，口干，小便数。田中螺五升，水一升。浸经宿，渴即饮之，每日一度易水换生螺为妙。（《补辑肘后方》[7]）

评议 本书所记载的"治消渴小便多太数方"及"治患消渴小便利数方"等对消渴病的治疗组方成熟，且包含临床辨证加减，可为临床应用提供参考。此外本书还载有食疗药膳保健内容，如用猪胰治消渴病，把食疗应用到了疾病预防方面。

五、《本草经集注》

《本草经集注》是南北朝时期陶弘景的重要著作，是继《神农本草经》后的又一部重要的私修综合性本草巨著。全书载药730味，先按照药物的自然属性进行分类，再分上中下三品。

【原文】

序录上

夫大病之主，有中风，伤寒，寒热，温疟，中恶，霍乱，大腹水肿，肠澼下痢，大小便不通，贲豚上气，咳逆，呕吐，黄疸，消渴，留饮，癖食，坚积，癥瘕，惊邪，癫痫，鬼疰，喉痹，齿痛，耳聋，目盲，金创，蹉折，痈肿，恶疮，痔瘘，瘿瘤；男子五劳七伤，虚乏羸瘦；女子带下，崩中，血闭，阴蚀；虫蛇蛊毒所伤。此皆大略宗兆，其间变动枝叶，各依端绪以取之。

玉石三品

玉石上

[丹砂]味甘，微寒，无毒。主治身体五脏百病，养精神，安魂魄，益气明目，通血脉，止烦满，消渴，益精神，悦泽人面，杀精魅邪恶鬼，除中恶、腹痛、毒气、疥瘘、诸疮。久服通神明不老，轻身神仙。能化为汞，作末名真朱，光色如云母，可析者良。生符陵山谷，采无时。恶磁石，畏咸水。

[硝石]味苦、辛，寒、大寒，无毒。主治五脏积热，胃胀闭，涤去蓄结饮食，推陈致新，除邪气，治五脏十二经脉中百二十疾，暴伤寒，腹中大热，止烦满消渴，利小便及瘘蚀疮。炼之如膏，久服轻身。天地至神之物，能化成十二种石。一名芒硝。生益州山谷及武都、陇西、西羌。采无时。火为之使，恶苦参、苦菜，畏女菀。

[芒硝]味辛、苦，大寒。主治五脏积聚、久热、胃闭，除邪气，破留血、腹中痰实结抟，通经脉，利大小便及月水，破五淋，推陈致新，生于朴硝。石韦为之使，恶麦句姜。

案《神农本经》无芒硝，只有硝石，名芒硝尔。后名医别载此说，其疗与硝石正同，疑此即是硝石。旧出宁州，黄白粒大，味极辛苦。顷来宁州道断都绝。今医家多用煮炼作者，色全白，粒细而味不甚烈。此云生于朴硝，则作者亦好。又皇甫士安解散硝石大凡说云："无朴硝可用硝石，生山之阴，盐之胆也。取石脾与硝石，以水煮之，一斛得三斗正，正白如雪，以水投中即消，故名硝石。其味苦无毒。治消渴热中，止烦满，三月采于赤山。朴硝者，亦生山之阴，有盐咸苦之水，则朴硝生于其阳，其味苦无毒，其色黄白，主疗热、腹中饱胀。养胃消谷，去邪气，亦得水而消，其疗与硝石小异。"按如此说，是取芒硝合煮，更成为真硝石，但不知石脾复是何物。本草乃有石脾、石肺，人无识者，皇甫既是安定人，又明医药，或当详。练之以朴硝作芒硝者，但以暖汤淋朴硝，取汁清澄煮之减半，出着木盆中，经宿即成，状如白英石，皆六道也，作之忌杂人临视。今益州人复炼矾石作硝石，绝柔白，而味犹是矾石尔。《孔氏解散方》又云：熬炼硝石令沸定汁尽。如此，硝石犹是有汁也。今仙家须之，能化他石，乃用于理第一。

[紫石英]味甘、辛，温，无毒。主治心腹咳逆邪气，补不足，女子风寒在子宫，绝孕十年无子。疗上气、心腹痛，寒热、邪气、结气。补心气不足，定惊悸，安魂魄，填下焦，止消渴，除胃中久寒，散痈肿，令人悦泽。久服温中，轻身、延年。生太山山谷。采无时。长石为之使，得茯苓、人参、芍药，共疗心中结气；得天雄、菖蒲疗霍乱。畏扁青、附子。不欲鳣甲、黄连、麦句姜。

[白石英] 味甘、辛，微温，无毒。主治消渴，阴痿不足，咳逆，胸膈间久寒，益气，除风湿痹，疗肺痿，下气，利小便，补五脏，通日月光。久服轻身长年，耐寒热。生华阴山谷，及太山，大如指，长二三寸，六面如削，白沏有光。其黄端白棱，名黄石英，赤端名赤石英，青端名青石英，黑端名黑石英。二月采亦无时。恶马目毒公。

玉石中

[石膏] 味辛、甘，微寒（大寒），无毒。主治中风寒热，心下逆气，惊喘、口干、舌焦，不能息，腹坚痛，除邪鬼，产乳，金疮。除时气，头痛，身热，三焦大热，肠胃中膈热，解肌发汗，止消渴、烦逆、腹胀、暴气喘息、咽热。亦可作浴汤。一名细石，细理白泽者良，黄者令人淋。生齐山山谷及齐庐山、鲁蒙山，采无时。鸡子为之使，恶莽草、毒公。

[理石] 味辛、甘，寒（大寒），无毒。主治身热，利胃、解烦、益精、明目、破积聚、去虫。除营卫中来大热、结热，解烦毒。止消渴及中风痿痹。一名立制石，一名肌石。如石膏顺理而细。生汉中山谷卢山。采无时。硝石为之使，畏麻黄。

[长石] 味辛、苦，寒，无毒。主治身热，胃中结气，四肢寒厥，利小便，通血脉。明目，去翳眇，去三虫，杀蛊毒。止消渴，下气，除胁肋肺间邪气。久服不饥。一名方石，一名土石，一名直石。理如马齿，方而润泽，玉色。生长于山谷及太山、临淄，采无时。

玉石下

[礜石] 味辛、甘，大热（生温、熟寒），有毒。主治寒热、鼠瘘、蚀疮、死肌、风痹、腹中坚癖邪气，除热、明目、下气、除膈中热。止消渴，益肝气。破积聚，痼冷腹痛，去鼻中息肉。久服令人筋挛。火炼百日，服一刀圭，不炼服则杀人及百兽。一名青分石，一名立制石，一名固羊石，一名百礜石，一名太白石，一名泽乳，一名食盐。生汉中山谷及少室。采无时。得火良。枣针为之使。恶毒公、鹜矢、虎掌、细辛。畏水也。

今蜀汉亦有，而好者出南康南野溪，及彭城界中、洛阳城南担常取，少室。生磐石纳水中，令水不冰，如此则生亦大热。今人以黄土泥苞，炭火烧之一日一夕，则解碎可用，治冷结为良。丹方及黄白术皆多用此，善能柔金。又湘东新宁县及零陵皆有白礜石。

[卤咸] 味苦、咸，寒，无毒。主治大热、消渴，狂烦，除邪及吐下蛊毒，柔肌肤。去五脏肠胃留热，结气，心下坚，食已呕逆，喘满，明目，目痛。生河东盐池。

草木三品

上品

[茯苓] 味甘，平，无毒。主治胸胁逆气，忧恚，惊邪、恐悸，心下结痛，寒热，烦满，咳逆，止口焦舌干。利小便。止消渴，好睡，大腹淋沥，膈中淡水，水肿淋结，开胸腑，调脏气，伐肾邪，长阴，益气力，保神守中。久服安魂魄，养神，不饥，延年。一名茯菟。其有根者名茯神。

[松脂] 味苦、甘，温，无毒。主治痈疽、恶疮、头疡、白秃、疥瘙、风气。安脏，除热。胃中伏热，咽干，消渴，及风痹死肌。炼之令白。其赤者治恶风痹。久服轻身，不老、延年。一名松膏，一名松肪。生大山山谷，六月采。

[泽泻] 味甘、咸，寒，无毒。主治风寒湿痹、乳难，消水，养五脏，益气力，肥健。补虚损五劳，除五脏痞满，起阴气，止泄精、消渴、淋沥，逐膀胱三焦停水。久服耳目聪明，不饥，延年，轻身，面生光，能行水上。扁鹊云：多服病人眼。一名水泻，一名及泻，一名芒芋，一名鹄泻。生汝南池泽。五月、六月、八月采根，阴干。叶，味咸，无毒。主大风，乳汁不出，产难，强阴气。久服轻身。五月采。实，味甘，无毒。主风痹，消渴，益肾气，强阴，补不足，除邪湿。久服面生光，令人无子。九月采。畏海蛤、文蛤。

[人参] 味甘，微寒（微温），无毒。主补五脏，安精神，定魂魄。止惊悸，除邪气，明目，开心，益智，治肠胃中冷，心腹鼓痛，胸胁逆满，霍乱吐逆，调中，止消渴，通血脉，破坚积，令人不忘。久服轻身延年。一名人衔，一名鬼盖，一名神草，一名人微，一名土精，一名血参。如人形者有神。生上党山谷及辽东。二月、四月、八月上旬采根，竹刀刮，曝干，无令见风。茯苓为之使，恶溲疏，反藜芦。

上党郡在冀州西南。今魏国所献即是，形长而黄，状如防风，多润实而甘。世用不入服乃重百济者，形细而坚白，气味薄于上党。次用高丽，高丽即是辽东。形大而虚软，不及百济。百济今臣属高丽，高丽所献兼有两种，止应择取之尔。实用并不及上党者，其为药切要，亦与甘草同功，而易蛀虫中。唯纳器中密封，头可经年不坏。人参生一茎直上，四五叶相对生，花紫色。高丽人作人参赞曰：三桠五叶，背阳向阴。欲来求我，椴树相寻。椴树叶似桐甚大，阴广则多生阴地，采作甚有法。今近山亦有，但作之不好。

[枸杞] 味苦，寒（根大寒，子微寒），无毒。主治五内邪气，热中，消渴，周痹，风湿，下胸胁气，客热，头痛，补内伤，大劳、嘘吸，坚筋骨，强阴，利大小肠。久服坚筋骨，轻身，不老，耐寒暑。一名杞根，一名地骨，一名枸忌，一名地辅，一名羊乳，一名却暑，一名仙人杖，一名西王母杖。生常山平泽及诸丘陵阪岸

上。冬采根，春、夏采叶，秋采茎、实，阴干。

今石头烽火楼下最多。其叶可做羹，味小苦。世颜云，去家千里勿食箩摩枸杞。此言其补益精气，强盛阴道也。箩摩，一名苦丸，叶厚大作藤生，摘之有白汁，人家多种之。可生啖，亦于蒸煮食也。枸杞根实为服食家用，其说甚美，仙人之杖，远自有旨乎。

[白英] 味甘、寒，无毒。主治寒热，八疸，消渴，补中益气。久服轻身延年，一名谷菜，一名白草。生益州山谷。春采叶，夏采茎，秋采，冬采根。

诸方药不用。此乃有前菜，生水中，人蒸食之。此乃生山谷，当非是。又有白草，叶作羹饮，甚治劳，而不用根华。益州乃有苦菜，土人专食之，皆充健无病，疑或者此。

[云实] 味辛、苦，温，无毒。主治泄利肠澼，杀虫蛊毒，去邪恶结气，止痛，除寒热。消渴。

花，主见鬼精物，多食令人狂走。杀精物，下水，烧之致鬼。久服轻身，通神明，益寿。一名员实，一名云英，一名天豆。生河间川谷。十月采，曝干。

今处处有，子细如葶苈子而小黑，其实亦类莨菪。烧之致鬼，未见其法术。

中品

[黄连] 味苦，寒（微寒），无毒。主治热气，目痛眦伤泣出，明目，肠澼，腹痛，下利，妇人阴中肿痛。五脏冷热，久下泄游，脓血，止消渴大惊，除水利骨，调胃厚肠，益胆，治口疮。久服令人不忘。一名王连。生巫阳川谷及蜀郡太山。二月、八月采。黄芩、龙骨、理石为之使，恶菊花、芫花、玄参、白鲜皮，畏款冬，胜乌头，解巴豆毒。

巫阳在建平。今西间者色浅而虚，不及东阳、新安诸县最胜。临海诸县者不佳。用之当布裹援去毛，令如连珠。世方多治下利及渴，道方服食长生。

[葛根] 味甘，平，无毒。主治消渴，身大热，呕吐，诸痹，起阴气，解诸毒。治伤寒中风头痛，解肌发表出汗，开腠理，治金疮，止痛，胁风痛。生根汁，大寒，治消渴，伤寒壮热。葛谷主下利十岁以上。叶，主金疮，止血。花，主消酒。一名鸡齐根，一名鹿藿，一名黄斤。生汶山川谷。五月采根，曝干。杀野葛、巴豆、百药毒。

即今之葛根，人皆蒸食之。当取入土深大者，破而日干之。生者捣取汁饮之。解温病发热。其花并小豆花干末，服方寸匕，饮酒不知醉。南康、庐陵间最胜，多肉而少筋，甘美。但为药用之，不及此间尔。五月五日日中时，取葛根为屑，治金疮断血为要药，亦治疟及疮，至良。

[知母] 味苦，寒，无毒。主治消渴，热中，除邪气，肢体浮肿，下水，补不足，益气。治伤寒久疟烦热，胁下邪气，膈中恶及风汗内疸。多服令人泄。一名

蚔母，一名连母，一名野蓼，一名地参，一名水参，一名水浚，一名货母，一名蝭母，一名女雷，一名女理，一名儿草，一名鹿列，一名韭逢，一名儿踵草，一名东根，一名水须，一名沈燔。一名薚，一名昌支。生河内川谷。二月八月采根，曝干。

今出彭城。形似菖蒲而柔润，叶至难死，掘出随生，须枯燥乃止。甚治热结，亦主疟热烦也。

[栝楼根] 味苦，寒，无毒。主治消渴身热，烦满大热，补虚，安中，续绝伤。除肠胃中痼热，八疸，身面黄，唇干口燥，短气，通月水，止小便利。一名地楼，一名果蠃，一名天瓜，一名泽姑。实，名黄瓜，主胸痹，悦泽人面。茎叶，治中热伤暑。生洪农川谷及山阴地。入土深者良。生卤地者有毒。二月、八月采根曝干，三十日成。枸杞为之使，恶干姜，畏牛膝、干漆，反乌头。

出近道，藤生，状如土瓜，而叶有叉。《毛诗》云：果蠃之实，亦施于宇。其实今以杂作手膏，用根，入土六七尺，大二三围者，服食亦用之。

[淡竹叶] 味辛，平，大寒。主胸中痰热，咳逆上气。其沥，大寒。治暴中风，痹，胸中大热，止烦闷。其皮茹，微寒，治呕哕，温气寒热，吐血，崩中，溢筋。苦竹叶及沥，治口疮，明眼痛，通利九窍。竹笋，味甘，无毒。主治消渴，利水道，益气，可久食。干笋烧服，治五痔血。

竹类甚多，此前一条云是䉒竹，次用淡苦尔。又一种薄壳者，名甘竹叶，最胜。又有实中竹、笙竹，又有笙竹，并以笋为佳，于药无用。凡取竹沥，惟用淡竹耳。竹实出蓝田，江东乃有花而无实，故凤鸟不至。而顷来斑斑有实，实状如小麦也。

[王瓜] 味苦，寒，无毒。主治消渴，内痹，瘀血，月闭，寒热，酸疼，益气，愈聋。疗诸邪气，热结，鼠瘘，散痈肿留血，妇人带下不通，下乳汁，止小便数不禁，逐四肢骨节中水，治马骨刺人疮。一名土瓜。生鲁地平泽田野，及人家垣墙间。三月采根，阴干。

今土瓜生篱院间亦有，子熟时赤如弹丸大。根，今多不预干，临用时乃掘取，不堪人大方，正单行小尔。《礼记》月令云：王瓜生此之谓也。郑玄云：菝葜，殊为谬矣。

[恶实] 味辛，平，无毒。主明目补中，除风伤。根茎疗伤寒寒热、汗出、中风、面肿、消渴、热中，逐水。久服轻身耐老。生鲁山平泽。方药不复用。

[水萍] 味辛、酸，寒，无毒。主治暴热身痒，下水气，胜酒，长须发，止消渴，下气。以沐浴，生毛发。久服轻身。一名水花，一名水白，一名水苏。生雷泽池泽。三月采，曝干。

此是水中大萍尔，非今浮萍子。《药录》云：五月有花，白色，即非今沟渠所生者。楚王渡江所得，非斯实也。

[荭草] 味咸，微寒，无毒。主治消渴，去热，明目，益气。一名鸿鹳。如马蓼而大，生水旁，五月采实。

此类甚多，今生下湿地，极似马蓼，甚长大。《诗》称隰有游龙，注云荭草。郭景纯云：即笼古也。

下品

[芦根] 味甘，寒。主治消渴，客热，止小便利。

当掘取甘辛者。其露出及浮水中者，并不堪用也。

[款冬花] 味辛、甘，温，无毒。主治咳逆上气善喘，喉痹，诸惊痫，寒热，邪气，消渴，喘息，呼吸。一名橐吾，一名颗东，一名虎须，一名菟奚，一名氐冬。生常山山谷及上党水旁。十一月采花，阴干。杏仁为之使，得紫菀良，恶皂荚、硝石、玄参，畏贝母、辛夷、麻黄、黄芪、黄芩、黄连、青葙。

第一出河北，其形如宿莼，未舒者佳，其腹里有丝。次出高丽、百济，其花乃似大菊花。次亦出蜀北部岩县，而并不如。其冬月在水下生。十二月正月旦取之。

[地榆] 味苦、甘、酸，微寒，无毒。主治妇人乳痓痛，七伤，带下病，止痛，除恶肉，止汗，疗金疮。止脓血，诸瘘恶疮，热疮，消酒，除消渴，补绝伤，产后内塞，可作金疮膏。生桐柏及腕胸山谷。二月八月采根曝干。得发良，恶麦门冬。

今近道处处有，叶似榆而长，初生布地，而花子紫黑色如豉，故名玉豉。一茎长直上，根亦入酿酒。道方烧作灰能烂石也。乏茗时，用叶作饮，亦好。

虫兽三品

[白雄鸡] 肉，微温，主下气，治狂邪，安五脏，伤中消渴。

[乌雄鸡] 肉，温，主补中止痛。胆，微寒，主治目不明，肌疮。心，主治五邪。血，主治踒折，骨痛及痿痹。肪，主治耳聋。鸡肠，平，主治遗尿，小便数不禁。肝及左翅毛，主起阴。冠血，主治乳难。肶胵裹黄皮，微寒，主治泄利，小便利，遗溺，除热，止烦。屎白，微寒，主消渴，伤寒，寒热，破石淋及转筋，利小便，止遗溺，灭瘢痕。

[黄雌鸡] 味酸平。主治伤中，消渴，小便数不禁，肠澼泄利，补益五脏，续绝伤，治虚劳，益气力。肋骨，主治小儿羸瘦，食不生肌。鸡子，主除热火疮，治痫痓，可作虎魄神物。卵白，微寒，治目热赤痛，除心下热，止烦满咳逆，小儿下泄，妇人产难，胞衣不出。醯渍之一宿，治黄疸，破大烦热。卵中白皮，主久咳结气，得麻黄、紫菀和服之立已。鸡白蠹肥脂，生朝鲜平泽。

鸡此例又甚多，云鸡子作虎魄者，用欲卵明黄白，混杂煮作之，亦极相似，唯不拾芥尔。又煮白合银，口含须臾，色如金。鸡子不可合葫、蒜及李子食之。乌鸡肉不可合犬肝肾食之。小儿食鸡肉，好生蛔虫。又鸡不可合芥叶蒸食之。朝鲜乃在玄兔乐浪，不应总是鸡所出。今云白蠹，不知是何物，恐此别一种尔。

[原蚕蛾] 雄者有小毒。主益精气，强阴道交接不倦，亦止精。屎，温无毒。主治肠鸣，热中，消渴，风痹，瘾疹。原蚕是重养者，世呼为魏蚕。道家用其蛾止精，其翁茧入术用。屎，名蚕沙，多人诸方用，不但熨风而已也。

果部药物

[乌芋] 味苦、甘，微寒，无毒。主治消渴，痹热，热中，益气。一名藉姑，一名水萍。二月生叶，叶如芋。三月三日采根，曝干。

今藉姑生水田中，叶有桠，状如泽泻不正，似芋。其根黄似芋子而小，煮食之乃可啖。疑其有乌名，今有乌者，根极相似，细而美，叶乖异状，头如莞草，呼为乌茨，恐此非也四字。

[李核仁] 味苦，平，无毒。主治僵仆跻，瘀血，骨痛。根皮，大寒，主消渴，止心烦逆奔气。实，味苦，除痼热，调中。

李类又多，京口有麦李，麦秀时熟小而肥甜，核不入药。今此用姑熟所出，南居李解核如杏子者为佳。凡李实熟食之皆好，不可合雀肉食，又不可临水上啖之。李皮水煎含之，治齿痛佳。

菜部药物

上品

[白冬瓜] 微寒。主除小腹水胀，利小便、止渴。被霜后合取，置经年，破取核，水洗，燥，乃擂取人用之。冬瓜性冷利，解毒，消渴，止烦闷，直捣绞汁服之。

下品

[莼] 味甘，寒，无毒。主治消渴，热。莼性寒皆云冷补，下气，杂鲤鱼作美，亦逐水而性滑，服食家不可多啖也。

米谷部药物

中品

[赤小豆] 味甘、酸，平，无毒。主下水，排痈肿脓血，寒热，热中，消渴，止泄，利小便，吐逆，卒游，下胀满。

大小豆共条，犹如葱韭义也。以大豆为蘖芽，生便干之，名为黄卷。用之亦熬，服食所须。煮大豆，主治温毒水肿殊效。复有白大豆不入药。小豆性逐津液，久服令人枯燥矣。

[大麦] 味咸，温、微寒，无毒。主治消渴，除热，益气调中。又云令人多热，为五谷长。食蜜为之使。即今稞麦，一名䴾麦，似穬麦，唯无皮尔。

[粟米] 味咸，微寒，无毒。主养肾气，去胃痹中热，益气。陈者味苦，主治胃热，消渴，利小便。

江东所种及西间皆是，其粒细于梁米，熟春令白。亦以当白粱，呼为白粱粟。陈者谓经三年五年者，或呼为籸米，以作粉尤解烦闷，服食家亦将食之。

下品

[腐婢] 味辛，平，无毒。主治痎疟，寒热，邪气，泄利，阴不起，止消渴，病酒头痛。生汉中，即小豆华也。七月采，阴干。

花用异实，故其类不得同品。方家都不用之。今自可依其所主以为治也，但未解何以有腐婢之名。《本经》不云是小豆花，后医显之尔，未知审是否。今海边有小树，状似栀子，茎条多曲，气作腐臭，土人呼为腐婢，用疗疟有效，亦酒渍皮治心腹痛。若耳此条应在木部下品卷中。(《本草经集注》)[8]

评议 从本书所记载的治疗消渴病的药物来看，人参、茯苓、黄连、栝楼根、葛根、枸杞、知母等药物对后世医家沿用治疗消渴影响较深。其中栝楼根、芦根、葛根滋阴，茯苓补脾宁心安神，黄连清热，人参益气健脾、养阴生津，枸杞滋补肝肾养阴。如宋代《太平圣惠方》之茯苓丸主肾消，组方包括茯苓、黄连、花粉、熟地黄、人参等；金元朱丹溪《丹溪心法》创立的消渴方组方包括黄连、天花粉、生地黄汁等；明代龚廷贤编著《万病回春》之黄连地黄汤组方为黄连、天花粉、麦冬、生地黄等，玉泉汤组成有黄连、天花粉、麦冬、生地黄汁等，足可见《本草经集注》所载药物对后世治疗消渴的影响。

六、《备急千金要方》

《备急千金要方》又名《千金要方》，约成书于652年，是唐代孙思邈所著的一部以指导临床实践为宗旨的综合性临床著作。其是由系统总结唐以前之医学成就，并结合孙氏之临床经验而成，且收录了许多现今已失的古籍内容。

【原文】

消渴第一　论六首　方五十三首　灸法六首

论曰：凡积久饮酒，未有不成消渴，然则大寒凝海而酒不冻，明其酒性酷热，物无以加。脯炙盐咸，此味酒客耽嗜，不离其口，三觞之后，制不由己，饮啖无度，咀嚼鲊酱，不择酸咸，积年长夜，酣兴不解，遂使三焦猛热，五脏干燥。木石尤且焦枯，在人何能不渴？治之愈否，属在病者。若能如方节慎，旬月而瘳，不自爱惜，死不旋踵。方书医药，实多有效，其如不慎者何？其所慎者有三：一饮酒，二房室，三咸食及面。能慎此者，虽不服药而自可无他；不知此者，纵有金丹亦不可救，深思慎之。

又曰：消渴之人愈与未愈，常须思虑有大痈，何者？消渴之人，必于大骨节间发痈疽而卒，所以戒之在大痈也，当预备痈药以防之。

有人病渴利始发于春，经一夏，服栝楼豉汁得其力，渴渐瘥，然小便犹数甚，昼夜二十余行，常至三四升，极瘥不减二升也，转久便止，渐食肥腻，日就羸瘦，喉咽唇口焦燥，吸吸少气，不得多语，心烦热，两脚酸，食乃兼倍于常，故不为气力者，然此病皆由虚热所为耳。治法：栝楼汁可长将服以除热，牛乳、杏酪善于补，此法最有益。

治消渴，除肠胃热实方。

麦门冬、茯苓、黄连、石膏、葳蕤各八分，人参、龙胆、黄芩各六分，升麻四分，枳实五分，枸杞子（《外台》用地骨皮）、栝楼根、生姜屑各十分。

上十三味，末之，丸如梧子大。以茅根、粟米汁服十丸，日二。若渴则与此饮至足。大麻亦得。饮方如下。

茅根（切）一升，粟米三合。

上二味，以水六升煮，取米熟，用下前药。

又方，栝楼根、生姜各五两，生麦门冬（用汁）、芦根（切）各二升，茅根（切）三升。上五味，㕮咀，以水一斗，煮取三升，分三服。

治胃腑实热，引饮常渴，泻热止渴，茯神汤方。

茯神二两（《外台》作茯苓）、栝楼根、生麦门冬各五两，生地黄六两，葳蕤四两，小麦二升，淡竹叶（切）三升，大枣二十枚，知母四两。

上九味，㕮咀，以水三斗，煮小麦、竹叶，取九升，去滓下药，煮取四升，分四服。服不问早晚，但渴即进，非但正治胃渴，通治渴患，热即主之。

猪肚丸 治消渴方。

猪肚一枚（治如食法），黄连、粱米各五两，栝楼根、茯神各四两，知母三两，麦门冬二两。

上七味，为末，纳猪肚中缝塞，安甑中蒸之极烂，接热及药，木臼中捣可丸，若强与蜜和之，丸如梧子。饮服三十丸，日二，加至五十丸，随渴即服之。

又方，栝楼根、麦门冬、铅丹各八分，茯神（一作茯苓）、甘草各六分。上五味，治下筛。以浆水服方寸匕，日三服。《外台》无茯神。

又方，黄芪、茯神、栝楼根、甘草、麦门冬各三两，干地黄五两。上六味，咬咀，以水八升，煮取二升半，去滓。分三服，日进一剂，服十剂佳。

治消渴，浮萍丸方。

干浮萍、栝楼根等份。

上二味，末之，以人乳汁和丸如梧子。空腹饮服二十丸，日三。三年病者三日愈，治虚热大佳。

治消渴，日饮一石水者方。

栝楼根三两，铅丹二两，葛根三两，附子一两。

上四味，末之，蜜丸如梧子。饮服十丸，日三，渴则服之。春夏减附子。

治渴，黄连丸方。

黄连一斤，生地黄一斤（张文仲云十斤）。

上二味，绞地黄取汁，浸黄连，出曝之燥，复纳之，令汁尽干之，捣末，蜜丸如梧子。服二十丸，日三，食前后无在。亦可为散，以酒服方寸匕。

栝楼粉治大渴秘方：深掘大栝楼根，厚削皮至白处止，以寸切之，水浸一日一夜，易水，经五日取出，烂捣碎，研之，以绢袋滤之，如出粉法，干之，水服方寸匕，日三四。亦可作粉粥乳酪中食之，不限多少，取瘥止。

治渴方。

栝楼粉和鸡子曝干，更杵为末，水服方寸匕，日三。丸服亦得。

又方，水和栝楼散，服方寸匕。亦可蜜丸，服三十丸如梧子大。

又方，取七家井索近桶口结，烧作灰，井花水服之，不过三服必瘥。

又方，取豉渍汁，任性多少饮之。

又方，浓煮竹根取汁饮之，以瘥止。

又方，以青粱米煮取汁饮之，以瘥止。

论曰：寻夫内消之为病，当由热中所作也。小便多于所饮，令人虚极短气。夫内消者，食物消作小便也，而又不渴。贞观十年，梓州刺史李文博，先服白石英久，忽然房道强盛，经月余渐患渴，经数日，小便大利，日夜百行以来，百方治之，渐以增剧，四体羸惙，不能起止，精神恍惚，口舌焦干而卒。此病虽稀，甚可畏也。利时脉沉细微弱，服枸杞汤即效，但不能长愈。服铅丹散亦即减，其间将服除热宣补丸。

枸杞汤方 消渴淋闭尿血水肿。

枸杞枝叶一斤，栝楼根、石膏、黄连、甘草各三两。

上五味，咬咀，以水一斗，煮取三升。分五服，日三夜二。剧者多合，渴即饮之。

铅丹散 主消渴，止小便数兼消中方。

铅丹、胡粉各二分，栝楼根、甘草各十分，泽泻、石膏、赤石脂、白石脂各五分（《肘后》作贝母）。

上八味，治下筛。水服方寸匕，日三，壮人一匕半。一年病者一日愈，二年病者二日愈。渴甚者夜二服，腹痛者减之。丸服亦佳，一服十丸，伤多令人腹痛。张文仲云：腹中痛者，宜浆水汁下之。《备急方》云：不宜酒下，用麦汁下之。《古今录验方》云：服此药了，经三两日，宜烂煮羊肝肚，空腹服之，或作羹亦得，宜汤淡食之，候小便得减，更即服苁蓉丸兼煮散将息。苁蓉丸及煮散方，出《外台》第十一卷中。

茯神丸方　茯神、黄芪、栝楼根、麦门冬、人参、甘草、黄连、知母各三两，干地黄、石膏各六两，菟丝子三合，苁蓉四两。

上十二味，末之，以牛胆三合，和蜜丸如梧子，以茅根汤服三十丸，日二服，渐加至五十丸。《集验》名宣补丸，治肾消渴，小便数者。

口含酸枣丸　治口干燥内消方。

酸枣一升五合，醋安石榴子五合，干子、葛根、覆盆子各三两，乌梅五十枚，麦门冬四两，茯苓、栝楼根各三两，半桂心一两六铢，石蜜四两半。

上十味，末之，蜜丸。含如酸枣许，不限昼夜，以口中津液为度，尽复更合，无忌。

消中日夜尿七八升方。

鹿角炙令焦，末，以酒服五分匕，日二，渐加至方寸匕。

又方，沤麻汁服一升，佳。

又方，葵根如五升盆大两束。《外台》云：五十斤，以水五斗，煮取三斗，宿不食，平旦一服三升。

论曰：强中之病者，茎长兴盛，不交精液自出也。消渴之后，即作痈疽，皆由石热。凡如此等，宜服猪肾荠苨汤，制肾中石热也，又宜服白鸭通汤。方见下解石毒篇。

猪肾荠苨汤方

猪肾一具，大豆一升，荠苨、石膏各三两，人参、茯神（一作茯苓）、磁石（绵裹）、知母、葛根、黄芩、栝楼根、甘草各二两。

上十二味，㕮咀，以水一斗五升，先煮猪肾、大豆，取一斗，去滓下药，煮取三升，分三服，渴乃饮之。下焦热者，夜辄合一剂，病势渐歇即止。

增损肾沥汤　治肾气不足，消渴，小便多，腰痛方。

羊肾一具，远志、人参、泽泻、干地黄、桂心、当归、茯苓、龙骨、黄芩、甘草、芎䓖各二两，生姜六两，五味子五合，大枣二十枚，麦门冬一升。

上十六味，㕮咀，以水一斗五升煮羊肾，取一斗二升，下药，取三升，分三服。

治下焦虚热注脾胃，从脾注肺，好渴利方。

小麦、地骨白皮各一升，竹叶（切）三升，麦门冬、茯苓各四两，甘草三两，生姜、栝楼根各五两，大枣三十枚。

上九味，㕮咀，先以水三斗煮小麦，取一斗，去滓澄清，取八升，去上沫，取七升，煮药取三升，分三服。

治渴利虚热，引饮不止，消热止渴方。

竹叶（切）二升，地骨皮、生地黄（切）各一升，石膏八两，茯神（一作茯苓）、葳蕤、知母、生姜各四两，生麦门冬一升半，栝楼根八两。

上十味，㕮咀，以水一斗二升，下大枣三十枚并药，煮取四升，分四服。

治面黄、手足黄，咽中干燥，短气，脉如连珠，除热、止渴利、补养，地黄丸方。

生地黄汁、生栝楼根汁各二升，牛羊脂三升，白蜜四升，黄连一斤（末之）。

上五味，合煎令可丸。饮服如梧子大五丸，日二，加至二十丸。若苦冷渴，渴瘥即别服温药也。

治渴，小便数方。

贝母六分（一作知母）、栝楼根、茯苓各四两，铅丹一分，鸡肶胵中黄皮十四枚。

上五味，治下筛。饮服方寸匕，日三。瘥后常服甚佳。去铅丹，以蜜丸之，长服勿绝，以麦饮服。

治渴利方。

生栝楼根三十斤，切，以水一石，煮取一斗半，去滓，以牛脂五合，煎取水尽，以温酒先食服如鸡子大，日三服。

治渴小便利，复非淋方。

榆白皮二斤，切，以水一斗，煮取五升，一服三合，日三。

又方，小豆藿一把，捣取汁，顿服三升。

又方，蔷薇根水煎服之佳。《肘后》治睡中遗尿。

又方，三年重鹊巢烧末，以饮服之。《肘后》治睡中遗尿。

又方，桃胶如弹丸，含之咽津。

又方，蜡如鸡子大，以醋一升，煮之二沸，适寒温顿服之。

论曰：凡人生放恣者众，盛壮之时，不自慎惜，快情纵欲，极意房中，稍至年长，肾气虚竭，百病滋生。又年少惧不能房，多服石散，真气既尽，石气孤立，唯有虚耗，唇口干焦，精液自泄；或小便赤黄，大便干实；或渴而且利，日夜一石；或渴而不利；或不渴而利，所食之物皆作小便。此皆由房室不节之所致也。

凡平人夏月喜渴者，由心王也，心王便汗，汗则肾中虚燥，故渴而小便少也。冬月不汗，故小便多而数也。此为平人之证也，名为消渴。但小便利而不饮水者，肾实也。经云：肾实则消。消者，不渴而利是也。所以服石之人，于小便利者，石性归肾，肾得石则实，实则能消水浆，故利。利多则不得润养五脏，脏衰则生诸病。张仲景云：热结中焦则为坚，热结下焦则为溺血，亦令人淋闭不通，明知不必悉患小便利信矣。内有热者则喜渴，除热则止渴，兼虚者，须除热补虚则瘥矣。

治不渴而小便大利，遂至于死者方。

牡蛎五两，以患人尿三升，煎取二升，分再服，神验。

治小便不禁多，日便一二斗或如血色方。

麦门冬、干地黄各八两，干姜四两，蒺藜子、续断、桂心各二两，甘草一两。

上七味，㕮咀，以水一斗，煮取二升五合，分三服。（《古今录验》云：治消肾，脚瘦细，数小便。）

九房散　主小便多或不禁方。

菟丝子、黄连、蒲黄各三两，硝石一两，肉苁蓉二两。

上五味，治下筛，并鸡肶胵中黄皮三两，同为散。饮服方寸匕，日三，如人行十里服之。《千金翼》有五味子三两，每服空腹进之。

又方，鹿茸二寸，踯躅、韭子各一升，桂心一尺，附子大者三枚，泽泻三两。上六味，治下筛。浆服五分匕，日三，加至一匕。

黄芪汤　治消中，虚劳少气，小便数方。

黄芪、芍药、生姜、桂心、当归、甘草各二两，麦门冬、干地黄、黄芩各一两，大枣三十枚。

上十味，㕮咀，以水一斗，煮取三升。分三服，日三。

棘刺丸　治男子百病，小便过多，失精方。

棘刺、石龙芮、巴戟天各二两，麦门冬、厚朴、菟丝子、萆薢（《外台》作草鞋）、柏子仁、葳蕤小草、细辛、杜仲、牛膝、苁蓉、石斛、桂心、防葵、干地黄各一两，乌头三两。

上十九味，末之，蜜和更捣五六千杵。以饮服如梧子十丸，日三，加至三十丸，以知为度。

治尿数而多方。

羊肺一具作羹，纳少羊肉和盐豉，如食法，任性食，不过三具。

治消渴阴脉绝，胃反而吐食方。

茯苓八两，泽泻四两，白术、生姜、桂心各三两，甘草一两。

上六味，㕮咀，以水一斗，煮小麦三升，取三升，去麦下药，煮取二升半，服八合，日再服。

又方，取屋上瓦三十年者，碎如雀脑三升，东流水二石，煮取二斗，纳药如下。生白术、干地黄、生姜各八两，橘皮、人参、甘草、黄芪、远志各三两，桂心、当归、芍药各二两，大枣三十枚。上十二味，㕮咀，纳瓦汁中，煮取三升，分四服。单饮瓦汁亦佳。

治热病后虚热渴，四肢烦疼方。

葛根一斤，人参、甘草各一两，竹叶一把。

上四味，㕮咀，以水一斗五升，煮取五升，渴即饮之，日三夜二。

治虚劳渴无不效，骨填煎方。

茯苓、菟丝子、山茱萸、当归、牛膝、附子、五味子、巴戟天、麦门冬、石膏各三两，石韦、人参、桂心、苁蓉各四两（《外台》作远志），大豆卷一升，天门冬五两。

上十六味，为末，次取生地黄、栝楼根各十斤，捣绞取汁，于微火上煎之，减半，便作数分，纳药，并下白蜜二斤、牛髓半斤，微火煎之，令如糜，如鸡子黄大，日三服。亦可饮服之。

治虚热四肢羸乏，渴热不止，消渴，补虚，茯神煮散方。

茯神、苁蓉、葳蕤各四两，生石斛、黄连各八两，栝楼根、丹参各五两，甘草、五味子、知母、人参、当归各三两，麦蘖三升（《外台》作小麦）。

上十三味，治下筛。以三方寸匕，水三升，煮取一升，以绢袋盛煮之，日二服，一煮为一服。

治虚劳，口中苦渴，骨节烦热或寒，枸杞汤方。

枸杞根白皮（切）五升，麦门冬三升，小麦二升。

上三味，以水二斗，煮麦熟药成，去滓。每服一升，日再。

巴郡太守奏三黄丸 治男子五劳七伤，消渴，不生肌肉，妇人带下，手足寒热者方。

春三月：黄芩四两，大黄三两，黄连四两。

夏三月：黄芩六两，大黄一两，黄连七两。

秋三月：黄芩六两，大黄二两，黄连三两。

冬三月：黄芩三两，大黄五两，黄连二两。

上三味，随时和捣，以蜜为丸如大豆。饮服五丸，日三，不知稍加至七丸，取下而已。服一月病愈，久服走逐奔马，常试有验。一本云夏三月不服。

治热渴，头痛壮热，及妇人血气上冲，闷不堪方。

茅根切二升，三捣，取汁令尽，渴即饮之。

治岭南山瘴，风热毒气入肾中，变寒热脚弱，虚满而渴方。

黄连不限多少，生栝楼根汁、生地黄汁、羊乳汁。

上四味，以三汁和黄连末为丸，空腹饮服三十丸如梧子大，渐加至四十丸，日三。重病五日瘥，小病三日瘥。无羊乳，牛乳、人乳亦得。若药苦难服，即煮小麦粥饮服之亦得，主虚热大佳。张文仲名黄连丸，一名羊乳丸。

阿胶汤　治虚热，小便利而多，服石散人虚热，当风取冷，患脚气，喜发动，兼渴消肾，脉细弱，服此汤立减方。

阿胶二挺，干姜二两，麻子一升，远志四两，附子一枚。

上五味，㕮咀，以水七升，煮取二升半，去滓，纳胶令烊，分三服。说云：小便利多白，日夜数十行至一石，五日频服良。

论曰：凡消渴病经百日以上者，不得灸刺，灸刺则于疮上漏脓水不歇，遂致痈疽赢瘦而死。亦忌有所误伤，但作针许大疮，所饮之水，皆于疮中变成脓水而出。若水出不止者，必死，慎之慎之。初得患者，可如方灸刺之佳。

消渴咽喉干，灸胃管下俞三穴各百壮，穴在背第八椎下，横三间寸灸之。

消渴口干不可忍者，灸小肠俞百壮，横三间寸灸之。

消渴咳逆，灸手厥阴随年壮。

消渴咽喉干，灸胸堂五十壮，又灸足太阳五十壮。

消渴口干烦闷，灸足厥阴百壮，又灸阳池五十壮。

消渴小便数，灸两手小指头，及足两小趾头，并灸项椎佳。又灸当脊梁中央解间一处，与腰目上灸两处，凡三处。又灸背上脾俞下四寸，当夹脊梁灸之两处，凡诸灸皆当随年壮。又灸肾俞二处，又灸腰目，在肾俞下三寸，亦夹脊骨两旁各一寸半左右，以指按取。关元一处，又两旁各二寸二处。阴市二处，在膝上当伏兔上行三寸，临膝取之，或三二列灸相去一寸名曰肾系者。《黄帝经》云：伏兔下一寸。曲泉、阴谷、阴陵泉、复溜，此诸穴断小行最佳，不损阳气，亦云止遗溺也。太溪、中封、然谷、太白、大都、跗阳、行间、大敦、隐白、涌泉，凡此诸穴，各一百壮。腹背两脚凡四十七处，其肾俞、腰目、关元、水道，此可灸三十壮，五日一报之，各得一百五十壮佳。涌泉一处，可灸十壮。大敦、隐白、行间，此处可灸三壮。余者悉七壮，皆五日一报之，满三灸可止也。若发如此，灸诸阴而不愈，宜灸诸阳。诸阳在脚表，并灸肺俞、募，按流注孔穴，壮数如灸阴家法。

小便数而少且难，用力辄失精者，令其人舒两手，合掌，并两大指令齐，急逼之令两爪甲相近，以一炷灸两爪甲本肉际，肉际方后自然有角，令炷当角中小侵入爪上，此两指共用一炷也。亦灸脚大趾，与手同法，各三炷而已。经

三日又灸之。(《备急千金要方·卷第二十一·消渴 淋闭 尿血 水肿》[9])

评议 孙思邈认为消渴主要症状为"或渴，或小便多、多食、消瘦"，病因有"多服石散""积久饮酒……积年长夜，酣兴不解，遂使三焦猛热，五脏干燥"，与《诸病源候论》相同。本篇治疗消渴用药频率较高的有栝楼根、茯苓、麦冬、甘草、生地、生姜、黄连、石膏、知母、人参、黄芩、铅丹、大枣、桂心、淡竹叶、葳蕤、黄芪、葛根；除了记录治疗消渴的方剂外，还记录了治疗消渴的灸法及治疗禁忌，如"凡消渴病经百日以上者，不得灸刺，灸刺则于疮上漏脓水不歇，遂致痈疽羸瘦而死。亦忌有所误伤，但作针许大疮，所饮之水，皆于疮中变成脓水而出。若水出不止者，必死，慎之慎之。初得患者，可如方灸刺之佳""消渴小便数，灸两手小指头，及足两小趾头，并灸项椎佳"等。

七、《千金翼方》

《千金翼方》是孙思邈集晚年近三十年之经验，为补早期巨著《备急千金要方》之不足而编集，故名翼方，全书共30卷，计189门，合方、论、法共2900余首，其内富有大量的临床经验，极具研究价值。

【原文】[枸杞]味苦，寒。根：大寒；子：微寒，无毒。主五内邪气，热中消渴，周痹风湿，下胸胁气，客热头痛。补内伤，大劳虚极，坚筋骨，强阴，利大小肠。久服坚筋骨，轻身不老，耐寒暑。一名杞根，一名地骨，一名枸忌，一名地辅，一名羊乳，一名却暑，一名仙人杖，一名西王母杖。生常山平泽及诸丘陵阪岸，冬采根，春夏采叶，秋采茎、实，阴干。(《千金翼方·卷第二·本草中·木部上品》[10])

[竹笋]味甘，无毒。主消渴，利水道。益气，可久食。(《千金翼方·卷第三·本草中·木部中品》[10])

[水牛角]疗时气寒气热头痛。髓：补中，填骨髓，久服增年。髓：味甘，温，无毒。主安五脏，平三焦，温骨髓，补中，续绝伤，益气，止泄利，消渴，以酒服之。胆：可丸药。胆味苦，大寒。除心腹热渴，利中焦燥，益目精。心：主虚忘。肝：主明目。肾：主补肾气，益精。齿：主小儿牛痫。肉：味咸，平，无毒。主消渴，止吐泻，安中益气，养脾胃。自死者不良。屎：寒。主水肿恶气，用涂门户著壁者，燔之，主鼠瘘恶疮。黄犍牛、乌枯牛溺：主水肿，腹胀脚满，利小便。

[鬐头膏]主生发。鬐毛：主女子崩中赤白。心：主喜忘。肺：主寒热，小儿茎痿。肉：味辛，苦，冷。主除热，下气长筋，强腰脊，壮健强志，轻身

不饥。脯：疗寒热痿痹。屎：名马通。微温。主妇人崩中止渴，及吐下血，鼻衄金疮，止血。头骨：主喜眠，令人不睡。溺：味辛，微寒。主消渴，破癥坚，积聚，男子伏梁积疝，妇人瘕疾，铜器承饮之。

［兔头骨］平，无毒。主头眩痛，癫疾。骨：主热中消渴。脑：主冻疮。肝：主目暗。肉：味辛平，无毒，主补中益气。

［白雄鸡肉］味酸，微温。主下气，疗狂邪，安五脏，伤中消渴。

［乌雄鸡肉］微温。主补中，止痛。胆：微寒。主疗目不明，肌疮。心：主五邪。血：主蹂折骨痛及痿痹。肪：主耳聋。肠：主遗溺，小便数不禁。肝及左翅毛：起阴。冠血：主乳难。肶胵里黄皮：微寒，主泄，利遗溺，除热止烦。屎白：微寒，主消渴，伤寒寒热，破石淋及转筋，利小便，止遗溺，灭瘢痕。

［黄雌鸡］味酸甘，平。主伤中，消渴，小便数不禁，肠澼，泄利，补益。五脏：续绝伤，疗劳益气。肋骨：主小儿羸瘦，食不生肌。鸡子：主除热火疮，痫痉，可作虎魄神物。卵白：微寒，疗目热赤痛，除心下伏热，止烦满咳逆，小儿下泄，妇人产难，胞衣不出。醯渍之一宿，疗黄疸，破大烦热。卵中白皮：主久咳结气，得麻黄紫菀和服之，立已。鸡白蠹肥脂，生朝鲜平泽。（《千金翼方·卷第三·本草中·人兽部》）[10]

［原蚕蛾］雄者有小毒。主益精气，强阴道，交接不倦，亦止精。屎：温，无毒。主肠鸣，热中，消渴，风痹瘾疹。（《千金翼方·卷第四·本草下·虫鱼部》）[10]

评议 本书记载了枸杞、竹笋、水牛角、馨头膏、兔头骨、白雄鸡肉、乌雄鸡肉、黄雌鸡、原蚕蛾等治疗消渴病药物。枸杞有滋补肝肾、明目、益面色、长肌肉、坚筋骨之功效，用于治疗肝肾阴亏、腰膝酸软、头晕、虚劳咳嗽、消渴、遗精。消渴病机在于阴虚生内火，枸杞治疗消渴病意在滋阴以清热止渴。竹笋味甘、微寒，无毒，有清热化痰、益气和胃之效，用于治疗烦热消渴、浮肿、腹水、脚气足肿等；嫩竹叶、竹茹、竹沥均可作药用。

八、《外台秘要方》

《外台秘要方》为唐代学者王焘所撰，是一部卷帙浩繁的大型医学方书，书中博采各家方论，于保存古代医学文献方面功效卓著，如《近效方》《古今录验方》《小品方》等，今多散失无传，赖此书得以保存。

【原文】《病源》夫消渴者，渴而不小便是也。由少服五石诸丸散，积久经年，石势结于肾中，使人下焦虚热。及至年衰，血气减少，不能制于石，石势独盛，则肾为之燥，故引水而不小便也。其病变者多发痈疽，此坐热气，留于经络，经络不利，血气壅涩，故成痈脓也。

诊其脉，数大者生，细小浮者死。又沉小者生，实牢大者死。

有病口甘者名为何，何以得之？此五气之溢也，名曰脾瘅。夫五味入于口，藏于胃，脾为之行其精气。溢在于脾，令人口甘，此肥美之所发也。此人必数食甘美而多肥，肥者令人内热，甘者令人中满，故其气上溢，为消渴也。

厥阴之为病，消渴气上冲，心中疼热，饥不欲食，甚者则欲吐，下之不肯止。

《养生法》云：人睡卧，勿张口，久成消渴及失血色。

赤松子云：卧闭目不息十二通，治饮食不消。其汤熨针石，别有正方，补养宣导，今附于后。

法云：解衣惔卧，伸腰膜少腹五息止。引肾去消渴，利阴阳。解衣者，使无挂碍。惔卧者，无外想，使气易行。伸腰者，使肾无逼蹙；膜者，大努使气满少腹者，膜腹牵气使止五息即为之。引肾者，引水来咽喉，润上部，去消渴枯槁病；利阴阳者，饶气力也。出第五卷中

《千金》论曰：夫消渴者，凡积久饮酒，无有不成消渴病者。然则大寒凝海而酒不冻，明其酒性酷热，物无以加。脯炙盐咸，此味酒客耽嗜，不离其口，三觞之后，制不由己。饮啖无度，咀嚼鲊酱，不择酸咸，积年长夜，酣兴不懈。遂使三焦猛热，五脏干燥。木石犹且焦枯，在人何能不渴。疗之愈否，属在病者。若能如方节慎，旬月而瘳；不自爱惜，死不旋踵。方书医药，实多有效，其如不慎者何？其所慎者有三：一饮酒，二房室，三咸食及面。能慎此者，虽不服药，而自可无他。不知此者，纵有金丹，亦不可救。深思慎之，深思慎之。

凡消渴之人，愈与未愈，常须虑患大痈，何者？消渴之人，必于大骨节间忽发痈疽而卒，所以戒在大痈也。当预备痈药以防之。宜服麦门冬丸，除肠胃热实兼消渴方。

麦门冬八分（去心），茯苓八分（坚白者），黄连八分，石膏八分（碎），葳蕤八分，人参六分，龙胆六分，黄芩六分，升麻四分，栝楼十分，枳实五分（炙），生姜屑十分，地骨皮六分，茅根（切）一升，粟米三合，白粱米。

上十五味，以水六升，煮茅根及粟米令烂，余十三味捣末，蜜和丸如梧子，以前茅根、粟米汁作饮，服十丸，日二。若渴，则与此饮至足。大麻亦得。忌猪肉酢物。

又，栝楼汤方。

栝楼五两（切），麦门冬汁二升，生姜五两（切），茅根（切）三升，芦根（切）二升。

上五味，以水一斗，煮取三升，分为三服。忌如药法。

又，胃腑实热，引饮常渴，茯苓汤，泻热止渴方。

茯苓五两（一作茯神），栝楼五两，知母四两，小麦二升，麦门冬五两（去心），大枣二十枚（去核），生地黄六两，葳蕤四两，淡竹叶三升，洗。

上九味，切，以水三斗，先煮小麦、竹叶取九升，去滓，纳诸药，煮取四升，分四服，不问早晚，随渴即进，非但正治胃渴，通治渴病，热即服之。忌芜荑、酢物。

又，猪肚丸，疗消渴方。

猪肚一枚（治如食法），黄连五两，（去毛），栝楼四两，麦门冬四两（去心），知母四两，茯神四两，粱米五两。

上七味，捣为散，纳肚中，线缝，安置甑中蒸之极烂熟，接热及药木臼中捣，可堪丸，若硬加少蜜和，丸如梧子，饮汁下三十丸，日再服。渐加至四五十丸，渴即服之。《翼》同。忌猪肉、酢物。

又，栝楼散方。

栝楼八分，麦门冬六分（去心），甘草六分（炙），铅丹八分。

上四味，捣为散，以浆水服方寸匕，日三服。忌海藻、菘菜。一方有茯苓六分。

又，黄芪汤方。

黄芪三两，茯神三两，栝楼三两，甘草三两（炙），麦门冬三两（去心），干地黄五两。

上六味，切，以水八升，煮取二升半，分三服。忌芜荑、酢物、海藻、菘菜。日进一剂，服十剂讫，服丸药。后肾消门中宣补丸是。

又方：取七家井索近桶口结处烧作灰。上一味，以井华水服之，不过三服。

又方：饮豉汁，任性多少，瘥止。

又方：浓煮竹根汁饮之，取瘥止。《肘后》同

又方：煮青粱米汁饮之，瘥止。《肘后》同

又，消渴，阴脉绝，胃反吐食方。

茯苓八两，泽泻四两，白术三两，生姜三两，桂心三两，甘草一两（炙）。

上六味，切，以水一斗，煮小麦三升，取五升，去滓，纳茯苓等煮取二升半，一服八合，日再。《翼》同。忌海藻、菘菜、生葱、酢物、桃李、雀肉等。

又方：取屋上瓦三十年者，破如雀头三大升，以东流水两石，煮取二斗，纳药如下。

干地黄八两，生姜八两，橘皮三两，甘草三两（炙），人参三两，黄芪三两，桂心二两，远志三两（去心），当归二两，芍药二两，大枣二十枚（擘），白术八两。

上十二味，切，纳瓦汁中煮取三升，分温四服，单饮瓦汁亦佳。一方无甘草。

又，疗热病后虚热渴，四肢烦疼方。

葛根一斤，人参一两，甘草一两，（炙）竹叶一把。

上四味，切，以水一斗五升，煮取五升，渴则饮一升，日三夜二。忌海藻、菘菜。

又，虚热渴无不效，填骨煎方。

茯苓三两，菟丝子三两，山茱萸三两，当归三两，大豆黄卷一升，石韦二两（去毛），牛膝三两，巴戟天三两，麦门冬三两（去心），天门冬五两（去心），五味子三两，人参二两，远志三两（去心），桂心二两，附子二两，炮石斛三两。

上十六味，先捣筛，别取生地黄十斤、生栝楼十斤，舂绞取汁，于火上煎之减半，便作数分纳药，并下白蜜二升、牛髓一升，微火煎之，令如糜，食如鸡子黄大，日三，亦可饮服之佳。忌酢物、鲤鱼、生葱、猪肉、冷水。一方有苁蓉四两。

又方：桃胶如弹丸，含之咽津，甚佳。本方疗渴，小便利复非淋。

又方：蜡如鸡子大，酢一升，煮两沸，适寒温顿服之。本方疗渴，小便利复非淋。

又方：水和栝楼散服方寸匕，亦可蜜丸如梧子服三十丸，日再服，无所忌。并出第二十一卷中（《外台秘要·卷第十一·消渴消中一十八门·消渴方一十七首》[11]）

评议　本篇中，王焘记载了消渴病因病机主要是五脏虚弱、饮食不节、过服石药、房事过度、脏腑功能失调，阴虚燥热，阴液消灼，致肾水不足而小便不利。同时王氏提出本病可并发痈疽，但对消渴并发症的认识仅限于描述其症状。根据患者的脉象可判断患者的预后情况；治疗方法以清热、补益为主，辅以健脾利湿，同时兼顾化痰、发散、收涩等法的应用，注重本病饮食起居调养，且药治与饮食调养并重。

【原文】《近效极要》论消渴旧来以为难疗，古方有黄连汤、牛胆丸为胜，亦不能好瘥，自作此方以来，服者皆瘥。服多者即吐水，岂有更渴之理？

又疗消渴，麦门冬丸方。

麦门冬五两（去心），干地黄三两，蜀升麻五两，黄芩五两，栝楼七两，苦参八两，上党人参三两，黄连五两，黄檗五两。

上九味，末之，以牛乳和，众手捻作丸子，曝干，以饮服二十丸，日二，加至五十、六十丸。忌芜荑、猪肉、冷水。

又方：宣州黄连五两，苦参粉一斤，知母五两，栝楼五两，麦门冬五两（去心），牡蛎粉五两（熬），上党人参五两，黄芪五两，干地黄五两。上九味，末之，以牛乳丸，清浆服二十丸，日二服，加至五十丸，忌猪肉、冷水、芜荑。（《外台秘要·卷第十一·近效极要·消渴方二首》[11]）

《近效极要》论热中虽能食多，小便多，渐消瘦方。

生枸杞根（切）一升，生麦门冬三两（去心），黄连二两，小麦八合，人参一两。

上五味，切，以水九升，煮取三升八合，去滓，分为三服，间食服之。如不能多服，分作四五服亦得，忌猪肉。

又方：人参五分，麦门冬八分（去心），牡蛎粉八分，熬，干地黄十分，知母八分，苦参二十分，黄连八分，栝楼八分。上八味，末之，以生牛乳为丸如梧子，清浆服十五丸，日再，加至四十丸，食后服，忌芜荑、猪肉、冷水。

又，疗小便多或不禁方。

菟丝子二两，蒲黄三两，黄连三两，硝石三两，肉苁蓉二两。

上五味，兼鸡肶胵中黄皮三两为散服，服方寸匕，日三服，如行五里久又一服。未有不瘥者。忌猪肉。《千金》名九房散

又，疗小便数多，不足日便一二斗，或如血色方。

麦门冬八两（去心），蒺藜子三两，甘草一两（炙），干姜四两（炮），桂心二两，干地黄八两，续断二两。

上七味，切，以水一斗，煮取二升五合，分为三服，忌海藻、菘菜、生葱、芜荑。《古今录验》疗肾消，脚瘦细，小便数，赤色似血虚冷者。（《外台秘要·卷第十一·消渴消中一十八门·近效极要·热中小便多渐瘦方四首》[11]）

评议 王焘归纳了治疗消渴方两首，一首名为麦门冬汤，另一首以黄连为君，以此两方治疗消渴疗效甚佳；同时提出饮食禁忌，忌猪肉、冷水、芜荑。另外，王氏还提出了治疗肾消之方药，同时要注意禁食海藻、菘菜、生葱、芜荑等物。

【原文】《病源》夫渴利者，随饮小便是也。由少服乳石，石热盛时，房室过度，致令肾气虚耗，下焦生热，热则肾燥，肾燥则渴，然肾虚又不能传制水液，故随饮小便也。其病变多发痈疽，以其内热而小便利故也，小便利则津液竭，津液竭则经络涩，经络涩则荣卫不行，荣卫不行则热气留滞，故成痈脓也。出第五卷中

《千金》疗下焦虚热注脾胃，从脾注肺，好渴利方。

小麦一升，竹叶（切）三升，洗，麦门冬四两（去心），茯苓四两，甘草三两（炙），大枣三十枚（去核），生姜五两，栝楼五两，地骨皮一升。

上九味切，先以水三斗，煮小麦取一斗，去滓，澄清取八升，去上沫，取七升。煮药，取三升，分三服。忌海藻、菘菜、酢物。

又，疗渴利虚热，引饮不止，消热止渴，茯神汤方。

茯神四两，石膏八两（碎），地骨皮一升，竹叶（切）三升，栝楼五两，葳蕤四两，生麦门冬二升（去心），知母四两，生地黄一升，宿姜四两。

上十味，切，以水一斗二升，下大枣三十枚，擘，并药，煮取四升，分为四服，忌芜荑。

又，消渴利方。

生栝楼根三十斤。

上一味，切，以水一石，煮取一斗半，去滓，以牛脂五合，煎取水尽，以暖酒先食后服如鸡子大，日三服。

又方：葵根五升，盆大两束，切。上一味，以水五升，煮取三升，宿不食，平旦一服三升。

又，疗渴，小便利，复非淋方。

榆白皮二斤，去黑皮，切。

上一味，以水一斗煮取五升，一服三合，日三服。

又方：小豆藋一把，捣取汁，顿服，日三。《肘后》、文仲同

又，渴利方。

栝楼粉和鸡子，日曝干，更捣，水服方寸匕，日三。丸服亦得。

又疗虚热，四体羸瘦，渴热不止，茯神消渴补虚煮散方。

茯神四两，生石斛八两，栝楼五两，甘草三两（炙），五味子三两，苁蓉四两，知母三两，黄连八两，丹参五两，人参三两，当归三两，小麦三升，葳蕤四两。

上十三味，捣筛为散，取三寸匕，以水三升煮取一升，绢袋贮煮之，日再。一煮为一服，忌猪肉、酢物、海藻、菘菜。出第二十一卷中

崔氏疗消渴瘦，中焦热渴方。

苦参粉一大斤，黄连六分，栝楼五两，知母五两，牡蛎粉五两（熬），麦门冬五两（去心）。

上六味，并大两，各捣筛为散，如须少合，竹量减之，捣筛搅使匀，以牛乳和，并手捻为丸，如梧子大，曝干，日再服，饱食讫，以浆水下之，服二十丸，如微利，减十丸，如食热面、酒等，即加服五丸。忌猪肉。出第三卷中

《广济》疗脾胃中虚热消渴，小便数，骨肉日渐消瘦方。

麦门冬十二分（去心），苦参八分，栝楼八分，知母八分，茯神八分，土瓜根八分，甘草六分（炙），人参六分。

上八味，捣筛，蜜和丸，每食少时，煮芦根大麦饮服，如梧子二十丸，日再，渐加至三十丸，不利，忌海藻、菘菜、猪肉、大酢。出第一卷中（一方有黄连十二分。）

《肘后》疗消渴，肌肤羸瘦，或虚热转筋，不能自止，小便数方。

栝楼六分，黄连六分，汉防己六分，铅丹六分（研）。

上四味，捣筛为散，每食后取酢一合，水二合，和服方寸匕，日三服。当强饮水，须臾恶水，不复饮矣。出第十卷中。陶氏、《广济》、文仲同，忌猪肉、热食。《千金翼》同，分两小别。（《外台秘要·卷第十一·消渴消中一十八门·渴利虚经脉涩成痈脓方一十一首》[11]）

评议 本篇王焘指出了消渴的基本病机为肾虚阴亏，燥热内盛。消渴常见的并发症为痈疽，其病机是内热、小便多，致使体内津液匮竭，经络阻塞，荣卫不行，邪热瘀滞而发为痈脓。在方药治疗上共载 11 首方剂，出现下焦虚热注脾胃，从脾注肺者，予好渴利方；中焦虚热，小便数，予《广济》骨肉日渐消瘦方，服药的同时要忌食忌海藻、菘菜、猪肉、大酢；茯神方用于疗消渴虚热者；肌肤羸瘦者用《肘后》小便数方，同时要多饮水。

【原文】《广济》疗口干数饮水，腰脚弱膝冷，小便数，用心力即烦闷健忘方。

麦门冬十二分（去心），牛膝六分，龙骨八分，土瓜根八分，狗脊六分，茯神六分，人参六分，黄连十分，牡蛎六分（熬碎），山茱萸八分，菟丝子十二分（酒渍一宿），鹿茸八分（炙）。

上十二味，捣筛为末，蜜和丸。每服食后煮麦饮，服如梧子二十丸，日二服，渐加至三十丸，不利忌生菜、热面、猪牛肉、蒜、黏食、陈臭、酢物等。

又，疗消渴口苦舌干方。

麦门冬五两（去心），茅根（切）一升，栝楼三两（切），乌梅十颗（去核），小麦三合，竹茹（切）一升。

上六味，以水九升，煮取三升，去滓，细细含咽。分为四五服，忌热面、炙肉。并出第一卷中

《千金》口含酸枣丸，疗口干方。

酸枣一升五合（去核），醋石榴子五合（干之），葛根三两，乌梅五十颗（去核），麦门冬四两（去心），茯苓三两半，覆盆子三两，桂心三两六铢，石蜜四两半，栝楼三两半。

上十味，捣筛，蜜和为丸，含如酸枣许大。不限昼夜，常令口中有津液出为佳。忌大酢、生葱。《翼》同。出第二十一卷中（《外台秘要·卷第十一·消渴消中一十八门·消渴口干燥方三首》[11]）

评议 本篇中共有治疗消渴口干方3首，消渴的患者多数有口干的表现，故消渴的患者易出现饮水过多。若兼见腰腿软、膝冷予以烦闷健忘方，方中牛膝、狗脊可补肾壮骨，用到鹿茸血肉有形之品进益滋补；见口苦予消渴口苦舌干方，饮食注意忌热面、炙肉；口干者口含酸枣丸，至口中有津液为佳，促进唾液分泌。

【原文】《病源》内消病者，不渴而小便多是也。由少服五石，热结于肾，内热之所作也。所以服石之人，小便利者，石性归肾，肾得石则实，实则消水浆，故利。利多则不得润养五脏，脏衰则生诸病焉。由肾盛之时，不惜真气，恣意快情，数使虚耗，石热孤盛，则作消中，故不渴而小便多也。出第五卷中

《千金》论曰：寻夫内消之为病，当由热中所作也。小便多于所饮，令人虚极短气，又内消者，食物皆消作小便而又不渴。正观十年梓州刺史李文博，先服白石英久，忽然房道强盛，经月余渐患渴，经数日小便大利，日夜百行以来，百方疗之，渐以增剧，四体羸惙不能起止，精神恍惚，口舌焦干而卒。此病虽稀，甚可畏也。利时脉沉细微弱，服枸杞汤即效。若恐不能长愈，服铅丹散立效，其间将服除热宣补丸。

枸杞汤方

枸杞枝叶一斤，栝楼根三两，石膏三两，黄连三两（碎），甘草二两（炙）。

上五味，切，以水一斗煮取三升，去滓，分温五服，日三夜二服。困重者多合，渴即饮之。忌海藻、菘菜、猪肉。

又，铅丹散，主消渴，止小便数，兼消中悉主之方。

铅丹二分（熬，别研入），栝楼根十分，甘草十分（炙），泽泻五分，胡粉二分（熬，研入），石膏五分（研），白石脂五分（研入），赤石脂五分（研）。

上八味捣研为散，水服方寸匕，日三服。少壮人一匕半。患一年者服之一日瘥，二年者二日瘥，渴甚者，夜二服。若腹中痛者减之。丸服亦佳，一服十丸，以瘥为度，不要伤多，令人腹痛。此方用之如神，已用经今三十余载矣。忌海藻、菘菜。文仲云：腹中痛者宜浆水，饮汁下之亦得。又《备急》云：不宜酒下，用麦汁下之亦得。丸服者，服十丸，日再服，合一剂，救数人得愈。《古今录验》云：服此药了，经三两日，宜烂煮羊肝、肚，空腹吃之，或作羹亦得，宜汤淡食之。候小便得咸苦，即宜服后花苁蓉丸，兼煮散将息。

又，疗肾消渴，小便数，宣补丸方。

黄芪三两，栝楼三两，麦门冬三两（去心），茯神三两，人参三两，甘草三两（炙），知母三两，干地黄六两，石膏六两（研），菟丝三两，肉苁蓉四两。

上十二味，末之，以牛胆汁三合，共蜜和丸梧子大。以茅根汁服三十丸，日渐加至五十丸。一名茯神丸。《集验》同。

又，疗肾气不足，虚损消渴，小便数，腰痛，宜服肾沥汤方。

羊肾一具（去脂膜，切），远志二两（去心），人参二两，泽泻二两，干地黄二两，桂心二两，当归二两，龙骨二两，甘草二两（炙），麦门冬一升（去心），五味子五合，茯苓一两，芎䓖二两，黄芩一两，生姜六两，大枣二十枚（去核）。

上十六味切，以水一斗五升煮羊肾取一斗二升，内药取三升，分三服。忌海藻、菘菜、生葱、酢物、芜荑。《集验》同。

又，阿胶汤，疗久虚热，小便利而多，或服石散人虚热，多由汗出当风取冷，患脚气，喜发动，兼消渴肾消，脉细弱，服此即立减方。

阿胶三两，干姜二两，麻子一升（熬），远志四两（去心），附子一两（炮），人参一两，甘草三两（炙）。

上七味切，以水七升，煮取二升半，去滓，纳胶令烊，分三服。说云：小便利多白，日夜数十行至一石，令五日服之甚良，忌海藻、菘菜、猪肉、冷水。

又，肾消，夜尿七八升方。

鹿角一具（炙令焦）。

上一味，捣筛，酒服方寸匕，渐渐加至一匕半。

又，黄芪汤，主消中，虚劳少气，小便数方。

黄芪二两，芍药二两，生姜二两，当归二两，桂心二两，甘草二两，大枣三十枚（擘破），麦冬一两（去心），干地黄一两，黄芩一两。

上十味，切，以水一斗，煮取三升，去滓，空腹温分三服。忌海藻、菘菜、生葱、芜荑。（《外台秘要·卷第十一·消渴消中一十八门·消中消渴肾消方八首》[11]）

论曰：消渴者，原其发动，此则肾虚所致，每发即小便至甜，医者多不知其疾，所以古方论亦阙而不言，今略陈其要。按《洪范》稼穑作甘。以物理推之，淋饧醋酒作脯法，须臾即皆能甜也，足明人食之后，滋味皆甜，流在膀胱，若腰肾气盛，则上蒸精气，气则下入骨髓，其次以为脂膏，其次为血肉也，上余别为小便，故小便色黄，血之余也。臊气者，五脏之气。咸润者，则下味也。腰肾既虚冷，则不能蒸于上，谷气则尽下为小便者也。故甘味不变，其色清冷，则肌肤枯槁也。由如乳母，谷气上泄，皆为乳汁。消渴疾者，下泄为小便，此皆精气不实于内，则便赢瘦也。

又肺为五脏之华盖，若下有暖气蒸即肺润，若下冷极即阳气不能升，故肺干则热。故《周易》有否卦，乾上坤下，阳阻阴而不降，阴无阳而不升，上下不交，故成否也。譬如釜中有水，以火暖之，其釜若以板盖之，则暖气上腾，故板能润也；若无火力，水气则不上，此板终不可得润也。火力者，则为腰肾强盛也，常须暖将息。其水气即为食气，食气若得暖气，即润上而易消下，亦免干渴也。是故张仲景云：宜服此八味肾气丸，并不食冷物及饮冷水。今亦不复渴，比频得效，故录正方于后耳。

凡此疾与脚气虽同为肾虚所致，其脚气始发于二、三月，盛于五、六月，衰于七、八月；凡消渴始发于七、八月，盛于十一月、十二月，衰于二月、三月，其故何也？夫脚气者，拥疾也；消渴者，宣疾也。春夏阳气上，故拥疾发，即宣疾愈也。秋冬阳气下，故宣疾发，即拥疾愈也。审此二者，疾可理也。又宜食者，每间五六日空腹一食饼，以精羊肉及黄雌鸡为臛，此可温也。若取下气不食肉、菜，食者宜煮牛膝、韭、蔓菁，又宜食鸡子、马肉，此物微拥，亦可疗宣疾也。拥之过度，便发脚气，犹如善为政者，宽以济猛，猛以济宽，随事制度，使宽猛得所，定之于心，口不能言也。

又庸医或令吃栝楼粉，往往经服之都无一效。又每至椹熟之时，取烂美者水淘去浮者餐之，候心胸间气为度，此亦甚佳。生牛乳暖如人体，渴即细细呷之亦佳。张仲景云：足太阳者，是膀胱之经也。膀胱者，是肾之腑也。而小便数，此为气盛，气盛则消谷，大便硬，衰则为消渴也。男子消渴，饮一斗水，小便亦得一斗，宜八味肾气丸主之。神方，消渴人宜常服之。

干地黄八两，薯蓣四两，茯苓三两，山茱萸五两，泽泻四两，牡丹皮三两，附子三两（炮），桂心三两。

上药捣筛，蜜和丸如梧子大，酒下十丸，少少加，以知为度。忌猪肉、冷水、芜荑、胡荽、酢物、生葱。与范汪、《小品》、深师、《古今录验》《必效》《文仲方》等并同。

先服八味肾气丸讫，后服此药压之方。

黄连二十分，蜀者苦参粉十分，干地黄十分，知母十分，牡蛎八分（熬），吴麦门冬十二分（去心），栝楼七分（一方无），余及数分，并同。

上七味，捣筛，牛乳和为丸，如梧子大，并手作丸，曝干，油袋盛，用浆水或牛乳下，日再服，二十丸，一方服十五丸。患重者，渴瘥后更服一年以来。此病特慎獐鹿肉，须慎酒、炙肉、咸物，吃素饼五日一顿，细切精羊肉勿着脂饱食，吃羊肉须着桑根白皮食。一方云：瘥后须服此丸一载以上，即永绝根源。此病特忌房室、热面并干脯，一切热肉、粳米饭、李子等。若觉热渴，加至二十五丸亦得，定后还依前减。其方神效无比，余并准前方。忌猪肉、芜荑。（《外台秘要·卷第十一·消渴消中一十八门·近效祠部李郎中消渴方二首》[11]）

评议 在《消中消渴肾消方八首》篇中，王焘认为本病为由热中所作，治疗时可予枸杞汤，配以铅丹散和除热宣补丸，疗效佳。此外，王氏提及了消渴与脚气的鉴别，虽同为肾虚所致，但发病时间不同，脚气盛于五六月，消渴盛于十一月、十二月，本病的时节不同，为二者本质不同，随阳气变化所致。在《近效祠部李郎中消渴方二首》篇中，王氏认为消渴病本因肾虚，记载治消渴方2首，先以八味肾气丸，后配服汤药，并嘱此病特慎獐鹿肉，须慎酒、炙肉、咸物，吃素饼五日一顿，细切精羊肉，勿着脂饱食，吃羊肉须着桑根白皮食，可见此期医家重视饮食疗法。

【原文】许仁则论：此病有二种，一者小便多而渴，饮食渐加，肌肉渐减，乏气力，少颜色，此是消渴；一者小便虽数而不至多，又不渴，食饮亦不异常，或不至多能食，但稍遇天寒冷即小便多，更无别候，此是虚冷所致，大都两种俱缘肾气膀胱冷。渴不差，便能杀人。肾虚腰冷，无所为害。若候知是消渴，小便数，宜依后菝葜等八味汤，黄芪等十四味丸，并竹根等十味饮，小麦面等十四味煎，以次服之方。

菝葜、土瓜根各五两，黄芪、地骨皮、五味子各四两，人参三两，石膏八两（碎），牡蛎三两（真烂不杂者，熬）。

上药切，以水一斗，煮取三升，去滓。分温三服，每服如人行十里久。服一剂，觉可，重合服，至五六剂佳。隔五日服一剂，剂数满，宜合后黄芪等十四味丸服之。

又，黄芪十四味丸方。

黄芪、黄连、土瓜根各五两，苦参三两，玄参六两，栝楼、地骨皮、龙骨、菝葜、鹿茸（炙）各四两，牡蛎（熬）、人参、桑螵蛸（炙），各三两，五味子一升。

上药捣筛为末，蜜和为丸，用后竹根饮下之，初服十五丸，日二服，稍加至三十丸，如梧桐子大。忌猪肉、冷水。

又，竹根饮子方。

筋竹根、生茅根、芦根各切五升，菝葜（切）二升，石膏一斤（杵碎），乌梅五十颗，生姜（切）一升，小麦三升，竹沥二升，白蜜一升。

上药，以水五斗，煮取一斗，去滓，纳竹沥及蜜，着不津瓶贮之，用下前丸。

纵不下丸，但觉口干及渴即饮之，不限多少、冷暖及前后。如热月，即逐

225

日斟酌煎之，顿煮恐坏也。如不能作此饮，且用乌牛乳下丸及解渴，日服丸及饮。夜中恐虚热，宜合后小麦面等十四味煎方，细细含咽之。

又，小麦面十四味煎方。

小麦面五升，以水硬溲之，别于水中揉挺，令面粉尽，面筋别成一块即止。以此面粉汁别器澄停，沥却清汁，即以稠粉盛于练袋子中滤，着令微燥。生葛根五挺，径三寸，长二尺，碎捶，于水中揉挺，令葛根中粉汁尽，别器澄停，盛贮一如小麦面法。生栝楼五斤，捣如上法。胡麻三升，去皮，熬令熟，为散。筋竹根切一斤，生茅根切一斤，生芦根切一斤，乌梅五十颗，以上用水五斗，缓火煎取一升半，去滓，澄取清。冬瓜汁二升，生麦门冬汁三升，生姜汁一升，牛乳一升，白蜜二升，先取竹根等汁和冬瓜以下汁，微火上煎，减半，次纳牛乳、白蜜，又煎六七沸，投小麦面粉、生葛粉、栝楼粉、胡麻散于诸汁中，煎和，熟搅之勿住手，候如稠糖即成。成讫止火，待冷，贮别器中，每夜含如此。初服一枣大，稍稍加至一匙，亦任性，日日含之。欲作丸，饮服亦得。出第十卷中。方中只十三味，元欠一味。(《外台秘要·卷第二十七·淋并大小便难病二十七门·许仁则小便数多方四首》)[11])

评议 《许仁则小便数多方四首》篇提出了消渴的鉴别。小便数多分两种情况，小便多而渴、多食、乏力者为消渴，小便数但不多不渴，饮食也正常的患者就不是消渴，而是腰冷而致。如果是消渴而致的小便频数，宜依后菝葜等八味汤、黄芪等十四味丸、并竹根等十味饮、小麦面等十四味煎，以次服之方。

九、《圣济总录》

《圣济总录》为宋廷编撰，成书于正和年间，是当时民间及医家所献医方，结合"内府"所藏秘方整理汇编而成。

【原文】

脾瘅

论曰：有病口甘者，此五气之溢也，名曰脾瘅。夫食入于阴，长气于阳，肥甘之过，令人内热而中满，则阳气盛矣，故单阳为瘅。其症口甘，久而弗治，转为消渴，以热气上溢故也。

治脾瘅口甘中满，兰草汤方。

兰草一两（切）。

上一味，以水三盏，煎取一盏半，去滓，分温三服，不拘时候。

治脾瘅脏热，唇焦口气，引饮不止，赤芍药汤方。

赤芍药、生干地黄（焙）各一两，大黄（锉，炒）、甘草（炙）各半两。

上四味，粗捣筛，每服二钱匕，水一盏，煎至七分，去滓，食后温服。

治脾瘅面黄口甘，烦渴不止，葛根汤方。

葛根（锉）二两半，麻黄（去根、节）一两，桂（去粗皮）三分，石膏（碎）三两，芍药一两一分，甘草（炙）一两。

上六味，粗捣筛，每服三钱匕，水一盏，煎至七分，去滓，不拘时温服。

治脾瘅烦懊口甘，咽干烦渴，竹叶汤方。

淡竹叶（切）一两，柴胡（去苗）二两，犀角（镑屑）、芍药各一两半，黄芩（去黑心）、大黄（锉，炒）各半两，栀子仁七枚。

上七味，粗捣筛，每服五钱匕，水一盏半，煎至一盏，去滓，下朴硝半钱匕，温服。

治脾瘅发黄，口干烦渴，麦门冬汤方。

麦门冬（去心，生用）三两，芍药、黄芩（去黑心）各一两半，栀子仁五枚，石膏（碎）三两，犀角（镑屑）一两。

上六味，粗捣筛，每服五钱匕，水一盏半，煎至一盏，去滓，入朴硝半钱匕，食后温服。

治脾瘅身热口甘，咽干烦渴，知母汤方。

知母一两半，石膏（碎）三两，升麻（锉）、甘草（炙，锉）各一两，竹叶一握，白粳米一合，枇杷叶（拭去毛）三分。

上七味粗捣筛，每服五钱匕，水一盏半，煎至一盏，去滓，温服。

治脾瘅口甘，烦渴不止，前胡汤方。

前胡（去芦头）一两半，赤茯苓（去黑皮）二两，桂（去粗皮）三分，犀角（镑屑）一两，槟榔三枚（锉），芍药一两，芦根（锉）三两。

上七味粗捣筛，每服五钱匕，水一盏半，煎至一盏，去滓，温服。

治脾瘅口甘，咽干烦渴，茯苓汤方。

赤茯苓（去黑皮）、厚朴（去粗皮）、生姜汁（炙，锉）各四两，黄芩（去黑心）各二两，桂（去粗皮）五两，半夏（汤洗七遍）五两。

上七味，粗捣筛。每服五钱匕，水一盏半，生姜三片，煎至一盏，去滓，不拘时温服。

治脾瘅烦渴，三和饮子方。

生姜半两（研，取汁），糯米半合（淘，研），蜜一合。

上三味，相和，分为五服，每服以新水一盏调下，不拘时候。

治脾瘅口甘，内热中满，羚羊角丸方。

羚羊角（镑）、枳壳（去瓤，麸炒）、大黄（锉，炒）、木通（锉）、大麻子仁、槟榔（锉）、桑根白皮（锉）各一两，前胡（去芦头）、赤茯苓（去黑皮）各半两。

上九味，为细末，炼蜜丸如梧桐子大，每服二十丸，不拘时温水下。

治脾瘅，内热烦渴，麦门冬煎方。

生麦门冬汁、生地黄汁各半斤，蜜半升，栝楼根二两，地骨皮、黄芪（锉）、葳蕤、知母、淡竹叶（切）、犀角（镑屑）、升麻各一两，甘草（炙）半两，石膏（碎，研）、凝水石（碎，研）各二两。

上十四味，除前三味外，粗捣筛，以水七升，煎药取三升，滤去滓，次入前三味，再以慢火熬如稀饧，以瓷合盛，每服一匙，温汤化下，不拘时。（《圣济总录·卷第四十五·脾脏门》[12]）

评议 脾瘅一证最早见于《内经》中，患者口中发甘，过食肥甘，内热中满，阳气过剩则为瘅，日久失治，转变为消渴。本篇共提出治疗脾瘅方11首，组方多以滋阴清热为主，其中对于脾瘅见口甘中满者用药甚妙，单予一味兰草煎服即可。脾瘅患者临床表现均有渴，但渴证不同，所选方剂不同，唇焦口气，引饮不止者，予以赤芍药汤方；面黄口甘，烦渴不止者，予以葛根汤方；烦懊口甘，咽干烦渴者，予以竹叶汤方；发黄，口干烦渴者，予以麦门冬汤方；身热口甘，咽干烦渴，知母汤方；口甘，咽干烦渴者，予以茯苓汤方；而脾瘅仅见烦渴者，可予三和饮子方，组方以生姜为君药，加以糯米和蜜共为三和方。

十、《本草纲目》

《本草纲目》是明代李时珍撰写的一部药物学巨著，收纳了明以前诸家本草所收药物，辑录古代药学家和民间的单方，集我国16世纪之前药学成就之大成。全书52卷，分16部，共记载药物1932种，其中374种是李时珍增补的新药，并载附方11096个。本书丰富了生物学、化学和矿物学等自然科学知识，对我国药物学、植物学的发展起了重要作用，是我国医药学的宝贵遗产。

【原文】

消渴（上消少食，中消多食，下消小便如膏油）

生津润燥

[草部] 栝楼根：为消渴要药，煎汤、作粉、熬膏皆良。

黄瓜蒌：酒洗熬膏，白矾丸服。

王瓜子：食后嚼二三两。

王瓜根、生葛根：煮服。

白芍药：同甘草煎服，日三，渴十年者亦愈。

兰叶：生津止渴，除陈气。

芭蕉根汁：日饮。

牛蒡子、葵根：消渴，小便不利，煎服；消中尿多，亦煎服。

甘藤汁、大瓠滕汁。

［谷菜］菰米：煮汁。

青粱米、粟米、麻子仁：煮汁。

沤麻汁、波薐根：同鸡内金末，米饮日服，治日饮水一石者。

出了子萝卜：杵汁饮，或为末，日服，止渴润燥。

蔓荆根、竹笋、生姜：鲫鱼胆和丸服。

［果木］乌梅：止渴生津，微研水煎，入豉，再煎服。

椑柿：止烦渴。

君迁子、李根白皮、山矾。

［石虫］矾石、五倍子：生津止渴，为末，水服，日三。

百药煎、海蛤、魁蛤、蛤蜊、真珠、牡蛎：煅研，鲫鱼汤服，二三服即止。

［禽兽］焯鸡汤：澄清饮，不过三只。

焯猪汤：澄清日饮。

酥酪、牛羊乳、驴马乳。

降火清金

［草部］麦门冬：心肺有热，同黄连丸服。

天门冬、黄连：三消，或酒煮，或猪肚蒸，或冬瓜汁浸，为丸服。小便如油者，同栝楼根丸服。

浮萍：捣汁服。同栝楼根丸服。

葎草：虚热渴，杵汁服。

紫葛：产后烦渴，煎水服。

凌霄花：水煎。

泽泻、白药、贝母、白英、沙参、荠苨、茅根：煎水。

茅针、芦根、菰根、凫葵、水蘋、水莼、水藻、陟厘、莸草、灯心草、苎根、苦杖、紫菀、荭草、白芷：风邪久渴。

款冬花：消渴喘息。

苏子：消渴变水，同萝卜子末，桑白皮汤，日三服，水从小便出。

燕蓐草：烧灰，同牡蛎、羊肺为末服。

［谷菜］小麦：作粥饭食。

麦麸：止烦渴。

薏苡仁：煮汁。

乌豆：置牛胆百日，吞之。

大豆苗：酥炙末服。

赤小豆：煮汁。

腐婢、绿豆：煮汁。

豌豆：淡煮。

冬瓜：利小便，止消渴，杵汁饮。干瓢煎汁。苗、叶、子俱良。

[果木] 梨汁、庵罗果：煎饮。

林檎、芰实、西瓜、甘蔗、乌芋、黄柏：止消渴，尿多能食，煮汁服。

桑白皮：煮汁。

地骨皮、荆沥、竹沥：日饮。

竹叶、茯苓：上盛下虚，火炎水涸，消渴，同黄连等份，天花粉糊丸服。

猪苓。

[服器] 故麻鞋底：煮汁服。

井索头灰：水服。

黄绢：煮汁。

[水石] 新汲水、腊雪水、夏冰、甘露、醴泉、乌古瓦：煮汁。

黑铅：同水银结如泥，含豆许咽汁。

铅白霜：同枯矾丸噙。

黄丹：新水服一钱。

密陀僧：同黄连丸服。

锡吝脂：主三焦消渴。

滑石、石膏、长石、无名异：同黄连丸服。

朱砂：主烦渴。

凝水石、卤碱、汤瓶碱：粟米和丸，人参汤，每服二十九。同葛根、水萍煎服。同菝葜、乌梅末煎服。

浮石：煮汁服。同青黛、麝香服。同蛤粉、蝉蜕末，鲫鱼胆调服。

[虫兽] 石燕：煮汁服，治久患消渴。

蚕茧：煮汁饮。

蚕蛹：煎酒服。

晚蚕砂：焙研，冷水服二钱，不过数服。

缫丝汤、雪蚕、蜗牛：浸水饮，亦生研汁。

田螺：浸水饮。

蜗螺、蚬：浸水饮。

海月、猪脬：烧研，酒服。

雄猪胆：同定粉丸服。

牛胆：除心腹热渴

补虚滋阴

[草部] 地黄、知母、葳蕤：止烦渴，煎汁饮。

人参：生津液，止消渴，为末，鸡子清调服。同栝楼根，丸服。同粉草、猪胆汁，丸服。同葛粉、蜜，熬膏服。

黄芪：诸虚发渴，生痈或痈后作渴，同粉草，半生半炙，末服。

香附：消渴累年，同茯苓末，日服。

牛膝：下虚消渴，地黄汁浸曝，为丸服。

五味子：生津补肾。

菟丝子：煎饮。

蔷薇根：水煎。

菝葜：同乌梅煎服。

覆盆子、悬钩子。

[谷菜果木] 糯米粉：作糜一斗食，或绞汁和蜜服。

糯谷：炒取花，同桑白皮煎饮，治三消。

稻穰心灰：浸汁服。

白扁豆：栝楼根汁和丸服。

韭菜：淡煮，吃至十斤效。

藕汁、椰子浆、栗壳：煮汁服。

枸杞、桑椹：单食。

松脂。

[石鳞禽兽] 矾石、石钟乳、蛤蚧、鲤鱼、嘉鱼、鲫鱼：酿茶煨食，不过数枚。

鹅：煮汁。

白雄鸡、黄雌鸡：煮汁。

野鸡：煮汁。

白鸽：切片，同土苏煎汁，咽之。

雄鹊肉、白鸥肉：主躁渴狂邪。

雄猪肚：煮汁饮。仲景方：黄连、知母、麦门冬、栝楼根、粱米同蒸，丸服。

猪脊骨：同甘草、木香、石莲、大枣，煎服。

猪肾、羊肾：下虚消渴。

羊肚：胃虚消渴。

羊肺、羊肉：同瓠子、姜汁、白面，煮食。

牛胃、牛髓、牛脂：同瓜蒌汁，熬膏服。

牛脑、水牛肉、牛鼻：同石燕，煮汁服。

兔及头骨：煮汁服。

鹿头：煮汁服。

杀虫

[木石] 苦楝根皮：消渴有虫，煎水入麝香服，人所不知。研末，同茴香末服。

烟胶：同生姜浸水，日饮。

水银：主消渴烦热，同铅结砂，入酥炙皂角、麝香，末服。

雌黄：肾消尿数，同盐炒干姜，丸服。

[鳞禽]、鳝头、鳅鱼：烧研，同薄荷叶，新水服二钱。

鲫鱼胆、鸡肠、鸡内金：膈消饮水，同栝楼根炒为末，糊丸服。

五灵脂：同黑豆末，每服三钱，冬瓜皮汤下。

[兽人] 犬胆：止渴杀虫。

牛粪：绞汁服。

麝香：饮酒食果物成渴者，研末酒丸，以枳椇子汤下。

牛鼻拳：煮汁饮，或烧灰酒服。

众人溺坑水：服之。(《本草纲目·主治·第三卷》[13])

评议　本篇载药物140余种，李氏将其分为生津润燥、降火清金、补虚滋阴和杀虫四类，并列出部分药物的用法。生津润燥类主要列出栝楼根、黄瓜蒌、王瓜根、生葛根、白芍药等40余种，其中栝楼根为消渴要药，煎汤、作粉、熬膏皆良；降火清金类主要列出麦门冬、黄连、天门冬、菫草、薏苡仁、地骨皮等90余种，黄连可治三消，用法或酒煮，或猪肚蒸，或冬瓜汁浸，为丸服；补虚滋阴类主要列出人参、地黄、葳蕤、黄芪等50余种，如牛膝治下虚消渴，可用地黄汁浸曝，为丸服；杀虫类主要列出苦楝根皮、水银、烟胶、雌黄等10余种，如水银治疗消渴烦热时，可同铅结砂，入酥炙皂角、麝香，末服。杀虫部用于治疗消渴的中药大部分为古人经验之谈，目前中医临床已极少用于消渴病的治疗。此外，本篇所提及的小麦、麦麸、乌豆等果蔬之品皆可治疗消渴，体现了李氏祛邪扶正、注重顾护脾胃的思想。禽部之白雄鸡、白鸽等，兽部之羊肉、牛髓等，虫兽部之田螺、蛤蜊等，鳞部之鲤鱼、嘉鱼等皆为血肉有情之品，含有丰富的微量元素如锌、铁、锰等，是人体正常生理代谢的必要物质，也是增强机体免疫力的重要营养物质[14]。

十一、《本草纲目拾遗》

《本草纲目拾遗》由清代本草学家赵学敏编著，是继李时珍《本草纲目》后的再一次药学总结。本书以拾《本草纲目》之遗为目的，共 10 卷，载药 921 种，其中新增 716 种为《本草纲目》所未载，包括民间药材和外来药品；161 种为对《本草纲目》已收药物的补订，是清代新内容较多的本草著作之一。

【原文】[卤水] 苦碱，无毒。治大热消渴，去烦除邪，下蛊毒，柔肌肤，去湿热，消痰，磨积块垢腻。多服损人。(《食纂》)。

《纲目》有盐胆水，乃已烧成盐，复沥下之苦卤，一名卤水。此乃取于卤地，沥以烧盐之用，与盐胆水不同。(《本草纲目拾遗·卷一·水部》[15])

[稻麦穗火] 麦穗火：煮饮食，主消渴咽干，利小便。(《本草纲目拾遗·卷二·火部》[15])

[建兰花] (叶) 丹溪云：建兰叶禀金水之气，而似有火，不知其能散久积陈郁之气，甚有力。今时医用以通舒经络，宣泄风邪，亦佳。《本草汇》云：兰叶禀金水清芬之气，似有火，独走气道，入西方以清辛金，不独开胃、清肺消痰，善能散积久陈郁之结气。今人但赏花香，不知用叶，亦缺典耳。况药味载《内经》甚少，兰独擅名，所谓"治之以兰"，除陈气也，故东垣方中每常用之，与藿香、枇杷叶、石斛、竹茹、橘红，开胃气之神品，入沉香、郁金、白蔻、苏子、芦根汁下气开郁，治噎膈之将成者。产闽中者力胜，江浙诸种力薄。辛平甘寒，阴中之阳，入手太阴、足阳明经，亦入足太阴、厥阴经。生津止渴，开胃解郁，润肌肉，调月经，养营气。《本经》主利水道，因其走气道，故能利水消渴，除胸中痰癖，杀蛊毒不祥之气者。盖肺主气，肺气郁结，则上窍闭而下窍不通；胃主纳水谷，胃气凝滞，则水谷不以时化，而为痰癖，蛊毒不祥之气。辛平能散结滞，芬芳能除秽恶，则上症自除。《本草汇》。

按：《纲目》兰草条，不指幽兰，而《本草汇》草部有兰草，所言皆指建兰，即濒湖所云幽兰是也，今从其说，补之。(《本草纲目拾遗·卷七·花部》[15])

[椰油 (椰中酒、椰膏、椰皮、椰肉)]《台湾使槎录》云：可佐膏火，或云用火炙椰，其油自出。凡拣椰子，以手摇之，听水声清亮，则心大而甜，其肉厚，水声浊则否。

《渑水燕谈录》：椰子生安南及海外诸国。木如棕榈，大者高百余尺，花白如千叶芙蓉。一本花不过三五颗，其大如斗至差小，外有黄毛，软皮，中有壳，正类槟榔。壳上有二穴，牙出穴中，壳内类萝菔皮，味苦，肉极甘脆，蛮人甚珍之。

刘恂《岭表录异》：椰壳中有液数合，如乳，亦可饮之。冷而动气。

《广果录》：椰树高六七丈，直竦无枝，至木末乃有叶如束蒲，长二三尺，花如千叶芙蓉，白色，终岁不绝，叶间生实如瓠系，房房连累，一房二十七八实，或三十实，大者如斗，有皮厚苞之，曰椰衣。皮中有核甚坚，与肤肉皆紧着，皮厚可半寸，白如雪，味脆而甘，肤中空虚，又有清浆升许，味美于蜜，微有酒气，曰椰酒。《苏轼诗》："美酒生林不待仪。"言椰中有自然之酒，不待仪狄而作也。

《广东名胜志》：文昌县玉阳山椰子最多，大三四围，高二三丈，通身无枝，至百余年才有叶，三月花，连着实房，房三十或二十七八子，至六月熟，七月收。

疗齿疾、冻疮。《粤志》。祛暑气。《华夷花木考》。治消渴，涂髭发立黑。《渑水燕谈录》。（《本草纲目拾遗·卷七·果部上》[15]）

[古瓦]《纲目》土部，有乌古瓦，不言治疬毒。

治小儿生毒。《救生苦海》：已成形者，用多年古瓦研末，用细茶叶煎极浓汁和敷，留头，即散。

蟮拱疔：用瓦片，火醋淬七次为末，菜油和搽。

消渴：用旧屋上瓦两片，洗净搥碎，以水煮浓汁，食后温服一小盏。《同寿录》。（《本草纲目拾遗·卷九·器用部》[15]）

评议 本书较《本草纲目》新增5味治疗消渴病药物，即卤水、麦穗火、建兰花、椰油以及古瓦。卤水乃"取于卤地，沥以烧盐之用"，与《纲目》所载的苦卤不同，可治"消渴去烦"；麦穗火是指煎药用火，用麦穗煮饮食，可疗"消渴咽干"；建兰花，赵氏认为《纲目》所言兰草条不指幽兰，此建兰花乃《本草汇》草部之兰草，即"治之以兰"除陈气，以利水消渴；椰油是用火炙椰流出之油，可治消渴；古瓦，即用旧屋上瓦，"洗净搥碎，以水煮浓汁，食后温服一小盏"，有治消渴之功。

参考文献

［1］陈延之. 小品方［M］. 高文铸，辑校. 北京：中国中医药出版社，1995.

［2］梁金燕，章红英.《小品方》对消渴的认识［J］. 湖北中医药大学学报，2013，15（6）：41-43.

［3］姚僧垣. 集验方［M］. 高文铸，辑校. 天津：天津科学技术出版社，1986.

［4］王美子，石岩，杨朝旭. 中药复方益糖康治疗2型糖尿病研究进展［J］.

辽宁中医药大学学报, 2019, 21（10）: 217-221.

［5］胡冬裴. 附广肘后方［M］. 上海：上海科学技术出版社, 2009.

［6］肖红艳, 严季澜.《附广肘后方》作者杨用道官职初考［J］. 北京中医药大学学报, 2011, 34（1）: 34-37.

［7］葛洪. 补辑肘后方［M］. 陶弘景, 增补. 尚志钧, 辑校. 合肥：安徽科学技术出版社, 1983.

［8］郭秀梅, 王少丽. 本草经集注［M］. 北京：学苑出版社, 2023.

［9］孙思邈. 备急千金要方［M］. 太原：山西科学技术出版社, 2010.

［10］孙思邈. 千金翼方［M］. 太原：山西科学技术出版社, 2010.

［11］王焘. 外台秘要方［M］. 高文铸, 校注. 北京：华夏出版社, 1993.

［12］赵佶, 敕编. 圣济总录 第4册［M］. 王振国, 杨金萍, 主校. 北京：中国中医药出版社, 2018.

［13］李时珍. 本草纲目［M］. 柳长华, 柳璇, 校注. 北京：中国医药科技出版社, 2011.

［14］雷保清, 方菲, 陈继东.《本草纲目》中治消渴中药的解析与应用［J］. 中华中医药学, 2019, 37（10）: 2541-2543.

［15］赵学敏. 本草纲目拾遗［M］. 北京：中国中医药出版社, 2020.

一、苏轼、沈括《苏沈良方》——正确辨"渴"证候以疗疾

【原文】眉山有杨颖臣者，长七尺，健饮啖，傀傥人也。忽得消渴疾，日饮水数斗，食倍常而数溺，消渴药服之逾年，疾日甚。自度必死，治棺衾，嘱其子于人。蜀有良医张玄隐之子，不记其名，为诊脉，笑曰："君几误死矣。"取麝香当门子，以酒濡之，作十许丸，取枳椇子为汤饮之，遂愈。问其故，张生言："消渴消中，皆脾衰而肾惫，土不能胜水，肾液不上溯，乃成此疾。今诊颖臣，脾脉极热，而肾不衰。当由果实酒过度，虚热在脾。故饮食兼人而多饮水，水既多，不得不多溺也，非消渴也。麝香能败酒，瓜果近辄不植。而枳椇子亦能胜酒，屋外有此木，屋中酿酒不熟，以其木为屋，其下亦不可酿酒。故以此二物为药，以去酒果之毒也。"

宋玉云：枳椇束巢。枳，音俱里切。椇音矩。以其实如鸟乳，故能束巢。今俗讹谓之鸡矩子，亦谓之癫汉指头，盖取其似也。嚼之如乳，小儿喜食之。（《苏沈良方·卷第五·治消渴方》[1]）

上取纯糯米糍一手大，临卧炙令软熟，啖之，以温酒送下，不饮酒入，温汤下，多啖弥佳，行坐良久，待心间空，便睡，一夜十余行者，当夜便止。予尝以为戏术，与人赌物，用之如有神圣。或言假火气温水送，不然也。大都糯稻主缩水，凡人夜饮酒者，是夜辄不尿，此糯米之力也。

又记一事，予故人刘正夫，罢官闽州次建溪，常叩一大家求舍，闭门不纳，既而使人谢云，属其父有甚病，不能延客。刘问其状，曰："病渴殆死矣。"刘许为其营药，俄而其子弟群至，求治其父。刘即烧药与之。明日来谢云："饮药一杯，是夜啜水减七八分。"此刘君目击者。其方用糯稻秆，斩去穗及根，取其中心，净器中烧作灰。每用一合许，汤一碗，沃浸良久，澄去滓。尝其味如薄灰汁，乘渴顿饮之。此亦糯稻缩水之一验也，故因附此。(《苏沈良方·卷第八·治小便数方（并治渴）》[1])

评议 《苏沈良方》，又名《内翰良方》或《苏沈内翰良方》，为北宋沈括所撰的《良方》与苏轼所撰的《苏学士方》两书的合编本。本书除记载临床各科的部分单验方、后附医案外，还论述了医理、本草、灸法、养生、炼丹等内容。

本书中记载了正确辨别"渴"证候以疗疾病的医案。消渴一病以多饮、多食、多尿为主要临床表现，但这些表现并非诊疗金标准。在《卷第五·治消渴方》中，眉山杨颖臣虽有"日饮水数斗，食倍常而数溺"之证，但无肾衰之候，其"脾脉极热"非消渴也，治疗取"麝香当门子，以酒濡之"作丸，并用枳椇子汤送服，患者痊愈。在《卷第八·治小便数方（并治渴）》中，未提小便增多之病因病机，仅记载糯米一味中药治疗尿频之证，可用"纯糯米糍一手大"，在患者临睡前用温酒或温汤送下，则"夜辄不尿"；亦可用糯稻秆"斩去穗及根，取其中心"，于净器中烧作灰浸汤服饮，可治小便数与渴之状。

二、汪机《石山医案》——以甘苦泻热法治疗脾瘅

【原文】 一妇年三十逾，常患消渴，善饥脚弱，冬亦不寒，小便白浊，浮于上者如油。予诊脉，皆细弱而缓，右脉尤弱。

曰：此脾瘅也。宜用甘温助脾，甘寒润燥。方用参、芪各钱半，麦门冬、白术各一钱，白芍、天花粉各八分，黄柏、知母各七分，煎服。病除后，口味不谨，前病复作，不救。(《石山医案·卷之中·消渴》[2])

评议 《石山医案》为明代医家汪机撰写、陈桷汇辑的一门医案著作，全书共3卷，每卷医案略分门类，所记载的医案共计有128例。

本篇记载了1例女性消渴疾病，表现为"善饥脚弱"，小便呈现白浊如脂状，诊为脾瘅。汪机以甘苦泻热之法组方，以人参、黄芪甘温助脾，麦冬、白术、知母甘寒润燥，黄柏苦寒泻热，水煎服后病除，其效颇佳。治疗本病时应注意忌口，防止复发，发则不治。

三、江瓘《名医类案》——消渴病多为脾肾亏虚、肺燥阴伤

【原文】莫君锡，不知何许人，大业中为太医丞。炀帝晚年沉迷酒色，方士进大丹，帝服之，荡思不可制，日夕御女数十人。入夏，帝烦躁，日引饮数百杯而渴不止。君锡奏曰：心脉烦盛，真元大虚，多饮则大疾生焉。因进剂治之，仍乞进冰盘于前，俾上日夕朝望之，亦解烦躁之一术也。

方勺博按：原本误张杲治提点铸钱朝奉郎黄沔，久病渴极疲瘁。方每见，必劝服八味丸。初不甚信，后累治不瘥，谩服数两，遂安。或问：渴而以八味丸治之，何也？对曰：汉武帝渴，张仲景为处此方。瑢按：仲景乃建安时人，方谓其治汉武，不知何本。赵养葵亦仍其误。盖渴多是肾之真水不足致然，若其势未至于消，但进此剂殊佳，且药性温平无害也。《泊宅编》

李东垣治顺德安抚张耘夫，年四十余，病消渴，舌上赤裂，饮水无度，小便数多。李曰：消之为病，燥热之气胜也。《内经》云：热淫所胜，佐以甘苦，以甘泻之。热则伤气，气伤则无润，折热补气，非甘寒之剂不能。故以人参、石膏各二钱半，甘草生炙各一钱，甘寒为君。启元子云：滋水之源，以镇阳光。故以黄连三分，酒黄柏、知母、山栀各二钱，苦寒泻热补水为臣。以当归、麦冬、白葵、兰香各五分，连翘、杏仁、白芷各一钱，全蝎一个，甘辛寒和血润燥为佐。以升麻二钱，柴胡三分，藿香二分，反佐以取之，桔梗三钱为舟楫，使浮而不下也。名之曰生津甘露饮子。为末，汤浸蒸饼和成剂，捻作饼子，晒半干，杵筛如米大，食后每服二钱，抄在掌内，以舌舐之，随津咽下，或白汤少许送下亦可，此治制之缓也。治之旬日，良愈。古人消渴，多传疮疡，以成不救之疾，此既效，亦不传疮疡，以寿考终。后以此方治消渴诸症，皆验。《卫生宝鉴》

蜀医张肱治眉山有揭颖臣者，长七尺，健饮啖，倜傥人也。忽得消渴疾，日饮水数斗，食常倍而数溺。消渴药服之逾年，病日甚，自度必死。张诊脉，笑曰：君几误死矣。取麝香当门子，以酒濡之，作十余丸，取枳椇子为汤饮之，遂愈。问其故，张曰：消渴、消中，皆脾衰而肾败，土不胜水，肾液不上溯，乃成此疾。今诊颖臣，脾脉热极而肾不衰，当由酒与果实过度，虚热在脾，故饮食兼人而多饮。饮水既多，不得不多溺也，非消渴也。麝能败酒，瓜果近辄不结；而枳椇即木蜜，亦能消酒毒，屋外有此木，屋中酿酒不熟，以其木为屋，其下酿无味。故以二物为药，以去酒果之毒也。

滑伯仁治一人，患消渴。众医以为肾虚水渴，津不能上升，合附子大丸服之。既服渴甚，旧有目疾兼作，其人素丰肥，因是顿瘦损，仓惶请滑视之。曰：

阴阳之道，相为损益。水不足则济之以水，未闻水不足而以火济之，不焦则枯。乃令屏去前药，更寒剂下之，荡去火毒。继以苦寒清润之剂，竟月平复。

一仕人患消渴，服银柴胡一味，愈渴、热甚。加黄连同煎，服后服大补阴丸，不渴体健。

一仕人患消渴，医者断其逾月死。弃官而归，中途一医者令急遣人致北梨二担，食尽则瘥。仕者如其言，才渴即啖梨，未及五六十枚而病愈。

汪石山治一妇，午逾三十，常患消渴，善饥脚弱，冬亦不寒阴虚，小便白浊，浮于上者如油，脉皆细弱而缓，右脉尤弱。曰：此脾瘅也。宜用甘温助脾，甘寒润燥。方用参、芪各钱半，麦冬、白术各一钱，白芍、天花粉各八分，黄柏、知母各七分，煎服，病除。

治商山一人消渴，用丹溪法，缲丝汤饮之而愈。此物属火，有阴之用，能泻膀胱中相火，引气上潮于口。（《名医类案·卷二·消渴》[3]）

一人肥大苍厚，因厚味致消渴，以投寒凉药，愈后以黄雌鸡滋补，食至千数，患膈满呕吐。医投丁、沉、附子之剂，百帖而愈。值大热中，恶风，怕地气，乃堆糠铺簟，蔽风而处，动止呼吸言语皆不能，脉四至，浮大而虚。此内有湿痰，以多饮燥热药，故成气散血耗，当夏令法当死，赖色苍厚，胃气攸在。以参、术、芪熬膏，煎淡五味子汤，以竹沥调服，三月诸症悉除。令其绝肉味，月余平复。因多啖鸡卵，患胸腹膨胀。自用二陈汤加香附子、白豆蔻，其满顿除。乃令绝肉味，勿药自安。（《名医类案·卷五·虚损》[3]）

评议 《名医类案》为明代医家江瓘撰写，历经 20 年仍未完成，后由其子江应宿继承其业，补撰成书。本书为收集明以前历代名医的临床验案，结合家藏秘方及个人医案，系统选编而成。全书共 12 卷，分 205 门，辑录临床验案 2400 余首，包括急性、慢性传染病，内科杂病，以及外科、五官科、妇科、儿科等病，各病案均载病者姓名、年龄、体质、症状、诊断与治疗，重要的医案后还附按语。本书是我国现存的第一部医案类著作，为后代研究疾病史、治疗学提供了丰富的资料。

江瓘在《卷二·消渴》篇中收集了 9 例消渴病例，在《卷五·虚损》中记载了 1 例病例。综合来看，江氏认为患消渴病之人多为达官显贵，如"炀帝""提点铸钱朝奉郎黄沔""顺德安抚张耘夫"等。在病因病机方面，主要是肾精亏虚、燥热气盛、脾气亏虚以及肺热阴伤，如治"提点铸钱朝奉郎黄沔"医案中提到"盖渴多是肾之真水不足致然"；治"眉山有揭颖臣"医案中"消渴、消中，皆脾衰而肾败……肾液不上溯，乃成此疾"；治"顺德安抚张耘夫"医案中"消之为病，燥热之气胜"等。在治疗方法上，主要是补肾填精、清燥泻热、健脾益气、滋水清金，如用八味丸补肾填精，治疗炀帝沉迷酒色，肾精亏虚引发消渴，服数两而愈；"一仕人患消渴"，以银柴胡、黄连同煎后，服大补阴丸滋水清金，则患者"不渴体健"，也可以酌情加梨皮、麦冬等增强养阴清肺效果，消渴仕者"才渴即啖梨，未及五六十枚而病愈"。江氏论治消渴案例，为后人论治消渴病留下了宝贵的治疗经验。

四、周之干《慎斋遗书》——补脾清肾、兼顾脾阴疗消渴

【原文】 口渴者，系胃火。口干不渴，见于夜者，命门相火与心包络火熏于肺，肺少津液而干也。用黄芪三钱、归身三钱润之，连服必愈，见白虎汤则死。若口干身热，肺燥已甚，生黄芪八钱、归身四钱润之。内伤身热口干渴，益气加炮姜二钱。

口渴多饮，消渴也。黄芪九钱，甘草三钱，煎服。

上消百杯而不止渴，宜清肺。麦冬、五味、黄连煎服。条芩、杏仁、瓜蒌、栀子、元参、干姜各三钱，诃子、人参各五钱，丸服。专补脾阴之不足，用参苓白术散，米糊丸服。中消数食而不充饥或下脓浊，赤白如豆渣，病亦难愈。盖多食不饱，饮多不止渴，脾阴不足也，用山药、归身、茯苓、陈皮、甘草、苡仁；或清脾火，大黄、栀子、石膏、枯芩、连翘、乌梅各二钱，诃子、人参各五钱；或用黄连五分，入猪肚内煮熟食；或川连、白术等份，丸服。下消，因色欲而玉茎不萎，宜清肾，黄柏、知母；或黄柏、知母、泽泻、栀子、生地，五味各二钱，诃子、人参各五钱。

［验案］一人心思过度，日饮茶数十杯，精神困倦嗜卧。此心火乘脾胃而肾无救也，名曰肾消。用黄芪、五味、生地各五分，人参、麦冬、归身各一钱，水煎服。

一人素嗜茶，心思过度，其渴尤甚，更加恶心。脉举之不足，按之两关短数，两尺弱。此因多思，水不升、火不降也。数者，胃气有余。宜补阴中之阳，用人参、白芍、归身各一两，山药、茯苓、熟地、枸杞子各二两，甘草、五味各五钱，枣仁一两五钱，丸服。（《慎斋遗书·卷九·渴》[4]）

评议 《慎斋遗书》为明代医家周之干口述后，其门人整理而成，系周氏晚年治学心得及其临证经验之汇编。全书共10卷，前5卷分述阴阳脏腑、望色切脉、二十六字符机、用药权衡、古经解等医论，辑录古今名方90首。后5卷分述寒热、内伤、虚损等临床各科病症的诊治心得，间附其验方、验案以佐证其说。

本篇中，周之干以补脾清肾、兼顾脾阴疗消渴。周氏认为脾肾为一身气的

根本，脾之健运关乎肾之气化正常与否，其在《卷二·辨证施治》篇指出："万物从土而生，亦从土而归，补肾不若补脾，此之谓也。治病不愈，寻到脾胃而愈者甚多。"故疗上消"百杯而不止渴"时，宜清肺，同时用参苓白术散"专补脾阴之不足"；中消"食多不饱，饮多不止渴，脾阴不足也"，以山药、归身、茯苓等甘淡之品补脾阴，兼或大黄、栀子之品等清脾火；若下消"因色欲而玉茎不萎"，则宜用黄柏、知母之物清肾。

在篇末验案中，周氏记载了2例因忧思过度、心肾不交致消渴的病例。一人肾消，乃"心火乘脾胃而肾无救"，故用人参、黄芪、五味等药物温补脾肾；一人消渴，但胃气有余，为"水不升、火不降"所致，以人参、白芍、归身之品，专补阴中之阳，交通心肾以治疗本病。

五、缪希雍《先醒斋医学广笔记》——用养阴生津之品治中下二消证

【原文】湖州庠友张君时泰，辛酉正月骤发齿痛，十余日而愈。四月间焦劳过多，齿痛大发。医用石膏、知母等药投之，不效。用刀去齿间紫血，满口痛不可忍，齿俱动摇矣。至六七月间，饮食益多，小便如注，状如膏，肌肉尽削。至十一月，身不能起。冬末，用黄芪、地黄等药稍能起立，然善食易饥如故，小便如膏亦如故。今年二、三月愈甚，亦不服药，齿痛如故，当门二齿脱落，复加口渴，昼夜不止。此中、下二消证也。予为立后方，服未数剂而瘳。

麦门冬五两，五味子三钱，黄连三钱，芦根五两，黄芪五钱，怀生地黄六钱，天门冬一两。

用缫丝汤十碗，煎二碗，不拘时服。

丸方，于前药中加黄柏三两，牛膝五两，沙参六两，枸杞子四两，五味子六两，蜜丸。常服，遂不复发。(《先醒斋医学广笔记·广笔记·消渴证》[5])

评议 《先醒斋医学广笔记》是明代医家缪希雍撰写的一部综合性医书，全书分4卷，前3卷主要是常见病的临床经验、效方、验案，并总结了一些病症的治疗规律，卷4为炮炙大法。本书体现了缪氏的学术思想，切合实用，对中医药理论研究及临床应用均有较大的参考价值。

本篇中，缪希雍记载了从中、下两消论治消渴的医案。患者以"骤发齿痛"起病，乃胃热所致，但在"焦劳过多，齿痛大发"时，用石膏、知母等药，药效不显。日久表现"善食易饥""小便如注，状如膏"等消渴典型证候，究其原因，肾虚为其根本。因此，治疗上重用麦冬（五两）、芦根（五两）、天门冬

（一两）等养阴生津之品，并辅以黄芪益气之味，使阳生阴长，故而"服未数剂而瘥"。全方药量悬殊，可见缪氏治消渴病运用方药之精巧。

六、喻嘉言《寓意草》——载消渴病案两则

【原文】顾枚先，年二十余岁，身躯肥大，平素嗜酒，迩来鳏居郁郁。壬午孟夏患失血证，每晚去血一二盏，至季夏时，去血无算。面色不见憔悴，肌肉不见消瘦，诊其脉亦不见洪盛，昼夜亦不见寒热。但苦上气喘促，夜多咳嗽，喉间窒塞，胸前紧逼，背后刺胀，腹中闷痛，躁急多怒。医以人参、阿胶治失血成法，用之月余，逾增其势。更医多方，以图用膏子之润上，而气时降也；用牛膝、黄柏之导下，而血时息也。及服酒研三七少许，则血止而咳亦不作。但未久血复至，咳复增，又以为龙雷之火所致，思用八味丸中之些微桂、附，以引火归原。总由未识病情也，请因是证而益广病机焉！

人身血为阴，男子不足于阴，故以血为宝，是以失血之证，阴虚多致发热，面色多致枯黑，肌肉多致消瘦。今病者不然，岂其有余于血哉？以病为饮醇伤胃，胃为水谷之海，多气多血，二十余年水谷充养之精华，以渐内亏而外不觉也。胃脉从头至足，本下行也。以呕血之故，逆而上行，则呼吸之音必致喘急矣。胃之气传入大小肠、膀胱等处，亦本下行也，以屡呕之，故上逆而不下达，则胸腹之间必致痛闷矣。胃气上奔，呕逆横决，则胸中之气必乱。至于紧逼痛楚，则乱之甚矣。胸中之位舍有限，其气无处可容，势必攻入于背，以背为胸之府也。至于肩髃骨空，钻如刀刺，则入之深矣。

故一胃耳，分为三脘，上脘气多，下脘血多，中脘气血俱多，今胃中既乱，气血混矣。不但胃也，胃之上为膈，其心烦多怒者，正《内经》所谓血并于膈之上，气并于膈之下致然，气血倒矣。所以《内经》又言：血并于阳，气并于阴，乃为热中。又言：瘅成为消中。瘅即热也，消中者，善食多饥，而肌肉暗减也。病者之嗜饮，为热积胃中，其不病消中，而病呕血者何耶？

《内经》又以胃脉本宜洪盛，反得沉细者，为胃气已逆。若人迎脉盛，则热聚于胃，而内生痈。今胃脉已见沉细，其不成胃痈，而成呕血者，又何耶？不知病者呕血之源，与此二者同出异名耳！热积于中即为消，血积于中即为痈，而随积随呕，则为此证。揆其致此之由，必以醉饱入房而得之。盖人身气动则血动，而构精时之气，有乾坤鼓铸之象，其血大动。精者血之所化也，灌输原不止胃之一经。独此一经所动之血，为醉饱之余所阻，不能与他经之血缉续于不息之途，是以开此脱血一窦，今者竟成熟路矣！欲治此病，不如此其分经辨

证，何从措手乎？岂唯经也，络亦宜辨。胃之大络贯膈络肺，不辨其络，亦孰知膈间紧迫，肺间气胀痰胶，为胃病之所传哉？当此长夏土旺，不唯母病而子失养，抑且母邪尽传于子。至三秋燥金司令，咳嗽喘满之患必增，不急治之，则无及矣！今岁少阴司天，少阴之上，热气主之，运气热也；夏月适当暑热，时令热也，而与胃中积热，合煽其虐，不治其热，血必不止。然不难于血之止也，第患其止而聚也。聚于中为蛊，为痈，犹缓也；聚于上为喘，为厥，则骤也。唯遵《内经》热淫血溢治以咸寒之旨为主治。咸能走血，寒可胜热，庶于消渴、痈疽两患可无妨碍。然必先除经病，务俾经脉下走，经气下行，后乃可除络中之病，譬沟渠通而行潦始消也，未易言也。

病者呕血经久，无法可止，父兄敦请仆往救治，告以必须议病不议药，方能用，予乃定是案。用玄明粉化水煮黄柏，秋石化水煮知母，以清解蕴热，而消瘀化疽，加甘草以调其苦，独取咸寒气味，进四剂而血止，可谓神矣！医者果然破药性大寒，渠家果不终其用。延至八月，病者胸胁高肿数围，肺内生痈，寒热大作，喘咳不休，食饮不入，俯几不敢动移，以致臀肉磨穿，危在呼吸。百计强与医治，断不应命，父兄因生仇恨，再求为其所难，以曲尽人情。只得极力治之，变证蜂出，通计免于五死而得五生。病者不戒，兼啖生冷，肺复生痈。一夕呕痰如猪胆状者，百十余枚，一脏两伤，竟至不起。仆焦劳百日，心力俱殚，第无如末流难挽，何哉！

胡卣臣先生曰：向传顾病治愈，竟称神仙，其后未免以成败论矣。倘用咸寒时，遇有识者赞之，何至渴而穿井，斗而铸兵耶？然此案堪自传也。（《寓意草·为顾枚先议失血证治并论病机》[6]）

人生有性分之乐，有势分之乐，有形体康健之乐。性分之乐，四时皆春，万物同体。虽环堵萧然。而乐亦在也。虽五官弗备，而乐在也；虽夷狄患难，而乐亦在也。溪山风月，有我便是主人；木石禽鱼，相亲悉为好友。何取溺情枕席，肆志淫佚也哉！即造物小儿，无所施其播弄矣。至于势分之乐，与康健难老之乐，唯福厚者，始兼有之。盖得贵之与得寿，其源若有分合两途，少年芭朴不凋，此寿基也，而嫌其精采不露；髫龀机神流动，此贵征也，而嫌其浑敦太凿。此其间半予天，半予人，而后天奉若之功，不知费几许小心，然后可凝休而永命。故在得志以后，既知此身为上天托界之身，自应葆精啬神，以答天眷。

若乃女爱毕席，男欢毕输，竭身中之自有，而借资于药饵，责效于眉睫。至宵小无知之辈，得阴操其祸人之术，以冀捷获，虽前代之覆辙皆然，而今时为益烈矣！盖今者雍熙之象，变为繁促。世运已从火化，复以躁急之药济之，几何不丧亡接踵乎！此道唯岐黄言之甚悉，但仕宦家不肯细心究讨耳。其云：

凡阴阳之道，阳密乃固，两者不和，如春无秋，如冬无夏，是故因而同之，是谓圣度。此段经文，被从前注解埋没，不知乃是明言圣人于男女之际，其交会之法度，不过阳气秘密，乃得坚固不泄耳。然而阴阳贵相和，有春无秋，是无阴也；有冬无夏，是无阳也。所以圣人但调其偏，以归和同，允为交会之法度而已。夫圣人太和元气，生机自握。我观夫调琴弄瑟，孝钟伐鼓，虽闺阃之性情克谐，而况于己身之血气；礼陶乐淑，渐仁摩义，虽民物之殷阜坐致，而况于一人之嗣胤。所以凡为广嗣之计者，其用药之准，但取纯王以召和，无取杂霸以兆戾也。而经文又云阴平阳秘四字，尤足互畅其义。盖阴得其平，而无过不及，然后阳得其秘，而不走泄也。此可见阳之秘密，乃圣神交会所首重。然欲阳之秘密，即不得不予其权于阴。正以阳根于阴，培阴所以培阳之基也。今人以峻烈之药，劫尽其阴，以为培阳。益以房帏重耗，渐至髓消肉减，神昏气夺，毛瘁色夭，尚不知为药所误，可胜道哉！

向见一浙医宋姓者，在京师制成大颗弹丸，遍送仕宦，托名脐带、胎发，其实用炼过硫黄在内，服之令人阳道骤坚可喜，未几燥病百出。吾乡诸大老受其祸者，历历可指。近游鹿城，闻张鸿一孝廉，以进红铅伤脑，而日夜精流不止。盖脑为髓海，脑热而通身之髓尽奔。究竟热未除而髓先竭，骨痿艰行矣。至娄过天如先生旧宅，见鼻中浊涕，凡落板壁者，深黄之色，透入木中，划刷不除。询之，亦由服种子热药所致。后以伤风小恙，竟至不起。噫嘻！脑热已极，蒸涕为黄，出鼻之热，尚能透木，曾不省悟。至热极生风，尚治外而不治内也，复何言哉！吾乡刘石闾先生，服热药而病消渴，医者邓橘存，坚令服六味地黄汤千剂，盖得于壮水之主，以制阳光之旨也。高邮袁体仁种子经验方，皆用阴阳两平之药，盖得于阴平阳秘之旨也。此老于医而审于药者，因并表之。又方士取黑铅之水，名为神水金丹以惑人。凡痰火之病，初得其下行之力，亦甚觉稍爽；而不知铅性至燥，转至劫阴，为害反大。又有用蒸脐之药，名彭祖接命之法者。夫脐为人之命根，以麝香、硫黄、附子等大热散气之药，加艾火而蒸灼，幸而不中真气，尚无大害。若蒸动真气，散越不收，扰乱不宁，有速毙耳。闻娄中老医穆云谷，常诲人曰：蒸脐一法，有损无益，断不可行。旨哉，言矣！亦并表之。

胡卣臣先生曰：艰嗣之故有五：一曰性偏刻，好发人阴私；一曰好洁，遇物多不适意处；一曰悭吝，持金钱不使漏一线；一曰喜娈童，非其所用，肝筋急伤；一曰多服热剂，烁真阴而尽之。嘉言此论，曲畅经旨，以辟方士之谬，而破轻信之惑，真救世之药言也！（《寓意草·论士大夫喜服种子壮阳热药之误》[6]）

评议 《寓意草》是明末清初伤寒医家喻昌编著的一部中医医案著作。全书不分卷，前有医论二篇，强调"先议病，后用药"，并制定了议病格式。其后收录以内科杂病为主的疑难病案 60 余则，每案记述患者发病情况、症状体征、病情变化和治疗过程，分析病因病机，阐明治法方药，还以设问的方式，讨论其关键和疑难所在。

在《为顾枚先议失血证治并论病机》篇中，记载了一则病例，顾枚先患失血证，观其见"身躯肥大，平素嗜酒"，与消渴的诱因平素喜食肥甘厚味，身宽体胖相似。喻氏认为本病为饮醇伤胃，热积胃中，《内经》认为消瘅因热而致，消中者善食多饥，而肌肉暗减也。但本病患者面色不见憔悴，肌肉不见消瘦。探其未发消中而致本病之由，喻氏认为"热积于中即为消，血积于中即为痛，而随积随呕，则为此证"。患者胃脉沉细，为胃气已逆，致呕血。治疗上应分经辨证，以咸寒之旨为主治，喻氏认为"咸能走血，寒可胜热，庶于消渴、痛疽两患可无妨碍"。

《论士大夫喜服种子壮阳热药之误》中主要记载了当时士大夫过食壮阳热药伤其真阴，其中一医案与消渴相关。刘石间先生服用热药导致消渴病，医者邓橘存坚持予刘先生六味地黄汤近千剂，效果显著。喻氏认为六味地黄汤可滋肾阴以制阳光，遂效。

七、张璐《张氏医通》——以地域之别，审察消瘅脉象以辨治

【原文】

消瘅

经云：二阳结，谓之消。二阳者阳明也，手阳明大肠主津，病消则目黄口干，是津不足也。足阳明胃主血，热则消谷善饥，血中伏火，乃血不足也，结者津液不足，结而不润，皆燥热为病也。瘅成为消中。心移热于肺，传为膈消。膈上烦渴，饮水多而善消，肺气不化，小便反少也。心移寒于肺，肺消。肺消者饮一溲二，死不治。君火失政，则阴火乘之，故肺金虽有客热消水，而下焦真阳失守，溲便反多，故死不治。大肠移热于胃，善食而瘦，谓之食㑊。食㑊谓食移易而过，胃热不生肌肉，津液内烁而消见于外也，若胃移热于胆而食㑊，则有烦热口苦之患矣。肾热病者，先腰痛胻酸，苦渴数饮身热。有口甘者，病名脾瘅，五味入口，藏于胃，脾为之行其精气，津液在脾，故令人口甘也，此人必数食甘美而多肥，肥者令人内热，甘者令人中满，故其气上溢，转为消渴，

治之以兰，除陈气也。热中消中，不可服膏粱、芳草、石药，石药发癫，芳草发狂，芳草之气美，石药之气悍，二者其气急疾坚劲，非缓心和人，不可以服。热气留于小肠。肠中痛，瘅热焦渴，则坚干不得出，故痛而闭不通矣。消瘅脉实大，病久可治，脉悬小坚，病久不可治。

《金匮》云：男子消渴，小便反多，以饮一斗，小便一斗，肾气丸主之。

肾主藏精以施化，若精泄无度，火动不已，则肺气伤燥而思水，水入于胃，不得肺气之化，不复上归下输，肾病则气不约束调布，岂不饮一斗而出一斗乎！故用肾气丸，全赖桂、附之辛温，蒸发津气，以润脏腑百骸，岂云专补其肾哉？

脉浮小便不利，微热消渴者，宜利小便发汗，五苓散主之。

此言水气不化之渴，与渴欲饮水，水入即吐，名曰水逆之渴，证虽稍异，而水气阻碍津液则一，故并宜五苓以输散之，水散则津液灌溉，而渴自已耳。

渴欲饮水不止者，文蛤散主之。

文蛤治伤寒冷水潠灌，意欲饮水，反不渴者，是治表之水寒，今治里热而渴饮水不止者，亦取其咸寒退火，有益水润燥之功，一味而两得之；若治心移热于肺，传为膈消者尤宜。

赵养葵云：上消者，舌上赤裂，大渴引饮，"逆调论"谓心移热于肺，传为膈消者是也，以白虎加人参汤治之；中消者，善食而瘦，自汗，大便硬，小便数，瘅成为消中者是也，以调胃承气汤治之；下消者，烦躁引饮，耳轮焦干，小便如膏，此肾消也，六味丸治之。古人治三消之法，详别如此，余又有一说焉。人之水火得其平，气血得其养，何消之有？其间调摄失宜，水火偏胜，津液枯槁，以致龙雷之火上炎，熬煎既久，肠胃合消，五脏干燥，令人四肢瘦削，精神倦怠，故治消之法，无分上中下，先治肾为急，唯六味、八味、加减八味，随证而服，降其心火，滋其肾水，则渴自止矣，白虎与承气，非其所治也。总之是下焦命门火不归原，游于肺则为上消，游于胃即为中消，以八味肾气丸引火归原，使火在釜底，水火既济，气上熏蒸，肺受湿润，而渴疾愈矣。或曰：人有服地黄汤而渴仍不止者，何也？曰：心肺位近，宜制小其服，肾肝位远，宜制大其服；如上消中消，可以用前丸缓治；若下消已极，大渴大燥，须加减八味丸料一斤，肉桂一两，水煎六七碗，恣意冰冷服之，熟睡而渴病如失矣。处方之制，存乎人之变通耳。有等渴欲引饮，但饮水不过一二口即厌，少顷复渴。饮亦不过若此，但不若消渴者之饮水无厌也，此是中气虚寒，寒水泛上，逼其浮游之火于咽喉口舌之间，故上焦一段，欲得水救，若到中焦，以水见水，正其所恶也。治法，如面红烦躁者，理中汤送八味丸。

喻嘉言曰：消渴之患，常始于微而成于著，始于胃而极于肺肾。始如以水沃焦，水入犹能消之，既而以水投石，水去而石自若。至于饮一溲一，饮一溲二，则燥火劫其真阴，操立尽之势而成槁槁矣。《内经》有其论，无其治，《金匮》有论有治也。而集书者，采《伤寒论》厥阴经消渴之文凑入，后人不能抉择，斯亦不适于用也，盖伤寒传经热邪，至厥阴而尽，热势入深，故渴而消水，及热解则不渴，且不消矣，岂杂证积渐为患之比乎？谨从《内经》拟议言之。经谓治消瘅仆击，偏枯痿厥，气满发逆，肥贵人则膏粱之疾也，此中消之所由来也。肥而不贵，食弗给于鲜；贵弗不肥，餐弗过于饕；肥而且贵，醇酒厚味，孰为限量哉，久之食饮酿成内热，津液干涸，求济于水，然水入尚能消之也，愈消愈渴，其膏粱愈无已，而中消之病成矣。夫既瘅成为消中，随其或上或下，火热炽盛之区，以次传入矣。上消者，胃以其热上输于肺，而子受母累，心复以其热移之于肺，而金受火刑，金者，生水而出高源者也。饮入胃中，游溢精气而上，则肺通调水道而下，今火热入之，高源之水，为暴虐所逼，合外饮之水，建瓴而下，饮一溲二，不但不能消胃水，且并素酝水精，竭绝而尽输于下，较大腑之暴注暴泄，尤为甚矣，故死不治也。至于胃以其热由关门下传于肾，肾或以石药耗其真，女劳竭其精者，阳强于外，阴不内守，而小溲浑浊如膏，饮一溲二，肾消之病成矣。故肾者胃之关也，关门不开，则水无输泄而为肿满。关门不闭。则无底止而为消渴。消渴属肾一证，《金匮》原文未脱，其曰饮一斗溲一斗者，肾气丸主之。于此蒸动精水，上承君火，而止其下入阳光，此正通天手眼，张子和辄敢诋之，既诋仲景，复诼河间，谓其神芎丸，以黄芩味苦入心，牵牛、大黄驱火气而下，以滑石引入肾经，将离入坎，真得黄庭之秘，颠倒其说，阿私所好，识趣卑陋若此，又何足以入仲景之门哉！何柏斋《消渴论》中已辨其非，吾观戴人吐下诸按中，从无有治消渴一案者，然以承气治壮火之理，施之消渴，又无其事矣。故以下消之火，水中之火也，下之则愈燔；中消之火，竭泽之火也，下之则愈伤；上消之火，燎原之火也，水从天降可灭，徒攻肠胃，无益反损。夫地气上为云，然后天气下为雨，是故雨出地气，地气不上，天能雨乎？故急升地气以慰三农，与亟蒸肾水以溉三焦，皆事理之必然者耳。《内经》曰：心移热于肺，传为膈消。戴人谓膈消犹未及于肺，至心移寒于肺，乃为肺消。如此泥文害意，非能读《内经》者也。要识心肺同居膈上，肺为娇脏，移寒移热，总之易入，但寒邪入而外束，热邪入而内传，均一肺消，而治则有分矣。

　肾消之病，古曰强中，又谓内消，多因恣意色欲，或饵金石，肾气既衰，石气独在，精髓失养，故常发虚阳，不交精出，小便无度，唇口干焦，加减八味丸，用生脉散下。《千金》云：有人苦热不已，皆由服石所致，种种服饵，不能制止，唯朴硝煎，可以定之。男子消渴，饮一斗，溲一斗者，肾气丸；饮一溲二者难治。渴家误作火治，凉药乱投，促人生命、宜多服生脉散滋养之。上焦蕴热消渴，小便赤涩，清心莲子饮。心膈有热，久则引饮为消渴，名曰膈消，胃满烦心，津液短少，《宣明》麦门冬饮子。老弱之人大渴，易老门冬饮。消中能食而瘦，口舌干枯，大渴引饮自汗，大便秘燥，小便频数，兰香饮子；烦热大渴，引饮不止，脉大滑实，甘露饮子。胃热口臭，烦渴引饮，面赤唇干，气口脉短滑者，泻黄散。食已如饥，胃热消谷，阳明脉盛，心火上行，面黄肌瘦，胸满胁胀，小便赤涩，七味白术散。心膈有热消渴，咽干面赤，生料固本丸加黄、甘草、石斛、泽泻、枇杷叶。脉浮小便不利，微热消渴，或渴饮水多，停蓄不散，心下辘辘有声，小便不利者，并宜五苓散；若热渴不止，加人参。三消久而小便不臭，反作甜气，此脾气下脱，为病最重，七味白术散；有尿桶中浮在面上如猪脂溅在桶边，或如柏油者，此肾虚不能约制，脾胃之膏液下流，用白术散、肾气丸，可救十之一二。脾消之证，饮食入腹，如汤沃雪，随小便而出，出于溷僻沟渠，皆旋结如白，肌肤日消，用热药则愈甚，用凉药则愈虚，不能起止，精神恍惚，口舌焦干，或阳强兴盛，不交而泄，不久当毙。孙真人云：消渴之人，愈与未愈，常须思虑有大痈，何者？消渴之人，必于大骨间发痈疽而卒，所以专虑发大痈也。

[诊] 石顽曰：经言消瘅脉实大，病久可治，脉悬小坚，病久不可治。见消证脉显实大，为证脉相符，虽久可治。若见悬小而坚，不但脉不应病，且真脏发露，其可疗乎？设消证脉小，而不至于虚悬坚劲，又当从仲景肾气丸正治矣。然历诊消瘅之脉，无有不带数象者，但须察浮数沉数，在左在右，尺甚寸甚，及有余不足，兼见何脉，而为审治。又须详南北风土之强弱，病患禀气之厚薄，合脉象而推之，庶几无虚虚之误矣。大抵北人消瘦，脉多沉石滑数，以北方寒水司权，且素食煤火，肾气多厚，故用刘张寒泻之法，往往获效。然间有恃力作强，以水为事，乃致虚阳不守，封藏不固，而见右尺数大，为下消者；亦有真阴耗竭，肾气不升，肺脏枯燥，而见寸口数盛，为上消者；又有竭力房室，服食烁悍，火土太强，恣意饮啖，而见气口动滑，为中消者。又不可限以风土，急须导火壮水，除陈气等法。若大江以南，木气始生之界，患消瘅者，从无沉石之脉，即有滑数，按之必濡，多有尺内见弦，及气口命门大数，或两寸浮滑者，以东南水土犀薄，虚阳易动，肾水易亏，当确遵《金匮》、东垣、养葵，犹恐不及，况可效用刘张之法乎，至若庾岭而南，消瘅之脉，亦绝无沉石之候，多见浮大数盛，外示有余，中实不足，以其阳气泄而不藏，肾气溢而不满，故其治仅可用辛凉以清其热，甘寒以滋其阴，若辛热导火，苦寒泻气等药，总无于预也。至于临病审察、又当随左右尺寸之太过不及，而为决断，太过见于寸口，多为气病；不及见于尺内，多为肾虚。又在左偏弦，为精髓受伤；在右偏旺，为虚阳发露。然其邪皆自内发，故表证表脉绝少，即《金匮》

五苓散一条，亦是水气不化，津液不行而渴，故显脉浮，小便不利。微热消渴之证，见消瘅虽有浮脉，亦是客邪为患，非此证之本脉，故特表而出之。

石顽治太学赵雪访，消中善食，日进膏粱数次，不能敌其饥势，丙夜必进二餐，食过即昏昏嗜卧，或时作酸作甜，或时梦交精泄，或时经日不饮，或时引饮不彻，自言省试劳心所致。询其先前所服之药，屡用安神补心，滋阴清火，俱不应，延至麦秋，其证愈剧，始求治于石顽。察其声音，浊而多滞，其形虽肥盛色苍，而肌肉绵软，其脉六部皆洪滑而数，唯右关特甚，其两尺亦洪滑，而按之少神，此肾气不充，痰湿夹阴火泛溢于中之象，遂与加味导痰加兰香，数服，其势大减，次以六君子合左金，枳实汤泛丸服，后以六味丸去地黄，加鳔胶、蒺藜，平调两月而康。

又治朔客白小楼，中消善食，脾约便艰。察其形，瘦而质坚；诊其脉，数而有力。时喜饮冷气酒。此酒之湿热内蕴为患，遂以调胃承气三下，破其蕴热，次与滋肾丸数服，涤其余火而安。

又治粤客李之藩，上消引饮，时当三伏，触热到吴，初时自汗发热，烦渴引饮，渐至溲便频数，饮即气喘，饮过即渴，察其脉象，唯右寸浮数动滑，知为热伤肺气之候，因以小剂白虎加人参三服，其势顿减，次与生脉散，调理数日而痊。

又治薛廉夫子，强中下消，饮一溲二。因新娶继室，真阴灼烁，虚阳用事，阳强不倒，恣肆益甚，乃至气息不能相续，精滑不能自收，背曲肩随，腰胯疼软，足膝痿弱，寸步艰难，糜粥到口即厌，唯喜膏粱方物。其脉或时数大少力，或时弦细数疾，此阴阳离决，中空不能主持，而随虚火辄内辄外也，峻与八味、肾气、保元、独参，调补经年，更与六味地黄，久服而瘳。

又牙行邵渭宾，仲夏与一婢通，因客至惊恐，精气大脱，即凛凛畏寒，翕翕发热，畏食畏饮，小便淋沥不禁，邀石顽诊之，六脉弦细如丝，责责如循刀刃，此肾中真阳大亏之兆。令服生料六味，稍加桂、附以通阳气。其左右亲戚，咸谓夏暑不宜桂、附，另延一医，峻用人参、附子月余，饮食大进，犹谓参、附得力，恣饵不彻，遂至日食豚蹄鸡鸭七八餐，至夜预治熟食，听其饱餐二次，如此又两月余，形体丰满备常，但苦时时嘈杂易饥，常见青衣群鬼，围绕其侧，遍祷不灵，复邀石顽延医。其脉皆滑数有力，而右倍于左。察其形色多滞，且多言多笑，而语多不次。此为痰壅塞于中，复加辛热助其淫火，始本阴虚，末传中消之患也，不急祛涤，必为狂痴之病。为制涌吐之剂，迟疑不进，未岁，忽然大叫发狂，妄言妄见，始信余言之非谬也。(《张氏医通·卷九·杂门·消瘅》[7])

评议 《张氏医通》是清代医家张璐参考历代医籍，征引古代文献及历代医家医论纂写的一部以杂病为主的综合性医著。全书共十六卷，分内、外、妇、儿、五官各科疾病证治，每病先列《内经》《金匮要略》之论述，并附验案，次引李东垣、朱丹溪、张介宾等诸家言说，并结合个人临证经验发表议论。本书以病集方，方有方解，辨析配伍，内容丰富，后世广为流传。

本篇中，张璐以《内经》《金匮》为宗，强调了消渴的病机和病位，认为脾瘅，必多食甘美而多肥，肥而生内热，其气中满上溢，从而转化为消渴，不可服膏粱、芳草、石药；还强调了消瘅的脉象，脉实大，病久可治，脉悬小坚，病久不可治。张璐在治疗过程中针对肾消之证，饮一斗，溲一斗者，用以肾气丸；饮一溲二者难治，宜多服生脉散滋养之。脾消之证，宜用热药则愈甚。同时，张氏提出了地域差异会使消渴患者出现不同的脉象，应详细了解患者所居住的地理位置，如北方较寒，因此北方人消瘅，脉多沉石滑数，但因素食煤火，肾气较为充足，可以用寒泻之法；南方较暖，从无沉石之脉，即有滑数，按之必濡，阳气易虚损，可效用刘张之治法。篇末记载了5例治疗消渴医案，根据患者症状，灵活加减用药，收获了显著的疗效。

八、叶桂《临证指南医案》——阴亏阳亢、津涸热淫为消渴病机

【原文】

三消

郁火

计，四十，能食善饥，渴饮，日加癃瘦，心境愁郁，内火自燃，乃消证大病。

生地、知母、石膏、麦冬、生甘草、生白芍。

烦劳心营热

王，五八，肌肉瘦减，善饥渴饮。此久久烦劳，壮盛不觉，体衰病发，皆内因之证。自心营肺卫之伤。渐损及乎中下。按脉偏于左搏，营络虚热，故苦寒莫制其烈，甘补无济其虚，是中上消之病。

犀角三钱，鲜生地一两，元参心二钱，鲜白沙参二钱，麦冬二钱，柿霜一钱，生甘草四分，鲜地骨皮三钱。

又，固本加甜沙参。

肝阳犯胃

杨，二八，肝风厥阳，上冲眩晕，犯胃为消。

石膏、知母、阿胶、细生地、生甘草、生白芍。

某，液涸消渴，是脏阴为病。但胃口不醒，生气曷振，阳明阳土，非甘凉不复。肝病治胃，是仲景法。

人参、麦冬、粳米、佩兰叶、川斛、陈皮。

阳动烁津

胡，五七，元阳变动为消，与河间甘露饮方。

河间甘露饮。

钱，十五，阳动消烁，甘缓和阳生津。

生地、炙黑甘草、知母、麦冬、枣仁、生白芍。

肾消

杨，二六，渴饮频饥，溲溺浑浊，此属肾消。阴精内耗，阳气上燔。舌碎绛赤，乃阴不上承，非客热宜此。乃脏液无存，岂是平常小恙？

熟地、萸肉、山药、茯神、牛膝、车前。

肾阴虚胃火旺

某，脉左数，能食。

六味加二冬、龟板、女贞、旱莲、川斛。

肾阴虚心火亢

王，四五，形瘦脉搏，渴饮善食，乃三消证也。古人谓：入水无物不长，入火无物不消。河间每以益肾水制心火，除肠胃激烈之燥，济身中津液之枯，是真治法。

玉女煎。

姜，五三，经营无有不劳心，心阳过动，而肾阴暗耗，液枯，阳愈燔灼。凡入火之物，必消烁干枯，是能食而肌肉消瘪。用景岳玉女煎。

三消一症，虽有上、中、下之分，其实不越阴亏阳亢，津涸热淫而已。考古治法，唯仲景之肾气丸，助真火蒸化，上升津液。《本事方》之神效散，取水中咸寒之物，遂其性而治之。二者可谓具通天手眼，万世准绳矣。他如《易简》之地黄引子，朱丹溪之消渴方，以及茯苓丸、黄芪汤、生津甘露饮，皆错杂不一，毫无成法可遵。至先生则范于法而不囿于法，如病在中上者，膈膜之地而成燎原之场，即用景岳之玉女煎，六味之加二冬、龟甲、旱莲。一以清阳明之热，以滋少阴；一以救心肺之阴，而下顾真液。如元阳变动而为消烁者，即用河间之甘露饮，生津清热，润燥养阴，甘缓和阳是也。至于壮水以制阳光，则有六味之补三阴，而加车前、牛膝，导引肝肾。斟酌变通，斯诚善矣。邹滋九

脾瘅

中虚伏热

某，无形气伤，热邪蕴结，不饥不食，岂血分腻滞可投？口甘一证，《内经》称为脾瘅，中焦困不转运可知。

川连、淡黄芩、人参、枳实、淡干姜、生白芍。

某，口甜，是脾胃伏热未清。宜用温胆汤法。

川连、山栀、人参、枳实、花粉、丹皮、橘红、竹茹、生姜。

口甘一证，《内经》谓之脾瘅。此甘，非甘美之甘，瘅即热之谓也。人之饮食入胃，赖脾真以运之，命阳以腐之，譬犹造酒蒸酿者然。倘一有不和，肥甘之疾顿发。五液清华，失其本来之真味，则淫淫之甜味，上泛不已也。胸脘必痞，口舌必腻，不饥不食之由，从此至矣。《内经》设一兰草汤，其味辛，足以散结，其气清，足以化浊，除陈解郁，利水和营，为奇方之祖也。夹暑夹湿之候，每兼是患，以此为君，参以苦辛之胜，配合泻心等法。又如胃虚谷少之人，亦有是证，又当宗大半夏汤及六君子法，远甘益辛可也。邵新甫

脾瘅证，经言因数食甘肥所致。盖甘性缓，肥性腻，使脾气遏郁，致有口甘、内热、中满之患。故云：治之以兰，除陈气也。陈气者，即甘肥酿成陈腐之气也。夫兰草即为佩兰，俗名为省头草。妇人插于髻中，以辟发中油秽之气。其形似马兰而高大，其气香，其味辛，其性凉，亦与马兰相类。用以醒脾气，涤甘肥也。今二案中，虽未曾用，然用人参以助正气。余用苦辛寒以开气泻热，枳实以理气滞，亦祖兰草之意，即所谓除陈气也。此证久延，即化燥热，转为消渴。故前贤有膏粱无厌发痈疽，热燥所致，淡薄不堪生肿胀，寒湿而然之论。余于甘肥生内热一证，悟出治胃寒之一法。若贫人淡薄茹素，不因外邪，亦非冷冻饮料停滞，其本质有胃寒证者，人皆用良姜、丁香、荜茇、吴萸、干姜、附子等以温之。不知辛热刚燥能散气，徒使胃中阳气，逼而外泄。故初用似效，继用则无功。莫若渐以甘肥投之，或稍佐咸温，或佐酸温，凝养胃阳，使胃脂胃气日厚，此所谓药补不如食补也。又有肾阳胃阳兼虚者，曾见久服鹿角胶而愈，即此意也。未识高明者以为然否？华岫云（《临证指南医案·卷六·三消》[8]）

评议 《临证指南医案》是记录清代医家叶桂临床经验的中医医案专著，全书共 10 卷，序列 86 门，述证 86 种，每门以病症为标目，记录其经治医案，门末附论述该门证治大要一篇。本书由叶氏门人华岫云等人撰写，全面展现了叶氏在治疗温热时证、各科杂病方面的诊疗经验。

在三消篇中，记述叶桂将三消总病机概括为"阴亏阳亢，津涸热淫"，宜用

仲景之肾气丸和《本事方》之神效散治疗三消证，同时兼顾上、中、下三消不同，斟酌变通；列举叶氏临证医案10例，从郁生内火、烦劳营热、肝阳犯胃、阳动烁津、肾阴虚火旺等方面辨证论治三消。在脾瘅篇中，叶氏指出"口甘一证，内经谓之脾瘅"，认为此甘乃淫之甜味，瘅即热之谓也，经言因数食甘肥，脾气遏郁，治疗应醒脾气，涤甘肥。叶氏深研此原理，用人参助正气，枳实理气滞，余用苦辛寒开气泻热，列举治疗脾瘅医案2例，并明确指出脾瘅为消渴前期病变，"此症久延，即化燥热，转为消渴"。此外，叶氏以甘肥生内热一证，悟出了"渐以甘肥投之"食补治胃寒一法。

九、魏之琇《续名医类案》——治消渴，当辨诸证而用药

【原文】 张子和曰：初虞世言，凡渴疾未发疮疡，便用大黄寒药，利其势。使大困，火虚自胜，如发疮疡，脓血流滴而消，此真格言也。故巴郡太守奏三黄丸，能治消渴。余尝以隔数年不愈者，减去朴硝，加黄连一斤，大作剂，以长流千里水煎五七沸，放冷，日呷之数百次，以桂苓甘露散、白虎汤、生藕节汁、淡竹沥、生地黄汁，相间服之，大作剂料，以代饮水，不日而痊。故消渴一证，调之而不下，则小润小濡，固不能杀炎上之势；下之而不调，亦旋饮旋消，终不能沃膈膜之干；下之调之而不减滋味，不戒嗜欲，不节喜怒，病已而复作。能从此三者，消渴亦不足忧矣。

昔有消渴者，日饮数斗，刘完素以生姜自然汁一盆，置之密室中，具罂杓于其间，使其人入室，从而锁其门，病人渴甚，不得已而饮之，饮尽渴减，得《内经》辛以润之之旨。又《内经》治渴以兰，除其陈气，亦辛平之剂也。刘完素之汤剂，虽用此一味，亦必有旁药助之也。秦运副云：有人消渴，引饮无度，或令食韭苗，其渴遂止。法要日吃三五两，或炒，或作羹，无入盐，极效。但吃得十斤即佳。

苦楝根，取新白皮一握，切焙，入麝少许，水二碗，煎至一碗，空心服之，虽困倦不妨。自后下虫三四条，状蛔虫，其色真红，而渴顿止。乃知消渴一证，有虫耗其精液者。

琇按：此方神效，服之屡验。

鄂渚卒祐之，患消渴九年，服药止而复作。制苏朴散，以白芍、甘草等份为末，每用一钱，水煎服，七日顿愈。古人处方，殆不可晓，不可以平易而忽之也。(《经验方》陈日华、《本草纲目》)

朱丹溪治徐兄，年四十岁，口干，小便数，春末得之，夏来求治。诊其两

手，左涩，右略数而不强，重取似大而稍有力，左稍沉略弱而不弦，然涩却多于右，喜两尺皆不甚起，此由饮食味生热，谓之痰热。禁其味厚，宜降火以清金，抑肝以补脾，用三消丸十粒，左金、阿魏丸各五粒，以姜汤吞下，一日六次。又以四物汤加参、术、陈皮、生甘草、五味、麦冬，煎服，一日三次，与丸药间服。一二日，自觉清快，小便减三之二，口亦不干。止渴未除，头晕眼花，坐则腰疼，遂以摩腰膏治腰疼，仍以四物汤，用参、芪，减川芎，加牛膝、五味、炒柏、麦冬，煎饮，调六一散服，反觉便多。遂去六一散，令仍服药丸而安。

薛立斋治一贵人，病疽疾未安而渴作，一日饮水数升，教服加减八味丸方。诸医大笑云：此药能止渴，吾辈当不复业医矣。皆用木瓜、紫苏、乌梅、人参、茯苓、山药等生津液之药，数剂，而渴愈甚。不得已用前方，服三剂渴止。因相信久服不特渴疾不作，气血亦壮，饮食加倍，强健过于少壮之年。薛氏家藏此方，屡用有验。

窦材治一人，频饮水而渴不止。曰：君病是消渴也。乃脾肝气虚，非内热也。其人曰：前服凉药六剂，热虽退而渴不止，觉胸胁气痞而喘。窦曰：前证只伤脾肺，因凉药复损伤气海，故不能健运，而水停心下也。急灸关元、气海各三百壮，服四神丹，六十日津液频生。方书皆作三焦猛热，下以凉药，杀人甚于刀剑，慎之。

杨贲亨，鄱阳人，博群书，精脉理，每心计造方。有患饥者，诸医以火证治。亨久思之未得，顷见堂上木凳自仆，乃为湿气所蒸致朽，忽悟水能消物，不独属火，此湿消耳，遂投热剂而愈。（《江西通志》）

孙文垣治一书办，年过五十，沉湎酒色，忽患下消之证，一日夜小便二十余度，清白而长，味且甜，少顷凝结如脂，色有油光，治半年无效。腰膝以下软弱，载身不起，饮食减半，神色大瘁。脉之，六部皆无力。经云脉至而从，按之不鼓，诸阳皆然。法当温补下焦，以熟地黄六两为君，鹿角霜、山萸肉各四两，桑螵蛸、鹿胶、人参、白茯苓、枸杞子、远志、菟丝、山药各三两为臣；益智仁一两为佐，大附子、桂心各七钱为使，炼蜜为丸梧桐子大。每早晚淡盐汤送下七八十丸，不终剂而愈。或曰：凡消者皆热证也，今以温补何哉？曰：病由下元不足，无气升腾于上，故渴而多饮，以饮多小便亦多也。今大补下元，使阳气充盛，熏蒸于上，口自不渴。譬之釜盖，釜虽有水，必釜底有火，盖乃润而不干也。

一人消中，日夜溺七八升，鹿角烧令焦为末，以酒调服五分，日三服，渐加至方寸匕。

一人不时发热，日饮冰水数碗，寒药二剂，热渴益甚，形体日瘦，尺脉洪大而数，时或无力。王太仆曰：热之不热，责其无火。又云：倏热往来，是无火也；时作时止，是无水也。法当补肾，用加减八味丸，不月而愈。

张路玉治赵云舫，消中善食，日进膏粱数次，不能敌其饥势，丙夜必进一餐，食过即昏昏嗜卧。或时作酸作甜，或时梦交精泄，或时经日不饮，或时引饮不辍，自言省试劳心所致。前所服皆安神补心滋阴清火之剂，不应。察其声音，浊而多滞，其形虽肥盛，色苍而肌肉绵软。其脉六部皆洪滑而数，唯右关特甚，两尺亦洪滑，而按之少神，此肾气不充，痰湿夹阴火泛溢于中之象。遂与加味导痰加兰、麝，数服其势大减。次以六君子合左金枳实汤泛丸，服后，以六味丸去地黄加鳔胶、蒺藜，平调两月愈。

朔客白小楼，中消善食，脾约便难。察其形瘦而质坚，诊其脉数而有力，时喜饮冷火酒，此酒之湿热内蕴为患。遂以调胃承气三下破其蕴热，次与滋肾丸数服，涤其余火，遂全安。粤客李之藩，上消引饮，时当三伏，触热到吴。初时自汗发热，烦渴引饮，渐至溲便频数，饮即气喘，饮过即渴。脉之，右寸浮数动滑，知为热伤肺气之候。因以小剂白虎加人参，三服势顿减。次与生脉散，调理数日而瘥。

薛廉夫子，强中下消，饮一溲二。因新娶继室，真阴灼烁，虚阳用事，强阳不到，恣肆益甚，乃至气急不续，精滑不收，背曲肩垂，腰膀疼软，足膝痿弱，寸步艰难，糜粥到口即厌，唯喜膏粱方物。其脉或数大少力，或弦细数疾，此阴阳离决，中空不能主持，而随虚火辄内辄外也。与八味肾气、保元、独参，调补经年，更与六味地黄久服而瘥。

邵某仲夏与婢通，因客至，惊恐，精气大脱，即凛凛畏寒，翕翕发热，畏食饮，小便淋沥不禁。诊之，六脉弦细如丝，责责如循刀刃，此肾中真阳大亏之候。令服生料六味，稍加桂、附，以通阳气。咸谓夏暑不宜桂、附，另延医，峻用人参、附子，月余，饮食大进。犹谓参、附得力，恣饵不彻，遂至日食豚蹄鸡鸭七八餐，至夜，预治熟食，饱啖二次。如此两月余，形体丰满倍常，但若时时嘈杂易饥，常见青衣群鬼围绕其侧。再诊脉，其脉滑数有力，而右倍于左。察其形色多滞，且多言多笑，而语无伦次。此痰食壅塞于中，复加辛热，助其淫火，始见阴虚，末传消中之患也。不急祛除，必为狂痴之患。为制涌痰之剂，迟疑不进。未几，忽大叫发狂妄见，始信言之非谬也。

许学士云：一卒病渴，日饮水斗许，不食者三月，心中烦闷，时已十月。予谓心经有伏热，与火府丹数服。越二日来谢云：当日三服渴止，又三服饮食如故。此本治淋，用以治渴，可谓通变也。方用生地二两，木通、黄芩各一两，蜜丸桐子大，每服三十丸，木通汤下。

陆祖愚治李悦吾大便燥，年五十余，患消渴证，茶饮不能离口，小便多，大便燥，殊不欲食，及食后即饥。病将一载，精神困怠，肌肤枯涩，自分必死。脉之，沉濡而涩，曰：病尚可药。凡人身之津液，以火而燥，然必以气化而生。前医纯用清凉之品，所以不效。洁古云，能食而渴者，白虎倍加人参，大作汤剂服之。今不能食，及食即饥，当合二方加升麻，佐葛根，以升清阳之气，少合桂、附，以合从治之法。每味数两，大砂锅煎浓汁，禁汤饮，以此代之。此病仲景谓春夏剧，秋冬瘥。今当盛暑，病虽不减，亦不剧。若根据法治之，兼绝浓味戒嗔，闭关静养，秋冬自愈。幸其能守戒忌，交秋即瘥，至秋末痊愈。

陆养愚治两广制府陈公，年近古稀，而多宠婢，且嗜酒，忽患口渴，茶饮不辍，而喜热恶凉，小便极多，夜尤甚，大便秘结，必用蜜导，日数次，或一块，或二三块，下身软弱，食减肌削，所服不过生津润燥清凉而已。脉之，浮按数大而虚，沉按更无力，曰：证当温补，不当清凉。问：消本热证，而用温补何也？曰：经谓脉至而从，按之不鼓，诸阳皆然。今脉数大无力，正所谓从而不鼓，无阳脉也。以症论之，口渴而喜热饮，便秘而溺偏多，皆无阳证也。曰：将用理中参附乎？曰：某所言温补在下焦，而非中上二焦也。经曰：阳所从阴而亟起也。

又曰：肾为生气之原。今恙由于肾水衰竭，绝其生化之源，阳不生，则阴不长，津液无所蒸以出，故上渴而多饮，下燥而不润，前无以约束而频数，后无以转输而艰秘，食减肌削，皆下元不足之过也。曰：予未病时瘥，是肾竭之应。既瘥之后，虽欲竭而无从矣。彼虽不悦，而心折其言，遂委治之。乃以八味丸料，加益智仁，煎人参膏糊丸。每服五钱，白汤送下，日进三服，数日溺少，十日溺竟如常。大便尚燥，每日一次，不用蜜导矣。第口渴不减，食尚无味，以升麻一钱，人参、黄芪各三钱，煎汤送丸药。数服，口渴顿止，食亦有味，又十日诸症痊愈。

薛立斋曰：一男子作渴，日饮水数碗，冬月亦然。彼用加减八味丸去肉桂服之不应。一男子患此，欲治以前丸，彼谓肉桂性热，乃服知柏等药，渴不止，背发疽而殁。又一男子亦患此证，日渐消瘦，与前丸数服，渴减半，一剂而痊，再剂形体复壮。夫肉桂，肾经药也。前证乃肾经虚火炎上无制为患，用肉桂导引诸药以补之，及引虚火归原，故效。又一男子脚面发疽，愈而作渴，以前丸治之而愈。又一富商，禀赋颇厚，素作渴，日饮水数碗，面发一毒，用消毒药溃而难愈，尺脉尚数，渴亦不止。时孟秋，谓此火旺水涸之脉也，须服加减八味丸，以补肾水而制心火，庶免疽毒之患。彼不信，至夏果脚背发疽，脉数，按之则涩而无力，足竟黑腐而死。

一男子禀颇实，乏嗣，服附子等药，致作渴，左足大趾患疽，色紫不痛，脉亦数而涩，亦死。大抵发背脑疽，肿痛色赤，水衰火旺之色，尚可治。若黑若紫，火极似水之象也，乃肾水已竭，精气已衰，不治。《外科精要》云：凡病疽疾之人，多有既安之后，忽发渴疾而不救者，十有八九。疽疾将安，而渴疾已作，宜服加减八味丸。既安之后，而渴疾未见，宜先服之，以防其未然。薛儿闻其父云：一士夫病渴疾，诸医皆用渴药，累载不痊。有一名医教食加减八味丸，不半载而愈。

一老人冬月口舌生疮作渴，心脉洪大而实，尺脉大而虚，此消证也。患在肾，须加减八味丸补之，否则后发疽难疗。不信，仍服三黄等药降火，次年夏，果发疽而殁。东垣曰：膈消者，以白虎加人参汤治之。中消者，善食而瘦，自汗，大便硬，小便数。《脉诀》云：干渴饮水，多食亦饥，虚成消中者，调胃承气汤、三黄丸治之。下消者，烦躁引饮，耳轮焦干，小便如膏脂。又云：焦烦水易亏，此肾消也，六味地黄丸治之。《总录》所谓末传能食者，必发脑疽背疮，不能食，必传中满臌胀，皆谓不治之证。洁古老人分而治之，能食而渴者，白虎加人参汤，不能食而渴者，钱氏白术散，倍加葛根治之。土中既平，不复传下消矣。前人用药，厥有旨哉！或曰末传疮疽者何也？此火邪盛也，其疮痛甚而不溃，或赤水者是也。经云：有形而不痛，阳之类也，急攻其阳，无攻其阴，治在下焦。元气得强者生，失强者死。

一妇人面患毒炊痛，发热作渴，脉数，按之则实。以凉膈散二剂少愈，以消毒药数剂而平。

一男子肩患疽，作渴，脉数有力。以黄连解毒汤三剂而止，更以仙方活命饮四剂而愈。

一男子溃而烦渴，以圣愈汤二剂而宁。以人参、黄芪、当归、地黄四剂止渴。以八珍汤二十剂而愈。

大抵溃后有此证，属气血不足，须用参、芪、以补气，归、地以养血。若用苦寒之剂，必致有误。

一男子患毒作渴，右关脉数。以竹叶黄芪汤治之而愈，更以补中益气汤加黄芩而痊。

一男子溃后口干，遇劳益甚。以补中益气汤加五味、麦冬，治之而愈，更以黄芪六一汤而敛。

缪仲淳治湖州庠友张时泰，正月间，骤发齿痛，十余日而愈。四月间，焦劳过多，齿痛大作，医用石膏、知母等药不效。用力去齿间紫血，满口齿痛不可忍，齿俱摇动矣。至六七月间，饮水益多，小便如注，状如膏，肌肉尽消。至十一月，身不能起。冬末，用黄芪、地黄等药，稍能起立，然善食易饥如故，小便如膏亦如故。

今年二三月愈甚，亦不服药，齿痛如故，当门二齿脱落，复加口渴，昼夜不止，此中下二消证也。为立方，未数剂而瘳。麦冬、芦根各五两，五味、地黄各三钱，黄芪五钱，生地六钱，天冬一两，用缲丝汤十碗，煎二碗，不拘时服。丸方于前药中加黄柏三两，牛膝五两，沙参六两，枸杞四两，五味六两，蜜丸常服，遂不复发。

张景岳治省中周公，山左人也，年逾四旬，因案牍积劳，致成羸疾，神困食减，时多恐惧，自冬徂夏，通夕不寐者半年有余，而上焦无渴，不嗜汤水，或有所饮，则沃而不行，然每夜必去溺二三升，莫知其所从来，其半皆脂膏浊液，尪羸至极，自分必死。诊之，脉犹带缓，肉亦未脱，知其胃气尚存，慰以无虑。乃用归脾汤去木香，及大补元煎之属，一以养阳，一以养阴，出入间用至三百余剂，计服人参二十斤，乃得痊愈。此神消于上，精消于下之证也。可见消有阴阳，不得尽言为火。

喻嘉言曰：友人病消渴后，渴少止，反加躁急，足膝痿弱。予主白茯苓丸方，用白茯苓、覆盆子、黄连、栝楼根、草薢、人参、熟地、元参各一两，石斛、蛇床子各七钱五分，鸡肶胵三十具，微炒为末，蜜丸梧桐子大，食前磁石汤下三十丸，内加犀角。有医曰：肾病而以黄连、犀角治心，毋乃倒乎？予曰：肾者，胃之关也，胃热下传于肾，则关门大开，心之阳火，得以直降于肾，心火灼肾，燥不能濡。予用犀角、黄连，对治其下降之阳光，宁为倒乎？服之果效。再服六味地黄丸加犀角，而肌泽病起矣。

魏玉横曰：胡天叙年五旬，素豪饮，而多思虑。自弱冠后即善病，近则两足及臂，常时痹痛，甚则肝肾之气上逆，或致晕厥，汗出不寐，齿痛龈露，夜卧阳事暴举，时时梦遗，面有油光，揩去复尔。脉之，两手俱豁大，关前搏指。据症脉，乃二阳之发心脾，今已传为风消矣。询其小便，云颇清白，令以器贮，逾时观之，果变稠浆，面结腐皮，遂恐甚。告以平昔洪饮，纵欲劳神，数十年所服桂、附纯阳之药，不可胜计，未知尚能愈否？曰：幸未至息贲，但能断饮绝欲，多服养荣之剂，尚可为也。今病但有春夏，而无秋冬，非兼清肃之治不可。乃与生熟地、杞子、麦冬、沙参、地骨、知母、黄柏、黄连、石膏，出入增减，十余剂，诸症渐平。唯齿痛转甚，自制玉带膏贴之而愈。次年，因诊其媳产病，告以前方出入常服，计用石膏不下四五斤矣。此则初为寒中，后为热中之变证也。然初之桂、附，未为痼疽，岂非天幸乎。

黄锦芳治游昼山消渴，六脉微缓而沉，肺脉尤甚，肝脉差起，小便甚多，肌肉消瘦，烦渴不止。此必初病时过服石膏、知母、花粉、蒌仁、贝母、犀角等苦寒之药，伤其肺胸及肾，以致地气不升，天气不降。宜滋阴补气，使漏卮不至下泄。用当归一钱，炙芪四钱，升麻三分，玉竹三钱，桂元十个，桑螵蛸一钱，龙骨一钱，菟丝二钱，龟板一钱，木瓜四分，炙草三分，使其二气交合，霖雨四布，则病自愈。嘱其日服一剂，禁服苦茶。

后病者以洋参代人参，服之甚效。(《续名医类案·卷九·消》[9])

评议 《续名医类案》又名《名医类案续编》，为清代医家魏之琇辑纂，原书共 66 卷，后经王孟英删定为 36 卷。魏氏广泛收录清初及以前三百余家名医临床验案、家藏秘方及各地方府志县志中有关医药的资料，汇集成书，共记载消渴医案 39 例，涉及医家 19 人。

本篇收录了诸多医家治疗消渴病的医案 30 余例。各医家临床辨证治法各异，刘完素治消渴日饮数斗者，以生姜自然汁一盆，患者饮之渴减；朱丹溪治一消渴病患，由饮食味浓生痰热者，治疗时禁其味厚，降火以清肺金，抑肝以补脾，用三消丸十粒，左金、阿魏丸各五粒，以姜汤吞下，一日六次，又以四物汤加参、术、陈皮、生甘草、五味、麦冬，煎服，一日三次，与丸药间服。一二日后，患者自觉清快，小便减三之二，口亦不干。

十、俞震《古今医案按》——消有虚实，不得遽认为寒

【原文】 罗谦甫曰：顺德安抚张耘夫，年四十五岁，病消渴，舌上赤裂，饮水无度，小便数多，东垣先师以生津甘露饮子治之，旬日良愈。古人云：消渴多传疮疡，以成不救之疾。今效后不传疮疡，享年七十五岁而终。其论曰：消之为病。燥热之气胜也。《内经》云：热淫所胜，治以甘苦，以甘泻之。热则伤气，气伤则无润，折热补气，非甘寒之剂不能。故以人参、石膏、炙甘草、生甘草之甘寒为君。启玄子云：益水之源，以镇阳光，故以知、柏、黄连、栀子之苦寒。泻热补水为臣；以当归、麦冬、杏仁、全蝎、连翘、白芷、白葵、兰香，甘辛寒和血润燥为佐；以升、柴之苦平，行阳明少阳二经，白豆蔻、荜澄茄、木香、藿香，反佐以取之。重用桔梗为舟楫，使浮而不下也。为末，每服二钱，抄在掌内，以舌舐之。此制治之缓也。

震按：古今治消渴诸方，不过以寒折热，唯苦与甘略不同耳。要皆径直，无甚深义，独此方委蛇曲折，耐人寻味。

《东坡集》载眉山揭颖臣，长七尺，素健饮啖，忽得渴疾，日饮水数斗，饭亦倍进，小便频数，服消渴药逾年，病日甚，自度必死。蜀医张铉，取麝香当门子，以酒濡湿，作十余丸，用枳椇子煎汤，服之遂愈。问其故，张曰：消渴消中，皆脾衰而肾败，土不胜水，肾液不上溯，乃成此疾。今诊颖臣脾脉极热，肾脉不衰，当由酒果过度，积热在脾，所以多食多饮，饮多溺不得不多，非消渴也。麝香坏酒果。枳椇能化酒为水，故假二物，去其酒果之毒也。

震按：此人似消渴，实非消渴，张公之见识殊高，用药最巧。

汪石山治一妇，年逾三十，常患消渴善饥，脚弱，冬亦不寒，小便白浊，浮于上者如油，脉皆细弱而缓，右脉尤弱。曰：此脾瘅也。宜用甘温助脾，甘寒润燥。以参、芪各钱半，麦冬、白术各一钱，白芍、花粉各八分，黄柏、知母各七分，煎服病除。

张景岳治周公，年逾四旬，因案牍积劳，神困食减，时多恐惧，自冬春达夏，通宵不寐者半年有余，而上焦无渴，不嗜汤水，或有少饮，则沃而不行，然每夜必去溺二三升，莫知其所从来，且半皆如膏浊液，尪羸至极，自分必死。岂意诊之，脉犹带缓，肉亦未脱，知其胃气尚存，慰以无虑。乃用归脾汤去木香，及大补丸煎之属，一以养阳，一以养阴，出入间用，至三百余剂，计人参二十斤，乃得痊愈。此神消于上，精消于下之证，可见消有阴阳，不得尽言火。

震按：此条与汪案略同，但无渴，且不能饮，已具有虚无火之象。景岳喜用温药。然所谓养阳者，并不参以桂、附，则知消而且渴，必非桂、附所宜矣。予请下一转语曰：消有虚实，不得遽认为寒。

孙东宿治一书办，年过五十，酒色无惮，忽患下消证，一日夜小便二十余度，清白而长，味且甜，少顷凝结如脂，色有油光，他医治半年不验，腰膝以下皆软弱，载身不起，饮食减半，神色大瘁。孙诊之，六部大而无力。经云：脉至而从，按之不鼓。诸阳皆然，法当温补下焦。以熟地六两为君，鹿角霜、山茱萸各四两，桑螵蛸、鹿角胶、人参、茯苓、枸杞、远志、菟丝、山药各三两为臣，益智仁一两为佐，桂、附各七钱为使，蜜丸，早晚盐汤送四五钱，不终剂而愈。此证由下元不足，无气升腾于上，故渴而多饮，以饮多小便亦多也。今大补下元，使阳气充盛，熏蒸于上，则津生而渴止矣。

震按：生生子此条，实宗仲景饮一斗小便亦一斗，肾气丸主之之法也。张杲治黄沔久病渴，极疲瘁，劝服八味丸数两而安，其学甚高。然治一水二火者患消渴而用此方，则大误。又阅滑伯仁案，一消渴者医谓肾虚津不上升，合附子大丸服之，渴益甚，目疾亦作，滑斥之曰：此以火济火，不焦则枯。令弃前药，以寒剂下之，荡去火毒，继以苦寒清润之剂乃愈。是不可同年而语矣。《泊宅编》载一仕人患消渴，医者断其逾月死，又一医令急致北梨二担，食尽而瘥。隋炀帝服方士丹药，荡思不可制，日夕御女数十人，入夏烦躁，日引饮数百杯而渴不止，莫君锡进冰盘于前，俾时刻望之，是皆法外之法也。他如本草载，淡煮韭苗，于清明前吃尽一斤；刘完素以生姜自然汁一盆置室中，具杓于旁，给病人入室锁之，渴甚，不得已而饮，饮渐尽，渴反减，是皆《内经》"辛以润之"之旨。而《交州记》曰：浮石体虚而轻，煮饮治渴，故《本事方》神效散浮石为君，实神效无比。

又按：风寒暑湿燥火，六淫之邪也。江氏分类集案，不立燥之一门，缘诸病有兼燥者，已散见于各门，却无专门之燥病可另分一类耳。故于湿之下，火热之上，间以消渴，盖消渴有燥无湿也。其见解极是，允宜配列在此。(《古今医案按·卷二·消渴》[10])

评议 《古今医案按》是清代医家俞震撰就的一部医案类书籍，全书共 10 卷，按证列目，选辑历代名医医案，上至仓公，下至叶桂共 60 余家，1060 余案，案后附俞氏点评按语 530 余条，对病机、诊断要点、用药等方面加以评论，按语精妙，是俞氏毕生研究古今医案的心得之作。

本篇记载了罗谦甫承先师李东垣用甘露饮子治疗消渴的案例，余震指出"古今治消渴诸方，不过以寒折热"，此方益水之源，以镇阳光，用法精妙；又提到《东坡集》中类消渴证酒毒案例，强调四诊合参、辨证论治的重要性；列举汪石山甘温助脾、甘寒润燥治疗脾瘅及张景岳养阴养阳治疗神消，指出"消有虚实，不得遽认为寒"；提到孙东宿大补下元治疗酒色无惮之下消证，指出此法与仲景用肾气丸治疗饮一斗小便亦一斗异曲同工，又列举医案举例说明以寒剂下之、辛以润之等法均可治疗消渴，指出"燥"乃消渴重要致病因素。

十一、谢映庐《谢映庐医案》——正确辨证治消渴

喻廷锦，能食而疲，时饥嘈杂，小便赤涩，胸膈间微若有痛。诸医咸谓消中，误认为火，连服生地、麦冬、芩、连、知、柏数月不辍，遂至时欲得食，旋食旋饥，面黄形瘦，小水愈赤。有进竹叶石膏汤者，疑而未服。余诊得脉息属虚，曰：君几误死。能食而疲，此乃脾弱胃强，法当扶脾抑胃，奈何认为实火耶？其昆季咸知医理，群起而问曰：小便赤涩，岂非火乎？余曰：曷不闻经云，中气大虚，溲便为之变耶。且从来大小二便，岂定为虚实之确据耶？今诸君以便赤即认是火，则天下皆医矣。遂疏六君子吞左金，数日稍愈，后除左金，独用六君子汤，百余剂而安。

左金丸 方见卷二痿证门阳缩不伸。(《谢映庐医案·卷四·杂症门·消中》[11])

评议 《谢映庐医案》又名《得心集医案》，共 6 卷，由谢映庐之子甘澍编纂而成，并附己之《一得集》医案共 18 篇，各附于有关门下。谢映庐擅长内科，本书所治验 250 余案，分为 21 门，多数为他医误治失治，或久治不愈的疑难病症。每案病因、病机、辨证、立方均有详细论述，尤对伤寒、中风、癃闭、冲逆、淋浊等病症有独特的见解。

在本篇中，谢映庐记载了一例误治医案，患者多食易饥，小便赤涩，辨证为消中，连服寒药以降火，误治之。谢氏查其脉，脉象属虚而非火，为中气大虚致小便溲，治疗予六君子汤送服左金丸，见效果，去左金，单服六君子，百剂安。此案告诫后世医家不能见小便赤涩就辨为火。

【原文】

消渴二条附

林寿之子，三岁。脾胃素亏，今夏发热口渴。医者不知其脾虚发热，误用外感之药，其热愈盛，其渴愈加，小便甚多，大便甚艰。更医又不究其津液前阴已泄，致后阴津枯便艰之理，误投破气润肠之药，陡泄数次，肌肉消瘦，面唇俱白，舌光如镜，饮水无度，小便不禁，饮一溲二，喜食酸咸之物。亟求余视。谓曰：此消渴之候，遍身肌肉血脉津液，皆从二便消泄，而上愈渴，若不治其消，何以止其渴？且败证种种，阴阳两损，前贤已无治法，愚何敢任？所喜两目精彩尚存，声音犹响，生机或在于此。但未审能舍此三分之命，服吾十分之药否？曰：无不信从。遂酌裁一方，阴阳两补之意，加以涩精秘气之药，连服三十剂而愈。以后连遇数证，消渴泄泻，诸医执用滋火之方。一经余治，悉用此法加减出入，皆获痊愈。以龙眼、莲子汤代茶。

附方：熟地、人参、白术、干姜、枸杞、黄芪、菟丝、牡蛎、五味、肉桂、鹿茸、甘草、附子、桑螵蛸。

萧占春乃郎，自恃体质坚强，日食桃李，因患疔毒，头项及身大如卵者十数枚。及疔毒大溃，脓血交迸，理宜身凉安静，反加身热躁扰。医者不以清金润燥，日与柴、葛、知、芩，胃气益削，口渴饮水，小溲无度，用尽滋水制火之法，消渴愈炽，形羸骨立。始延余治。余曰：痈疽溃后，气血耗泄，非补气养血，渴不能止。处黄芪六钱、甘草一钱、银花三钱。盖黄芪补气，忍冬养血，气血充溢，渴何由作。服之半月，果获痊愈。（《谢映庐医案·卷六·霍乱门·消渴二条附》[11]）

评议　在《卷六·霍乱门》中有消渴医案2条，均因他处误治，出现消渴证后求治于谢氏处。病案一原为素体脾虚，今夏口渴发热，他处误治后致阴阳俱虚，但患者状态尚可，遂仍有生机，予一方取阴阳两补之意，加以涩精秘气之药。谢氏总结，见消渴泄泻，他人选用滋火之方，而谢氏选用此法皆见效，为后世见此证时提供了有效的临床经验。病案二本为疔，同为他处误治转投至谢氏处，现症见口渴多饮、小便多，谢氏认为患者痈疽溃后，气血耗泄，治疗应为补气养血，仅予黄芪、甘草、金银花三味药补益气血，气血充足则渴自愈。

【原文】徐心田乃郎，年仅七龄。时值六月，患消渴病，日夜不宁。诸医称为实火，迭进芩、连、膏、知之属，渴愈甚，溺愈多。更医见小溲清利，唇舌亦淡，连投八味地黄汤，燥渴愈甚。延余视时，病势已深，望其四肢消瘦，腹胀如鼓。因思三消水火之病，断无腹鼓之症，此必脾胃病也。幼读濒湖《纲目》，曾引夷坚志治奇疾，有消渴因虫之患。询之此儿素啖瓜果，内必生虫，虫在胃脘，吸其津液，故口中发渴，饮水致多，土困弗制，小溲遂多。理当补土制虫。处方以白术为君，兼以使君、金铃、胡连、川椒、乌梅、厚朴酸苦辛辣之味，只服二剂，下虫十有余条，消渴顿止，腹鼓亦消。以异功散调理而安。（《谢映庐医案·卷六·一得集·消渴腹胀》[11]）

评议 《一得集·消渴腹胀》中记载了1则消渴腹胀医案。患者徐郎年仅七岁，患有消渴病，大部分医家认为是实火所致，遂用寒凉药以清热，致使症状越加严重；又遇一医者投八味地黄丸，仍未见效，燥渴更重。至谢氏处，病势已深，四肢消瘦，腹部膨隆。谢氏思考后认为消渴之病不会出现腹部膨胀的症状，应为脾胃病，想起《夷坚志》中治疗奇疾，为寄生虫所致。追问病史，此儿喜食瓜果，致虫进胃脘，吸食津液而致本病，治疗上补土制虫，方以白术为君，起补土之意，配以酸苦辛辣药以驱虫，仅两剂就排出十余条寄生虫，虫出则病愈。

十二、黄堂《黄氏纪效新书》——载消渴病案六则

【原文】王，二十六岁。肾水先亏，心火内炽，渴饮溲多，有消渴之虑。

生地、麦冬、茯神、怀山药、天冬、五味子、川石斛、天精草。

二诊：渴稍止，大便艰涩，滋养奚疑。

生地、天冬、五味子、云茯神、肥知母、熟地、麦冬、白蜜、川石斛、天精草。

祝，二十岁。消渴易饥，中上见象。但形瘦乏力，肌肉蠕动，与少阴阳明主治。

玉女煎去牛膝，加炙草、花粉、川石斛。

二诊：渴饮稍稀，溲多浑浊。下焦肾水日亏，阴精鲜克有济，消瘦乏力，其咎显然。略兼感冒，暂以轻剂。

生地、茯苓、知母、川石斛、川贝母、牡蛎、泽泻、黄柏、丹皮、桔梗。

三诊：前方有效。仍以壮水之主，以制阳光。

知柏八味加牡蛎。

苏，五十六岁。消渴数载，阴精少奉久矣。渴而呕，纳不旺。姑与益胃生金。

麦冬、苍术、茯苓、沙参、地骨皮、蜜炙半夏、甘草、橘红、花粉、甘蔗浆。

李，三十岁。今年大运，少阳司天。消渴一年，形神渐瘦，溲多混浊。此阴精少奉，阳光易亢，亢则害，大便燥，脉涩数。壮水之主，是为探本之道。

知柏八味丸加麦冬、花粉。

二诊：消渴稍减，脉象仍然，未大便。水亏阳旺，滋养莫疑。

生地、天冬、乌芝麻、知母、花粉、阿胶（烊化）、麦冬、柏子仁、川石斛。

三诊：连进壮水和阳，均属有效。当夏月阳旺，宜益水之上源。消渴，阴精未易光复，咳呛曾见红，拟金水同治。

沙参、川石斛、生地、稆豆衣、肥玉竹、麦冬、地骨皮、扁豆、茯神、藕肉。

过，五十六岁。体丰湿胜，湿久化热。先发疹疡，继而渴饮，溲多消瘦，舌苔白胖带黄，见端甚著。向衰年岁，消证可虑也，宗长沙法。

牡蛎、栝楼根、金石斛、西洋参、茯苓、泽泻、麦冬、草薢、天精草。

李，十九岁。消渴溲多，清滋泻热。

鲜生地、川柏、料豆衣、麦冬、地骨皮、天花粉、知母、川石斛、活水芦根。（《黄氏纪效新书·卷三十六·消渴》[12]）

评议 《黄氏纪效新书》为清代医家黄堂所撰，全书内容以其治验医案为主，共载五十类病症诊治医案，每案先录患者姓名、年龄，次列病因、病机、脉象，立法方药详备，注重整体疗法，切合实用。

在本篇中，黄堂共记载消渴病案6则，其中3案为年龄较轻的患者。黄氏认为消渴患者多见津伤，治疗时多予以滋阴治法治之。黄氏认为阴虚的部位主要在肾，肾水先亏，应壮水之主，以制阳光，治病之本也在于滋补肾阴，可选用知柏地黄丸加减。

十三、徐养恬《徐养恬方案》——治消三案

【原文】案一：脉数带弦，饮一溲二，肌肉日削。证象似属上消，但舌绛无苔，耳鸣头眩，汗泄淋漓。总由肾阴枯涸，心肝之火偏旺，一水不能胜二火，证属难调。

生鳖甲、元武板、乌犀尖、元参、细生地、石决明、蝉衣、蛤壳粉、活蚌水煎。

复诊：消证经年，脉数大，舌苔黄，左手及足麻木。总由肝肾阴亏，胃火犹亢，拟景岳法。

大熟地、麦冬肉、煨石膏、元参、川石斛、桑螵蛸、花粉、鸡内金、牛膝、覆盆子。

又诊：三消从产后而起，常进群阴之品，全不见效。形肉已脱，足胫及腹反增浮肿。此阴损及阳，将值夏令，恐其不克支持矣，勉拟仲景法候裁。

熟地炭、茯苓、萸肉炭、丹皮、福泽泻、沙蒺藜（鸡子黄拌炒）、山药、线鱼胶。

案二：五岁。暑热内蕴，积于肺，口渴饮水，小溲无度，身微热，无汗。此属肺消，幼年宜慎。

益元散、麦冬、寒水石、桑皮、香青蒿、覆盆子、花粉、桑螵蛸，加西瓜翠衣。

案三：三岁。髫龄质弱，形瘦，渴饮无度，饮一溲二。乃肾消大病，难治。

桑螵蛸（炙）三钱，元武板三钱，金石斛三钱，鸡内金（炙）三钱，麦冬肉三钱，覆盆子（炒）二钱，大熟地三钱，煨石膏二钱。

复诊：前法颇重，得小效，不必他求。

元武板、桑螵蛸、麦冬肉、覆盆子、鸡内金、羚羊尖、沧龙骨、云茯苓。

（《徐养恬方案·卷下·消》[13]）

评议 《徐养恬方案》是一部医案医话类中医著作，由清代医家徐养恬撰，徐实函编。全书共 3 卷，共收病症 33 类。本书系徐氏临诊处方实录，所列案例多系一诊一方，标明复诊者较少，每类病症下列病情证治，其中危重病案颇多，辨治精细，对预后转归作有分析，有一定临床价值。

徐氏在《卷下·消》中记载了 3 则医案，3 者临床表现都包括口渴多饮、小便偏多。病案一，辨为上消，属肾阴枯涸，心肝之火偏旺，予滋阴降火，出现下肢水肿的表现后，徐氏认为预后不好，勉强予仲景法治之，观其组成为肾气丸加减。病案二，患者为幼儿，年五岁，观其症状，徐氏辨为肺消，予滋阴清热药，加消暑之代表药西瓜翠衣，但本病应属中暑而非消渴。病案三，患者乃三岁小儿，徐氏认为其为肾消大病，难治。

十四、张乃修《张聿青医案》——汤药气浮，可改用丸药

【原文】某，渴而溲赤，肺消之渐也。

煨石膏、元参、冬瓜子、空沙参、地骨皮、活水芦根。

王左，消渴虽减于前，而肌肉仍然消瘦，舌干少津，溲多浑浊，脉象沉细。水亏之极，损及命火，以致不能蒸化清津上升。汤药气浮，难及病所，宜以丸药入下。

附桂八味丸，每服三钱，淡盐汤送下，上下午各一服。

杨左，膏淋之后，湿热未清，口渴溲浑酸浊，为肾消重症。

天花粉二钱，川草薢二钱，蛇床子一钱五分，川石斛四钱，秋石三分，天麦冬各一钱五分，覆盆子二钱，海金砂二钱，炙内金一钱五分（入煎），川连二分。

再诊：小溲稍清，口渴略减。再清下焦湿热。

寒水石三钱，淡竹叶一钱五分，海金砂一钱五分，赤白苓各二钱，泽泻二钱，龟甲心五钱，炒黄柏二钱，车前子三钱，滑石三钱，大淡菜两只。

三诊：脉症俱见起色。效方出入，再望转机。

海金沙三钱，秋石二分，滑石块三钱，茯苓、神各二钱，龟甲心五钱，福泽泻一钱五分，车前子三钱，炒牛膝三钱，川柏片一钱，大淡菜二只，鲜藕汁一杯，（冲）。

左，频渴引饮溲多。湿热内蕴，清津被耗，为膈消重症。

煨石膏四钱，甜桔梗一钱，杏仁泥三钱，黑大豆四钱，黑山栀二钱，瓜蒌皮三钱，川贝母四钱，炒竹茹一钱，枇杷叶（去毛）二片。

左，频渴引饮，溲多混浊，目昏不寐。此肺胃湿热熏蒸，将成膈消重症。

煨石膏四钱，瓜蒌皮三钱，煅磁石三钱，黑山栀三钱，川贝母二钱，酸枣仁二钱，川连二分（拌炒），茯苓三钱，黑大豆四钱，夜交藤四钱，淡竹叶一钱。

左，频渴溲多。膈消重症，不能许治。

天花粉三钱，煨石膏六钱，淡天冬二钱，大麦冬二钱，川草薢二钱，肥知母二钱，云茯苓四钱，淡黄芩一钱五分，甜桔梗三钱，枇杷叶（去毛）四片。

又，渴饮稍退，的是气火劫烁津液。消渴重症，还难许治。

煨石膏、肥知母、大麦冬、覆盆子、枇杷叶、淡天冬、天花粉、川楝子、甜桔梗。

唐左，消渴略定。的属中焦之气火过盛，荣液亦为煎灼。药既应手，效方

续进。

天花粉一钱五分，鲜生地六钱，川雅连三分，黑大豆四钱，肥知母一钱五分，茯神三钱，甜桔梗二钱，枇杷叶（去毛）四片。

又，小溲略少，再踵前法。

鲜生地、甜桔梗、川雅连、黑大豆、肥知母、茯神、炒松麦冬、天花粉、枇杷叶（去毛）。（《张聿青医案·卷十二·消渴》[14]）

评议 《张聿青医案》为张乃修原著，经其门人吴玉纯（文涵）整理编次而成。全书20卷，按外感、内伤、杂病编排，于每一病症后附以医案。选案严谨，记录详实，辨识精细，论证精当，处方确切，记载了张乃修先生疗效卓著的临床经验与用药特点，尤其是每案后的批注，切中肯綮，是一部具有很高学术价值的医案专著。

本篇收集了7例消渴病例，涉及肺消、肾消、肾消重症、膈消重症。其中两则为膈消重症，张氏认为膈消的病机主要是湿热内蕴，清津被耗，治疗上多选用清热燥湿药，另外张氏认为汤药气浮，难至病所，可改用丸药。

十五、方仁渊《倚云轩医案》——医话医案，讲消渴治疗

【原文】冯，口渴善饮，小便如油，能食善饥，此消证也，火不归原所致。金匮肾气汤去车前，加麦冬、苁蓉。

二诊：《金匮》云饮水一斗，小便亦一斗，肾气丸主之。仍师其意。

前方去泽泻、车前、肉桂，加苁蓉、枣仁、麦冬。

三诊：进《金匮》法渴饮略减，再从其意。

原方去枣仁、加葛根、益元散。

四诊：病退甚缓，诚以下消之证不易治耳。药与病合，仍宗前意。

枸杞子、菟丝子、巴戟、附子、炒熟地、枣仁、肉桂、牛膝、紫石英、五味子、山药、茯神、覆盆子。

丁，渴饮溺浑，三消已得其二。脉浮弱，姑治肺胃。

大生地、萸肉、山药、茯苓、知母、鲜沙参、丹皮、泽泻、黄芪、麦冬。

二诊：原消证之由于气化之水不能上滋其肺耳，仲景故以肾气汤养水中之火，以助化气之源，姑遵其法。

肾气汤加麦冬、枸杞子。

三诊：进肾气汤养水中之火，使其气化腾，略臻小效，且仍其法。

附子、肉桂、山药、茯苓、杞子、麦冬、熟地、萸肉、丹皮、牛膝、泽泻、

知母。(《倚云轩医案·上卷·三消门》）[15]）

陈，肝火夹痰，乘胃入络，胸胁板室，气行似阻，善饥能食而瘦，残火聚集胃络，移于大肠，则便中带血，多卧倦意，口干舌尖绛，脉沉细而数，阴火上乘胃腑，消渴之渐，用苦咸寒以泻降。

生枣仁（川连四分煎汁，同炒）三钱，川黄柏（甘草二分，煎汁炒，钱半），玄精石（先煎）五钱，生蛤壳（先煎）八钱，肥知母（盐水炒）钱半，旋覆花（包）钱半，玉蝴蝶四分，猩绛屑四分，川贝母（去心，打）钱半，大杏仁（去尖，打）三钱，南沙参三钱，青葱三寸，丝瓜络（酒炒）钱半，水炙竹茹钱半。

自注：凡沉细脉必重按，察其虚实，此脉沉部独滑数，知痰积在中而生火也。此脉见细数而浮弦，即消症已成。(《倚云轩医案·补遗·杂病门》）[15]）

评议《倚云轩医案》为清代医家方仁渊所著。本书医案部分以病证类别为纲，以经验方剂为目，统案、统论，包括外感寒热、疟疾、痢疾、霍乱吐泻、咳嗽、中风、三消等，均采用扼要顺叙式的书案方式，对其疑难者，有的案侧竟一诊、二诊、三诊，直记到十五诊，患者病愈而案止。

本篇《三消门》记载 2 例消渴病例，均为消渴证火不归原所致者，治疗均以《金匮》为宗，在金匮肾气汤基础上，根据患者临床表现进行加减，疗效显著。《杂病门》中记消渴病例 1 则，为肝火夹痰之证，乘胃入络，病邪迁移，阴火上乘胃腑，此时当查脉象虚实，见脉象细数而浮弦，则消证已形成，治疗时应予苦咸寒以泻降肝火。

十六、贺季衡《贺季衡医案》——肾气不足为消渴病之根本

【原文】先祖认为，消渴虽有上、中、下消之分，而其致病之本，总不离乎肾中阴阳不足。阴虚可致热盛津伤，纵有热结，亦属本虚标实；阴损及阳，可致湿积难化，阴翳四起，但其病本仍为肾气不足。

本病治法，一般有清肺、清胃、滋肾、益肾（阴阳两顾）之分，但在临证应用时，又必须因证制宜。如有为肺、胃两清（病起之初），有为三消并治（久病）。但治三消常以滋肾或温肾为基本之法，然后各按兼夹之证加减。其在兼夹证中，以夹湿证较难处理。因湿之与消，治难统一，往往治消碍湿，治湿碍消，虽欲兼顾，实难两全，故在立法选方中，必得分清主次，方能中病。

此外，治消渴与治外感暴病不同。因其多难速效，故每当收效之时，必须坚持"效不更方"，不宜朝更夕变，杂药乱投。

例一孙男，善饥为中消，善饮为上消，小水淋沥如粉碱为下消。三消并见者少。是以甫经半月，即肉削神疲，入夜两足筋搐作痛，痰多白沫，舌苔滑腻，脉细滑小数。肾虚胃热，湿火煎熬津液也。延非所宜。

大生地五钱，川黄柏一钱五分（盐水炒），大麦冬二钱，肥知母一钱五分，玄参心四钱，川石斛四钱，南花粉四钱，北沙参四钱，云苓三钱，泽泻一钱五分，怀牛膝一钱五分，淡竹叶二十片。

二诊：善饥善饮俱退减，淋沥带浊如碱亦折，两足筋搐亦已，唯神疲形瘦如故，口腻不清，舌苔白腐。高年肺肾之阴久亏，肠胃湿火煎熬，水谷之精华不归正化。此三消并见而夹湿热之候，最虑再增枝节。

原方去玄参心、怀牛膝、淡竹叶，加草薢四钱、淡秋石八分。

三诊：善饥善饮、溲后澄浊俱减，舌苔腐白亦化，唯仍神迷嗜卧。肾亏于下，肺燥于上，湿热又蕴于中也。原法更进。

原方去生地、知母，加茵陈三钱、净萸肉一钱五分（盐水炒）、炒白术二钱。

四诊：前述已退之症未见反复，唯舌苔仍腐腻满布。积湿积痰，久结阳明，欲从燥化而不果，古人之六味滋水，白虎清金，皆非所宜，仿甘露饮立法。

原方去北沙参、萸肉，加藿香一钱五分、南沙参四钱、麻仁丸四钱（另下）。

五诊：经治来，上消之渴饮大减，中消之善饥亦折，下消之溲浊如盐霜者，少而复多，口腻就减，舌苔尚腐腻，沉迷嗜卧，大腑八日不通，切脉仍沉细带滑，两关小数。阳明湿火初退，肠胃之湿浊未能下趋。姑以通阳化浊为事。

干薤白四钱（杵），郁李仁四钱，瓜蒌子五钱（打），炒白术二钱，泽泻二钱，川石斛四钱，云苓三钱，炒苡仁五钱，陈橘皮一钱，川草薢四钱，淡秋石八分。

六诊：昨为通阳化浊，大腑畅通，饥渴俱减，小溲亦渐少，但仍澄浊如盐霜状，神疲嗜卧，口腻未清，舌苔化为腐白，脉沉细缓滑。湿化之火已退，肠胃余湿与痰浊未清，此乃三消中之变象也。刻当化湿调中，以挫陈腐。

南沙参三钱，藿香一钱五分，大砂仁八分，炒白术二钱，泽泻一钱五分，法半夏一钱五分，陈橘皮一钱，干薤白四钱（杵），全瓜蒌五钱，炒苡仁五钱，云苓三钱，冬瓜子四钱。

七诊：大腑畅通之后，渴饮虽减，而又饥馁多食，小水甚多，澄浊如盐霜，口腻齿黏，沉迷嗜卧，切脉仍缓细滑，舌苔腐白日化。可见火邪已解，余湿及痰浊尚毗薄未清，诚属三消中之变象也。守原意更增辛宣苦导。

炒茅术一钱五分，上川连五分（酒炒），藿香一钱五分，新会皮一钱，云苓三钱，西茵陈三钱，川黄柏一钱五分，佩兰叶二钱，炒建曲四钱，法半夏一钱五分，生熟苡仁各四钱。

改方：加知母、干荷叶，因腑气畅通故。

八诊：经治来，三消并见之大势已退，腑阳畅通，小溲澄浊如盐霜者益少，唯饥渴复甚，脉亦较数，舌苔腐白。余湿又将化火之象，以原方更增古人白茯苓丸一法。

上川连五分（酒炒），川草薢四钱，白茯苓四钱，乌玄参四钱，北沙参四钱，川石斛四钱，肥知母一钱五分，陈橘皮一钱，泽泻二钱，川黄柏一钱五分（盐水炒），鸡内金一钱五分。

九诊：三消初退，阳明湿火未清，偶复上升，又复饥渴，小水勤短且多，澄浊仍如盐霜，大腑又数日不通，舌苔糙白如刺，脉浮分较数，久取仍细滑。积湿又从热化，水不上承，液不下达也。古人以此证非传中胀满，即发脑疽痈疮者是也。

原方去玄参、北沙参、泽泻、鸡内金，加枳壳一钱五分、麦冬三钱、生竹茹一钱五分、甘蔗一两。

十诊：饥渴复减，小水勤短且多，澄浊仍如盐霜，大便坚结，沉迷嗜卧，舌苔腐白已化，右畔尚浊。原方增芳香化浊之品。

上川连五分，佩兰二钱，炒茅术一钱五分，肥知母一钱五分，川黄柏一钱五分，新会皮一钱，云苓三钱，藿香一钱五分，大生地五钱，西茵陈三钱，生熟苡仁各四钱。

十一诊：三消并发，经治以来，饥渴俱减，小水仍多，澄浊如盐霜，大便艰结，口齿仍腻，神疲嗜卧，脉细数而滑。积湿积热俱有化机，顾肾胃之阴，已为湿热所耗，又当滋肾养胃，兼清湿热。

大熟地五钱，川石斛四钱，大麦冬三钱，肥知母一钱五分，川黄柏一钱五分盐水炒，川草薢四钱，北沙参四钱，青蛤粉四钱，淡秋石八分，莲子七粒。

十二诊：改进滋肾养胃，兼清湿热，上消之渴、中消之饥，俱复大减，而下消如故，溲多白沫，仍起盐霜，神疲嗜卧，幸口齿之甜腻步退，脉转沉细小滑，舌起白苔。阴中之火亦虚，阳不化湿，水精不布也。立法又当温肾，取水火同居一窟意。

大熟地五钱，怀山药四钱（炒），净萸肉一钱五分，云苓三钱，川石斛四钱，大麦冬二钱，五味子五分，远志苗一钱五分，泽泻二钱，淡苁蓉四钱，金匮肾气丸五钱（包煎）。

十三诊：经治来，饥渴大退，而溲后仍澄浊如盐霜，神疲嗜卧，大便又六日不通，切脉沉滑中又见数象，舌苔砂白复化。此三消已久，津液耗灼，加以阳不化气，阴中之火亦虚，与阳结之消，又复不同，立法最难。

淡苁蓉四钱，川石斛四钱，五味子五分，大麦冬二钱，西洋参一钱五分，大熟地五钱，净萸肉一钱五分（盐水炒），云苓三钱，泽泻二钱，远志肉一钱五分，莲子七粒（连心）。

另：更衣丸三钱，开水另下。

另：西洋参一钱五分，大麦冬三钱，五味子五分，煎以代茶。

十四诊：日来腑气迭通，三消之饥渴已减，神疲渐振，脉之数象复平，唯小水勤短，澄浊仍如盐霜。耗灼之津液初复，肾阴尚亏，阳不化气，气不化精也，不宜再增枝节。

西洋参一钱五分，大熟地五钱，大麦冬二钱，五味子五分，煅牡蛎五钱（先煎），云苓三钱，净萸肉一钱五分（盐水炒），泽泻二钱，肥知母一钱五分，乌玄参四钱，淡苁蓉四钱，淡秋石八分。

另：五倍子三钱（炙存性），煅龙骨五钱，黄占一钱，益智仁三钱（盐水炒）。

共为末，用童女津调糊为丸，纳入脐中。

十五诊：经治以来，三消之饥渴日退，口齿之甜腻步清，神疲亦渐振，左脉数象亦转静，右手尚虚数，下消溲后如盐霜未少。此肺胃之邪火初平，肾阴未复，下元湿火未清，阳不化气，气不化精，分泌失职也。

大熟地五钱，淡苁蓉四钱，净萸肉一钱五分（盐水炒），肥知母一钱五分，西洋参一钱五分，大麦冬三钱，五味子五分，云苓三钱，川黄柏一钱五分（盐水炒），泽泻二钱，淡秋石八分，连心莲子七粒。

后服：俟上中二消之饥渴全退，再服此方。益肾滋水，汰浊留清，使气能化精，分泌有力，则下消之溲盐霜自止矣。

大熟地五钱，菟丝子四钱，西洋参一钱五分，煅牡蛎五钱（先煎），淡苁蓉四钱，净萸肉一钱五分（盐水炒），川黄柏一钱五分（盐水炒），潼沙苑四钱（盐水炒），甘杞子二钱（盐水炒），云苓三钱，淡秋石八分。

膏方：大熟地五两，淡苁蓉四两，菟丝子四两（盐水炒），怀山药四两，怀牛膝一两五钱，煅牡蛎五两，西洋参二两，净萸肉一两五钱（盐水炒），川黄柏二两（盐水炒），甘杞子三两（盐水炒），莲子五两，泽泻二两，潼沙苑四两（盐水炒），五味子五钱，云苓三两，川石斛四两，肥知母二两，巴戟肉二两，川杜仲四两。如法煎取汁，用白蜜二斤收膏。

十六诊：历治以来，上中二消之饥渴先退，日来下消之沥浊如盐霜者，亦日见少，下元之分泌有权，即是气能化精之佳兆，舌苔前畔已化，唯脉尚细滑少力，足见肾之阴气未复。守原意更增补摄下元可也。

大熟地五钱，泽泻二钱（盐水炒），大麦冬三钱，淡苁蓉四钱，北沙参四钱，菟丝子四钱（盐水炒），云苓三钱，川石斛四钱，净萸肉一钱五分（盐水炒），五味子五分，淡秋石八分，连心莲子七粒。

十七诊：历治以还，上中二消之饥渴次第见退，下消沥浊如盐霜继少；舌苔反形浮白满布，舌心尚干燥，间或作渴喜饮，脉濡滑少力；肺胃之火日清，肾之阴气未复，故便难。当仿地黄饮子用意。

大熟地五钱（盐水炒），淡苁蓉四钱，五味子五分，净萸肉一钱五分（盐水炒），川石斛四钱，潼沙苑四钱（盐水炒），大麦冬二钱，云苓三钱，陈橘白一钱，泽泻二钱，淡秋石八分，连心莲子七粒。

丸方：大熟地二两，川黄柏一两五钱（盐水炒），云苓二两，净萸肉一两，煅牡蛎五两，淡苁蓉二两，泽泻一两五钱，甘杞子一两五钱，女贞子二两，潼沙苑二两，五味子三钱，怀山药二两，怀牛膝一两五钱（盐水炒），菟丝子二两（盐水炒），肥知母一两五钱，大麦冬一两五钱。如法研取细末，蜜水法丸。

十八诊：三消延久，经治以来，口渴善饥已退，溲后如盐霜溅出者，转为腐浊成条，澄底如糊，口腻，耳听不聪，舌心滑白，脉沉细濡滑，便结不润。种种合参，肺胃之热已退，湿火未清，分泌失职，清浊不分也。先当清阴化浊。

川石斛四钱，天麦冬各二钱，北沙参四钱，黑料豆四钱，泽泻二钱，云苓三钱，炒苡仁五钱，川黄柏一钱五分（盐水炒），白知母一钱五分，大生地五钱，知柏地黄丸五钱（包煎）。

十九诊：三消历治以来，枝节互有出入，日来增舌本自觉厚胀，入夜呛咳痰黄，舌苔腐白。原方加减。

原方去黑料豆、天冬、生地、知柏地黄丸，加黄连五分酒炒、蔓荆子三钱、建兰叶二钱（先煎代水）、枇杷叶三钱（去毛，炙）。

二十诊：由饮食不节而致水泄如注，改从清养和胃为法。

原方去连、麦、知母等苦降、滋清之品，加西洋参、白术、扁豆、煨葛、青荷叶等扶脾胃、生津、升清之品。

二十一诊：水泄止后，饥渴减，而舌端倍大如故。改用清心益肾、淘汰湿浊。

原方以知柏地黄为主，加菟丝子、草薢、莲须等。

二十二诊：饥、渴、溲等均有好转，唯舌端倍大如故。

原方加别直须一钱五分、巴戟肉一钱五分、九节菖蒲五分。

二十三诊：自觉舌端倍大已减。前方既合，旧章再进。

大熟地五钱，净萸肉一钱五分（盐水炒），菟丝子四钱（盐水炒），五味子五分，大麦冬二钱，别直须一钱五分，潼沙苑四钱（盐水炒），云苓三钱，川黄柏一钱五分（盐水炒），泽泻一钱五分，巴戟肉一钱五分，九节菖蒲五分，莲子七粒（连心、皮）。

二十四诊：口舌更觉干槁，舌尖绛赤，舌端倍大。下焦湿火未清，温摄难进，再以清润分化。

知柏地黄为主，更增西洋参一钱五分、麦冬二钱、五味子五分。

二十五诊：三消兼患已久，经治以来，更迭多方，偶进温摄，屡屡不易受；刻下溲时溅浊如盐霜渐少，而饥渴复甚，舌本觉大，舌苔亦化，脉复细数。肾胃之火内炽，销烁真阴，煎熬不已。拟古人玉女煎出入。

大熟地五钱，生石膏五钱，大麦冬二钱，云苓三钱，肥知母一钱五分，川黄柏一钱五分，北沙参四钱，川石斛四钱，五味子五分，泽泻一钱五分，藕二两（切片）。

二十六诊、二十七诊：两进玉女煎加味（二十七诊加更衣丸三钱开水下），三消之饥渴随减，舌端倍大已觉束小，舌苔亦化。

二十八诊：三进玉女煎加更衣丸为法，饥渴日减，溲时溅浊如盐霜亦少，口腻亦步清，舌端倍大亦觉束小，舌苔亦化，唯小溲仍勤急，甚则不禁。阳明湿热虽化，肾气之亏折未复。仍守原意略参清摄之品。

西洋参一钱五分，乌玄参四钱，大麦冬二钱，天花粉四钱，大熟地五钱，五味子五分，川石斛四钱，炙甘草八分，肥知母一钱五分，云苓三钱，泽泻一钱五分（盐水炒），黑料豆四钱（盐水炒）。

二十九诊：用玉女煎，更增滋水清金，三消俱获效机，饥渴先减，溲时溅浊如盐屑亦步少，口舌秽腻亦折，舌端倍大亦小，唯仍干槁少津，舌白而糙，脉转沉细小数。上焦积热未清，下元真水未复，以原方日增滋水为事，《内经》所谓"阴平阳秘，精神乃治"者是也。

西洋参一钱五分，泽泻一钱五分，川黄柏一钱五分，乌玄参四钱，五味子五分，大麦冬二钱，云苓三钱，大熟地五钱，川石斛四钱，肥知母一钱五分，净萸肉一钱五分。

膏方：三消俱退，当再滋水清金，以泽胃土之燥。用立膏方，期收全功。

西洋参二两，北沙参四两，大熟地五两，肥知母二两，泽泻一两五钱，净萸肉一两五钱（盐水炒），天麦冬各二两，南花粉四两，甘杞子二两（盐水炒），乌玄参四两，川石斛四两，云苓三两，五味子五钱，杭菊花二两。如法煎取浓汁，文火熬糊，入白蜜一斤收膏。

按：本例计经二十九诊，病属上中下三消俱见，几经证变、法变，因证制宜而告病退。诊治过程可分三个阶段。

自一诊至十诊为第一阶段，临床表现除上、中、下三消证外，且有沉迷嗜卧、舌苔腐腻之症与其并存，可见其不仅肺燥、胃热、肾虚，更有积湿、积痰搏结化火而不果者纠缠其间，故立法必须虚实兼顾，补虚是以益肾为主，泻实又以化湿、清热为主。若只顾滋阴益肾，势必碍及痰湿难化；设只化湿、清热，则肾阴又将日耗。所以在这一阶段的治疗中，曾先后仿甘露饮（鲜枇杷叶、生熟地黄、天麦门冬、枳壳、茵陈、石斛、甘草、黄芩）、白茯苓丸（白茯苓、覆盆子、黄连、栝楼根、萆薢、人参、熟地、玄参、石斛、蛇床子、鸡内金）两方立法，其寓意即在于此。另外，在湿火初退，胃肠湿浊未能下趋之际，曾从瓜蒌薤白汤立法，以通阳化浊。迨至腑通浊降，余湿未清时，乃配用芳香化浊（藿、佩、苍术）以挫陈腐。总之，本阶段的证候表现，是为三消中少见之证，故立法亦非消渴病的常用治法。

自十一诊至十五诊为第二阶段，是属肾中阴阳皆虚，而致阳不化湿，水精不布。故立法改从温肾（金匮肾气丸）治本为主，以使阳复阴承，水火既济。其症状改善的主要标志，除舌上腐白之苔渐化，口齿甜腻渐清之外，更有神疲渐振，是为好转的趋势。

十六诊至二十九诊为第三阶段，由肾气阴阳皆虚而转为阴虚为主，故立法侧重滋肾清热。初则仿知柏地黄丸之意加味，继因心肾阴气日伤，以致舌端自觉胀大，曾一度加用参（别直须）、麦、五味，以补益心经气阴之虚，并用九节菖蒲（借通心窍），用温肾（巴戟肉）与滋肾知柏地黄丸共投，以防阴复而阳又不振。无奈几经反复，真阴日耗，温摄尚非其时，故在两用此法之后，又见舌尖绛赤，脉来复数，舌端倍大如故，因又改投清润分化，进而使用清胃滋阴（玉女煎），以使热降阴生，三消饥渴皆减，舌端逐步紧束，于是效不更法，稍作加减而持续服用，直至拟膏方"期收全功"。

本例治疗过程，有三关较为棘手。一是三消俱见，兼夹痰湿搏结，此时用药有两难之处；二是神迷不振（与糖尿病之酮症酸中毒很相近），此时滋肾极难偏进，终于采用温肾法，以资阴阳两顾，挽回颓势；三是舌端胀大，此为三消病中罕见之症，最后用清胃滋阴以收全功。因本例病情复杂，变化多端，治法先后几经更换，确有可师之处，故全录之以供参考。

例二，张，男。饮一溲二为之下消，延今半载有余，大肉日削，饮食如常，切脉沉弦细数，两关带滑，左尺濡缓，唇红舌白。心阳木火初平，肾阴未复，兼有湿热混处其间，徒施滋补，必多流弊，当仿王太仆"壮水之主，以制阳光"。其中有知、柏、泽泻，于积湿积热最妙。

生熟地各五钱，川黄柏一钱五分（盐水炒），净萸肉一钱五分（盐水炒），泽泻二钱，肥知母一钱五分，川石斛四钱，云神四钱，煅牡蛎五钱（先煎），潼沙苑四钱（盐水炒），粉丹皮一钱五分（盐水炒），黑料豆四钱（盐水炒）。

二诊：从王太仆"壮水之主，以制阳光"立法，下消就减，脉之数象亦平，舌苔浮黄。此下元积湿积热未清之故，再拟膏方以善后。

西洋参二两，生熟地各五两，潼沙苑四两，黑料豆四两，大麦冬三两，北沙参四两，净萸肉一两五钱（盐水炒），女贞子四两，川石斛四两，云神四两，川黄柏一两五钱（盐水炒），煅牡蛎五两，粉丹皮二两，菟丝子四两（盐水炒），鱼鳔胶三两（烊化），再入白蜜一斤收膏。

三诊：下消渐退，渴饮亦减，肌肉就丰，脉之弦象亦折，唯右关尚小数，初春得此脉，心阳木火已具潜降之机，舌根浮黄，肺胃之积热积湿，尚未肃清。当清其上，而滋其下。

北沙参四钱，大麦冬二钱，川石斛四钱，黑料豆四钱，大生地五钱，粉丹皮一钱五分，海蛤粉四钱，云苓神各三钱，川黄柏一钱五分（盐水炒），肥知母一钱五分，柿霜一钱。

例三，王男。去冬齿痛，今春渴饮无度，小水极多，大便秘结，入夜烧热，及晨甫退，多食善饥，脉沉细，重取弦疾，舌红苔浮。此肾阴大亏，热结于胃之据。徒恃清补，其热无由解化，先宜滋水凉胃，用玉女煎法主之。

大熟地五钱，肥知母一钱五分，大龟板八钱（先煎），北沙参四钱，生石膏五钱（先煎），云神四钱，川石斛四钱，大麦冬二钱，粉丹皮一钱五分，玄参心四钱，东海夫人三钱。

二诊：送进玉女煎加味，口渴大减，夜热亦清，小水渐少，大腑渐调，善饥亦折，舌质渐泽，脉数渐平。可见积热大退，唯肾阴未复耳。转以滋水生阴为事。

生熟地各五钱，北沙参四钱，大龟板八钱（先煎），大麦冬二钱，云神四钱，玉露霜三钱，川石斛四钱，肥知母一钱五分，粉丹皮一钱五分，女贞子四钱，玄参心四钱，东海夫人三钱。

按：东海夫人即淡菜，为滋阴之妙品，作药引颇佳。

以上三例消渴病，其不同之点在于：例一孙男，例三王男，虽有上、中、下三消并见之证，而孙男的证候特点分为三个阶段，即肺燥、胃热、肾虚与积湿、积痰纠缠其间；久病肾中阴阳皆虚，以致阳不化湿，水精不布，久病转为热耗阴伤，故各阶段治法均有侧重。王男但以肾阴日耗、胃有热结为主，故以滋水凉胃为法，用玉女煎加龟板、淡菜，一清胃中之热，一借血肉有情之品以填真阴，终使热降阴生而诸症缓和。例二张男，是以下消为主（饮一溲二），兼有湿热混处其间，立法用意是"壮水之主，以制阳光"，用知柏地黄丸加味，一举而滋肾阴、清湿热两相兼顾。(《贺季衡医案·消渴》[16])

评议 《贺季衡医案》是由清代医家贺季衡所著的一本医案医话类著作。本书共七门，每门录几十则病案，内容涉及内、外、妇等科，所载门类不甚广，但病案记录详细，辨证确切，复诊有诊治得失之分析，治疗颇有独到之处，有一定实用参考价值。

在《消渴》篇中，贺氏总结了前人的经验，认为本病的主要病机是肾气不足，提出在初期可选用清肺、清胃法，久病时用滋肾、益肾法；在临证时还应仔细辨湿与消的主次。另外，贺氏提出在治疗时，因为消渴与外感病不同，常常收效慢，所以见效后要坚持"效不更方"。

本篇共收集了 3 个病例，表现各不相同，各有其特点。病例一前后共 29 诊，上、中、下三消并见，整个治疗过程可分为三阶段，第一阶段为 1~10 诊，除三消并见外，还可见痰湿相搏化火，治法上补虚与泻实兼顾，方药选用仿甘露饮合白茯苓丸；第二阶段为 11~15 诊，本阶段为肾阴阳两虚，阳不化湿，水精不布，治法上温肾为主，予以金匮肾气丸；第三阶段为 16~29 诊，此时肾气阴阳皆虚而转为阴虚为主，治法滋肾清热，用知柏地黄丸加味，而后又见真阴日耗，不适温摄，改用清胃滋阴法，予玉女煎降热生阴。病例二为肾阴亏虚兼见湿热，贺氏选用知、柏、泽泻清其上，沙参、麦冬等滋其下。病例三为肾阴日耗并热结于胃，故以滋水清胃，选用玉女煎加味，与病例一后期治法相同，取降热生阴之用。三个病例虽表现各不相同，但都是肾虚为本，兼见他证，在临证时应仔细辨证兼顾他证，而非只用滋补之法。

参考文献

［1］沈括，苏轼．苏沈良方［M］．北京：中国医药科技出版社，2019．

［2］高尔鑫．汪石山医学全书［M］．北京：中国中医药出版社，2015．

［3］江瓘．名医类案［M］．北京：人民卫生出版社，2018．

［4］周之干．慎斋遗书［M］．熊俊，校注．北京：中国中医药出版社，2016．

［5］缪希雍．先醒斋医学广笔记［M］．北京：人民卫生出版社，2007．

［6］喻昌．寓意草［M］．于恒，校注．北京：中国医药科技出版社，2011．

［7］张璐．张氏医通［M］．李玉清，校注．北京：中国医药科技出版社，2011．

［8］叶天士．临证指南医案［M］．宋白杨，校注．北京：中国医药科技出版社，2011．

［9］魏之琇．续名医类案［M］．北京：人民卫生出版社，2000．

［10］徐震．古今医案按［M］．徐大基，点评．北京：中国医药科技出版社，2020．

［11］谢映庐. 谢映庐医案［M］. 上海：上海科学技术出版社, 2010.

［12］黄堂. 黄氏纪效新书［M］. 陈冰俊, 吕建洪, 校注. 北京：中国医药科技出版社, 2019.

［13］徐实函. 临诊医案、汪艺香先生医案、徐养恬医案［M］. 周铭心, 点校. 上海：上海科学技术出版社, 2004.

［14］张乃修. 张聿青医案［M］. 国华, 校注. 北京：中国医药科技出版社, 2014.

［15］方耕霞. 倚云轩医话医案集［M］. 江一平, 张耀宗, 辑校. 北京：人民卫生出版社, 1991.

［16］贺桐孙. 贺季衡医案［M］. 许济群, 王新华, 整理. 北京：中国中医药出版社, 2013.